Vollkorn
bietet mehr

Diaita-Verlag

Vollkorn bietet mehr

von Prof. Dr. Berthold Thomas, Berlin

Diaita-Verlag GmbH, Bad Homburg

Impressum:

© Diaita-Verlag GmbH, Bad Homburg
1. Auflage 1986
Alle Rechte vorbehalten
Printed in Germany
Gesamtherstellung: Klambt-Druck GmbH, 6720 Speyer am Rhein
ISBN 3-925428-01-1

Vorwort

An Büchern und Schriften über Ernährung besteht derzeit kein Mangel. Es muß daher gewagt erscheinen, den überquellenden Markt durch Hinzufügen eines weiteren Titels auf diesem Gebiet bereichern zu wollen.

Autor und Verleger glauben dennoch, eine gewisse Berechtigung dafür zu sehen. Das Interesse am Getreidekorn ist in den letzten Jahren erstaunlich gewachsen, und zwar, was bemerkenswert ist, das Interesse am ganzen Getreidekorn. Das ist neu. Jedoch an Informationen über seine Werte bestehen oft noch spürbare Lücken.

Dabei spielt das kleine Getreidekorn eine so unerhört große Rolle für die Existenz der Menschheit. Es bildet nicht nur seit Jahrtausenden die Grundlage der Welternährung, sondern auch die Voraussetzung für jede höhere menschliche Kultur. Echte kulturelle Leistungen sind nur möglich, wenn sicher gefüllte Kornkammern die Sorge um den Hunger von morgen nehmen. Auch heute noch wird der Welthunger überwiegend durch Getreide gedeckt: überwiegend auf dem direkten Wege des Verzehrs von Brei und Brot und Nährmitteln, sowie — und das besonders bei uns — durch Verzehr von Schlachtfleisch, zu dessen Erzeugung bei uns mehr Getreide als Futter verwendet wird als für den direkten Verzehr.

Der Mensch hat zwar im technischen Zeitalter gelernt, ins Weltall zu schießen und sogar die Rückseite des Mondes unter Augenschein zu nehmen, aber in der Begeisterung über diese und ähnliche technische Fortschritte ist manches auf der Strecke geblieben, was für seine eigene, von Umweltschäden immer mehr bedrohte physische und psychische Existenz und Leistungsfähigkeit vielleicht von größerer Wichtigkeit sein dürfte.

Dem gestiegenen Interesse an den Werten des kleinen Getreidekornes sollen die folgenden Seiten dienen. Sie verbinden langjährige praktische Erfahrungen mit neuen, in der wissenschaftlichen Literatur verstreuten Teilerkenntnissen. Sie sollen unterstreichen helfen, daß das Ganze mehr ist als die Summe seiner Teile, daß im Ganzen mehr verborgene Schätze liegen als in den Teilen, derer sich der moderne zivilisierte Mensch zu bedienen pflegt.

Die Vielzahl der Inhaltsstoffe des ganzen Getreidekornes vermag mit ihren ineinandergreifenden Wirkungen die Selbsthilfe- und Selbstheilkräfte des menschlichen Organismus durch Aktivierung der Organe für Verdauung, Stoffwechsel und Immunabwehr — wie im Rahmen einer konzertierten Aktion — zu fördern und zu unterstützen statt zu schonen und zu vernachlässigen.

Zur Darstellung der großen Zusammenhänge wurde bewußt eine für den gebildeten Laien verständliche Ausdrucksweise gewählt, jedoch ohne dabei auf das Einflechten wissenschaftlicher Quellenangaben zu verzichten. Das geschah in der Hoffnung, manchen Leser für seine Eigenverantwortung in Ernährungsfragen mehr zu interessieren und zum Studium diesbezüglicher Original-Literatur anzuregen.

Für wertvolle Hilfe und Unterstützung bei dem Zusammenstellen der Unterlagen für die nachfolgenden Seiten danke ich den Oecotrophologen Frau Dr. Gabriele Schaepers-Feese, Herrn K. von Koerber und Herrn Ulrich Winzen sowie für die kritische Durchsicht des Kap. 8 Herrn Prof. Dr. Claus Leitzmann.

Berlin 38, im Dezember 1985   Prof. Dr. Berthold Thomas

Inhaltsverzeichnis

Laufende Abkürzungen im Text

Vk = Vollkorn = das ganze, integrale Getreidekorn einschl. Schale bzw. Randschichten und Keimling, ohne Spelzen

Mk = Mehlkörper = weißer Innenteil des Getreidekornes ohne Randschichten und ohne Keimling

Vk-Brot = Vollkornbrot

Mk-Brot = Mehlkörperbrot = Nichtvollkornbrot aus mühlentechnisch zermahlenem, schalefreiem Mehlkörper (Weiß- oder Graubrot, kein Vk-Brot)

(0) = Ziffern in Klammern verweisen auf das Literaturverzeichnis

Einleitung

Wer von seiner Ernährung nur Sättigung und Gaumenfreuden erwartet, braucht nicht weiterzulesen. Wer aber nicht nur an augenblickliche Genußfreuden, sondern auch an sein Wohlbefinden von morgen und übermorgen denken will, kann sich einige längst bekannte, aber im Strudel moderner Errungenschaften in Vergessenheit geratene Erfahrungsweisheiten und neue Erkenntnisse der Wissenschaft anhören. Denn eine aufmerksame Beobachtung der Tier- und Pflanzenwelt lehrt uns, daß die Ernährung eine weitere Aufgabe zu erfüllen hat: vorbeugend zur Kräftigung lebenswichtiger Organe, zur Steigerung ihrer Belastbarkeit und Abwehrkräfte und damit zum Schutz der Gesundheit beizutragen.

Auch für den Menschen gilt: eine Ernährung ist erst dann vollwertig, wenn sie ein gesundes Funktionieren des Körpers als Voraussetzung für optimale körperliche und geistige Leistungsfähigkeit gewährt.

Einen Weg hierzu kann eine vernünftige Vollwerternährung weisen. Sie bedeutet keineswegs Verzicht auf Gaumenfreuden, aber bietet zusätzlich eine natürliche Vorbeugung gegen in späteren Jahren auftretende Mängel im Bau oder der Funktionstüchtigkeit unseres Körpers, welche die Daseinsfreude trüben und einschränken. Gesundheit ist zwar nicht alles, aber ohne Gesundheit ist alles nichts! Gesundheit heißt soviel wie optimales Funktionieren aller physischen und psychischen Organeinrichtungen unseres Körpers. Meist wird die folgenschwere Weisheit dieses Satzes erst erkannt, wenn die Gesundheit verloren ist und man bemerken muß, daß sie durch Pillen und Prothesen nicht zurückerobert werden kann.

SCHOPENHAUER, der große Lebensphilosoph, sagt dazu: „Neun Zehntel allen menschlichen Glückes hängen von der Gesundheit ab, nur ein Zehntel von materiellen Gütern und Genüssen. Daraus folgt, daß die größte aller Torheiten ist, seine Gesundheit aufzuopfern für was es auch sei, für Ruhm, Beförderung, geschweige denn für flüchtige Genüsse."

Vernünftige Ernährung kann mit dem Abschluß einer Versicherung gegen vorzeitigen Leistungsabfall und gegen vermeidbare Krankheiten verglichen werden; sie ist sogar eine billige Versicherung. Sie kostet nichts außer der Einsicht zur Selbstverantwortung und harten Willen zur Durchführung. Sie ist ein natürlicher Weg, um sich vor Krankheiten als Folge eines oft zu unnatürlichen zivilisierten Lebens einschließlich seiner verführerischen Ernährungsangebote zu schützen. Vorbeugen ist der ungefährlichste und billigste Weg zur Kostensenkung im Gesundheitswesen.

Nachdem durch Forschungen auf dem Gebiete der Vitamine, Spurenelemente, Ballaststoffe und ihrer Wirkungen im Verdauungsstoffwechsel die Vorzüge des integralen vollen Kornes immer wieder bekräftigt worden sind, erscheint es unfaßbar, daß der zivilisierte Mensch im Stadium großer Unkenntnis der Ursachen zunehmender zivilisationsbedingter Krankheiten den wirkstoffverarmten Weißmehlprodukten immer noch die Treue hält und Lücken seiner Wirkstoffversorgung lieber aus der Apotheke ergänzt, als sich an die präventiven Vorzüge des vollen Kornes zu gewöhnen.

Wenn trotz dieser riskanten Situation der Vollkornverzehr in der Bevölkerung bisher nur relativ wenig Gegenliebe gefunden hat, müssen Gründe im Spiel sein, die bisher zu wenig Berücksichtigung gefunden haben. Einer der Gründe dürfte dabei die zu geringe Aufklärung sein.

Aufgabe dieses Buches soll es daher sein, hierfür Material zur Verfügung zu stellen. Dabei soll nicht versäumt werden, auf Einwände, die gegen den Vollkornverzehr immer wieder vorgetragen werden, einzugehen und die oft einseitige Richtung der Betrachtung aufzuhellen. Es fällt demjenigen, der sich mit dieser Materie länger beschäftigt hat, auf, daß die meisten Einwände gerade aus solchen Kreisen kommen, die selbst kaum über eigene Erfahrungen mit Vollkornverzehr verfügen.

1. Zur Situation zivilisierter Ernährung

Die Ernährungssituation unserer hochzivilisierten Bevölkerung ist durch ein überreiches Warenangebot für Millionen von Menschen gekennzeichnet, das es in dieser Vielfalt und in diesem Umfang — soweit man die Menschheitsgeschichte zurückverfolgen kann — noch nie gegeben hat. Es erstreckt sich sowohl auf weitgehend naturbelassene, frische Nahrungsmittel als auch auf durch Verarbeitung und Zubereitung weitgehend veränderte. In der quantitativen Nachfrage durch den Verbraucher stehen die veränderten, d. h. weitgehend verfeinerten Nahrungsmittel an der Spitze. Sie sind gekennzeichnet durch:

— hohe Konzentration energiereicher Nährstoffe (Fett, Eiweiß, Zucker),

— Denaturierung ihres physikalischen Zustandes als Folge von Kochen und Backen (Eiweißkoagulierung, Stärkeverkleisterung, Strukturerweichung u. a.),

— ein Defizit an verdauungsfördernden Füll- und Quellstoffen,

— eine oft zu schwache Versorgung mit Wirk- und Schutzstoffen,

— zu geringe Beanspruchung der für die Nahrungsaufnahme vorgesehenen Organe der Verdauung.

Das berechtigte Ziel, dem Verbraucher die Arbeit des Zubereitens seiner Speisen zu erleichtern, wird durch raffinierte bzw. aufgeschlossene Nahrung oft bis auf die Arbeit seiner Verdauungsorgane erweitert. Ob ihm damit ein guter Dienst erwiesen wird, ist zu bezweifeln. Werden lebenswichtige Organe wie Zähne, Kaumuskulatur, Verdauungsdrüsen laufend geschont bzw. entlastet, dann ist die natürliche Folge, daß sie schwächer durchblutet werden, d.h. daß sie schwächer mit Nährstoffen versorgt werden. Der Volksmund drückt das so aus: Organe, die nicht benutzt werden, verkümmern! Auch Organe, die nur „nicht genügend" benutzt werden, tendieren in diese Richtung und werden störanfälliger.

Hinzu kommt, daß der zivilisierte Verbraucher sich durch das ihn ständig umgebende Überangebot fast immer in einem Zustand der Sättigung oder Fast-Sättigung befindet. Echter Hunger ist in der Wohlstandsgesellschaft selten. Im fast satten Zustand ist der Mensch aber wählerischer und anspruchsvoller. Er bevorzugt Nahrungsmittel, die bei einem Minimum an Verdauungsarbeit ein Maximum an Energie liefern (4). Seine Bevorzugung gilt Nahrungsmitteln, die

1. bequem zu essen sind, d. h. wenig Kauarbeit erfordern,

2. keine unangenehme Handarbeit bei der Zubereitung erfordern, also weitgehend mundfertig gekauft werden können, was in den meisten Fällen bei ihrer technischen Erzeugung Maßnahmen zum Schutz unnatürlich langer

Haltbarkeit durch physikalische oder chemische Konservierung einschließt,
3. durch ständig wechselnde Geschmacksreize das Sättigungsempfinden überlisten und zum Verzehr über das physiologische Optimum hinaus verführen.

Als Folgen dieses Nahrungsangebotes und Ernährungsverhaltens machen sich u. a. bemerkbar:

1. Weit auseinanderklaffende Abweichungen in der durchschnittlichen Aufnahme von Nährstoffen gegenüber den wissenschaftlich international empfohlenen Soll-Werten; sie besagen, daß in der Bundesrepublik ca.
   — 30% zuviel Energie, ausgedrückt in Kalorien oder Joule,
   — 50% zuviel Eiweiß, insbesondere tierisches Eiweiß,
   — 80% zuviel Fett,
   — 75% zuwenig Ballaststoffe,
   — 8% zuwenig Kohlenhydrate, insbesondere viel zu wenig risikofreie Kohlenhydrate in Form von Stärke
   aufgenommen werden.
   60% unserer Nahrung werden durch praktisch vitamin-, mineral- und ballaststoffarme Energieträger (Fett, Weißzucker, Alkohol) aufgenommen.

2. Eine Zunahme ernährungsabhängiger Krankheiten. Ihr Anteil wird mit 30% im Ernährungsbericht der Bundesregierung angegeben. Er soll nach Erfahrungen von Medizinern, die sich mit den ungeklärten Ursachen moderner Zivilisationskrankheiten befassen, eher größer als kleiner sein.

3. Eine in den Jahren 1975 — 1979 an 1500 jungen Menschen in Heidelberg durchgeführte Studie läßt unter anderem eine zu knappe Versorgung mit den Vitaminen B_1, B_6 sowie Eisen und Kalzium erkennen.

Der menschliche Körper ist mit vielen Schutzsystemen ausgestattet. Krankheiten entstehen aber meist durch das unglückliche Zusammentreffen zweier oder mehrerer Fehlleistungen bzw. Ursachenfaktoren, unter denen die geistige Einstellung, geringe körperliche Betätigung, Streß, psychische Einflußnahmen und andere Faktoren eine nicht unwesentliche Rolle spielen.
Aber die Ernährung stellt neben der Psyche etwas Fundamentales dar: Sie bildet die stoffliche Voraussetzung für den Bau und die Funktionstüchtigkeit unseres stofflichen Körpers. „Wer auch immer der Vater einer Krankheit war, die Ernährung war sicher die Mutter" (HERBERTH).
Bei den wenigen Bevölkerungsgruppen der Erde, die von der Ernährungsweise des westlichen Überflusses bisher verschont geblieben sind, wurde festgestellt, daß bei uns verbreitete Zivilisationskrankheiten wie Haltungs-

schäden, Herz-Kreislauf-Krankheiten, Fettsucht, Verstopfung usw. dort nur ganz selten zu beobachten sind.

Damit soll nicht gesagt sein, allein durch die Ernährung seien alle Krankheiten fernzuhalten. Aber der Ernährung kommt eine tragende Rolle hauptsächlich in der Vorbeugung zu. Sie liefert das stoffliche Material, aus dem unser Körper, der ein ganzes Leben lang wie ein schützendes Haus dienen soll, aufgebaut wird. Liegen dabei Lücken vor, fehlt es an entscheidenden Baumaterialien, werden minderwertige Ersatzstoffe verwendet, so kann das Haus den Stürmen des Lebens nicht so gut standhalten, als wenn es aus solidem Material zusammengefügt wäre. Auf dieser Überlegung gründet sich der Ausspruch von HUFELAND: Deine Nahrungsmittel können Deine Heilmittel und Deine Heilmittel sollten Deine Nahrungsmittel sein!

Zu großer Wohlstand und Überfluß scheinen für Tier und Mensch schädlich zu sein, wie Tierexperimente bestätigen.Werden afrikanische Kuhreiher planmäßig überfüttert und durch Einsperren in eine Voliere um ihr Raum-Zeit-Gefühl gebracht, dann wurde in der biologischen Station Wilhelminenberg, Wien, beobachtet, daß die von Natur aus monogamen, reinlichen und verträglichen Vögel aus lauter Langeweile streitsüchtig werden, in Promiskuität verfallen und nach kurzer Zeit schon äußerlich nicht mehr wiederzuerkennen sind. Sie zertrampeln ihre eigenen Eier und die anderer Vögel, hacken sich gegenseitig blutig, so daß ihr Federkleid zerkrustet und verschmutzt ist; sie sind außerstande, die wenigen Jungen, die trotzdem überleben, aufzuziehen und zu ernähren. Diese Jungen, von den Großeltern betreut, waren bis in ihr Alter nicht fähig, Bissen, auch wenn sie ihnen vor die Füße gelegt wurden, aufzunehmen (137a).

Ähnliche Beobachtungen wurden bei Ratten, die in Überfluß mit abwechslungsreichem Futter gehalten wurden, gemacht (42). Das berechtigt zu der Schlußfolgerung, daß ein Überangebot an Nahrung, insbesondere an verschieden schmeckenden Nahrungsmitteln, zwangsläufig Gefahren degenerierenden Verhaltens im Tierreich auslöst. Der mit Vernunft und Denkvermögen ausgestattete Mensch hätte allerdings die Möglichkeit, sich von dieser Gefahr zu distanzieren, und zwar nicht nur durch nachträgliches Reparieren krank gewordener Organe, sondern durch Vorbeugen.

Zu den Hauptfehlern unserer zivilisierten Ernährung gehören nicht nur das oben erwähnte Mißverhältnis zwischen Soll- und Ist-Aufnahme an Energie und den Nährstoffen Eiweiß, Fett, Zucker und Salz sowie Ballaststoffen, sondern auch das zu große Angebot an

— mundfertigen Nahrungsmitteln, was Zwischenmahlzeiten und Naschereien so attraktiv macht,

— Gewürzen aus aller Welt und künstlichen Aromazusätzen, die den Appetit immer wieder anfachen trotz Überschreitens des physiologischen Sättigungsgrades,
— weichen, zu wenig bißfesten Nahrungsmitteln, die den „Schnellimbiß" bis zum hastigen Schlingen fördern. Man kann einen Apfel auf verschiedene Weise verzehren: als ganze Frucht, roh zerrieben, gekocht als Mus, und als Saft. Obwohl alle diese Verzehrsformen praktisch den gleichen Nährstoffgehalt haben — abgesehen vom Saft —, lösen sie sehr unterschiedliche Reaktionen bei der Verdauung und im Stoffwechsel aus, die sich u. a. auf die Zeitdauer des Verzehrs (Minuten für die rohe Frucht, Sekunden für den Saft), auf den Anstieg und Abfall des Blutzuckers, den Bedarf an Insulin u. v. a. erstrecken,
— aufgeschlossenen, leicht verdaulich gemachten Nahrungsmitteln, welche die Verdauungsorgane zu wenig in Anspruch nehmen und unnötig schonen, was zur Erhöhung ihrer Anfälligkeit beiträgt (Zähne, Dickdarm u. a.).

Das sind Auswirkungen moderner Technik, insbesondere der Zubereitung und des Verkehrs, die nicht voraussehbar waren, die aber das moderne Eßverhalten und seine Folgen wesentlich mitbestimmen. Sie sind daher Anlaß, früher gültige Empfehlungen für den Fleisch- und Fettverzehr zu revidieren. Hinzu kommt, daß die Wissenschaft in der Zwischenzeit durch neue Erkenntnisse bereichert wurde und daß heute verschiedene Empfehlungen, die früher nur von sogenannten Außenseitern (BIRCHER-BENNER, WAERLAND, KOLLATH, BRUKER) vertreten wurden, mit dem Fortschreiten der Wissenschaft eine experimentelle Untermauerung bekommen haben.

Zu neuen Erkenntnissen der Wissenschaft gehört, daß
— Ballaststoffe kein unnötiger Ballast sind,
— das Kohlenhydrat „Stärke" in seiner Verdauung und Verstoffwechselung weit von dem Kohlenhydrat „Weißzucker" zu distanzieren ist,
— tierisches Eiweiß durchaus entbehrlich ist, pflanzliches Eiweiß eine vollwertige Eiweißversorgung gewährleisten kann,
— unerhitzte Frischkost für die Prävention viele Vorteile bietet und insbesondere vor zu großer Energieaufnahme schützt.

Ernährungsempfehlungen von heute

Die neuen Erkenntnisse der Wissenschaft im Verein mit den im Ernährungsbericht der DGE genannten und von vielen Ärzten kritisierten Verhaltensfehlern in der Nahrungsaufnahme breiter Bevölkerungskreise waren Anlaß, frühere Empfehlungen für eine vernünftige Ernährung zu revidieren und heute folgendermaßen zusammenzufassen:

Mehr Ballaststoffe,
mehr Kohlenhydrate in Form von Stärke,
mehr Vollkornbrot, Gemüse und Früchte,
weniger Fett,
weniger tierisches Eiweiß,
weniger Kochsalz,
weniger kleiefreies Brot,
weniger Zucker und Süßigkeiten.

Empfehlungen dieser Art werden heute ausgegeben von
der Bundesregierung im Ernährungsbericht der Deutschen Gesellschaft
für Ernährung 1984,
der US-Food- and Drug-Administration,
der FAO (Food and Agriculture Organization) und WHO (World Health
Organization) in Rom.

Unter diesen Perspektiven gewinnen Getreide und seine vielfältigen Produkte wieder steigende Bedeutung in der modernen Ernährung, denn Getreide bietet unter allen Nahrungsmitteln die besten Voraussetzungen, um den obengenannten Empfehlungen nicht nur in gesundheitlicher, sondern auch in ökonomischer und ökologischer Hinsicht zu entsprechen und bei richtiger Zubereitung verbreitete Ernährungsfehler zu vermeiden.

2. Warum Vollkorn?

2.1 Was Vollkorn bieten kann

Das in der Bundesrepublik geerntete Gesamtgetreide findet zur Zeit folgende Verwendung:

rund 80% als Futtergetreide,

20% für Brot und Nährmittel (siehe Kap. 3.2, Tab. 28).

Von letzteren werden ca. 90% zu randschichtenfreien, hellen Mehlen verarbeitet, nur ca. 10% vom Brotgetreide (bzw. nur 2% vom Gesamtgetreide) gelangen als Vollkornprodukte zum Verzehr. Sie werden hauptsächlich in Form von Roggen- und Weizenvollkornbrot gegessen. Unter diesen 10% dürften vielleicht die Hälfte ständige und ausschließliche Vollkornesser sein, während nach den Verbraucher- und Vermarktungsbeobachtungen der Rest als gelegentliche Vollkornbrotesser einzustufen sein dürfte. In anderen Ländern ist der Vollkornverzehr noch viel geringer, teilweise fast unbekannt.

Mit Vollkorn können fast doppelt soviele Menschen satt gemacht werden wie mit Weißbrot (264)(siehe Kap. 9.4). Da sie außerdem dabei präventiv besser mit Wirk- und Schutzstoffen versorgt werden, kann in einer Ausweitung des Vollkornverzehrs ein Weg zur besseren Gesundheitsvorbeugung und zum Begegnen eventueller Versorgungsrisiken in der Zukunft gesehen werden. Das sind Gründe, weshalb sich verantwortliche Stellen in vielen Ländern deutlich zu einer Empfehlung für mehr Vollkornverzehr bekannt haben.

Begründet wird das heute nicht nur mit dem reichhaltigeren Angebot an vielen Wirkstoffen, die fast ausschließlich in den Randschichten und daher in vollem Umfang nur bei Vollkornverzehr dem Verbraucher zugute kommen, sondern auch mit der verstärkten Anregung wichtiger Verdauungs- und Stoffwechselvorgänge sowie der früher einsetzenden Dämpfung von Hunger und Appetit. Das zusammen hilft, die Überbelastung unserer Verdauungsorgane mit einseitigen und zu energiereichen Nährstoffen auf natürliche und ungefährliche Weise zu verhindern, und könnte den Weg zu einer gesünderen Entwicklung dieser Organe ebnen.

Es kann nicht genügend betont werden, daß Vollkornverzehr nicht nur eine Kohlenhydrat- bzw. Stärkemehrversorgung ist, sondern die billigste Versorgungsquelle für fast alle Nähr- und Wirkstoffe, die der Mensch benötigt.

Zu oft wurde früher der Fehler gemacht, die Kohlenhydrate des Getreidekorns mit denen des Zuckers gleich zu setzen. Aber ein Stück Weißzucker, das etwa gewichtsgleich mit 70 Körnern ist, besteht zu 99,9% nur aus einem Stoff, der nicht lebensnotwendig ist und in Sekunden zerschmilzt. Die 70 Körner dagegen bestehen aus vielen verschiedenen Stoffen, darunter mindestens 30, die auch für den Menschen lebensnotwendig sind, welche außerdem die Keimzelle für 70 neue Ähren bzw. für ca. 2000 neue Körner enthalten.

2.2 Das Korn und seine Gewebe

Kornaufbau und -zusammensetzung werden am Beispiel des Weizenkorns erläutert (siehe Abb. 1, S. 22). Das einzelne Korn ist breit-länglich, von brauner Farbe und hat eine tiefe Einkerbung auf der Bauchseite. Das Korn ist vergleichbar mit einem stark verkürzten, verdickten, eingerollten Blatt, dessen Versorgungswege, die Leitbündel, auf der Innenseite der Bauchfurche verlaufen, analog den Rippen eines grünen Blattes.

Das Gewicht eines Kornes beträgt 0,03 — 0,04 g, eine Ähre enthält ca. 30 — 40 Körner. Das Gewicht einer Ähre beträgt damit 1 bis 1,5 g. Trotz dieses geringen Gewichtes beträgt die Welternte an Weizen über 360 Millionen Tonnen. Rechnet man den jährlichen Ertrag aller Getreidearten zusammen, so waren es 1981 1,7 Milliarden Tonnen.

Die für unsere Ernährung wertvollen Inhaltsstoffe des Getreidekornes sind im Korn nicht gleichmäßig, sondern in vier leicht unterscheidbaren Hauptgeweben verteilt (siehe Tab. 1).

Tab. 1: **Gewebe des Weizenkornes**

	Randschichten			Mehlkörper
Korngewebe	Keimling lebend 1	Schale 2	Aleuronschicht lebend 3	Teil des Endosperms 4
Aufgabe	neue Pflanze	Schutz	Kornstoffwechsel	Speicher
Gewicht %	ca. 3	ca. 8	ca. 7	ca. 82
Hauptinhalt	Wirkstoffe	Ballast- stoffe	Wirk- u. Ballaststoffe	Stärke, Kle- bereiweiß
Mineral- stoffe % *	ca. 7	ca. 2	ca. 10	ca. 0,4
Eiweißwert Biol. Wert in % vom Vollei	ca. 65	—	ca. 62	ca. 45
Backwert	0	0	0	hoch

* bezogen auf das jeweilige Gewebe.

„Lebend" heißt, daß ein schwacher Atmungsstoffwechsel stattfindet und nachweisbar ist, auch im ruhenden, scheinbar „leblosen", aber voll keimfähigen Korn.

Das Weizenkorn

(schematisiert)

Längsschnitt   Querschnitt

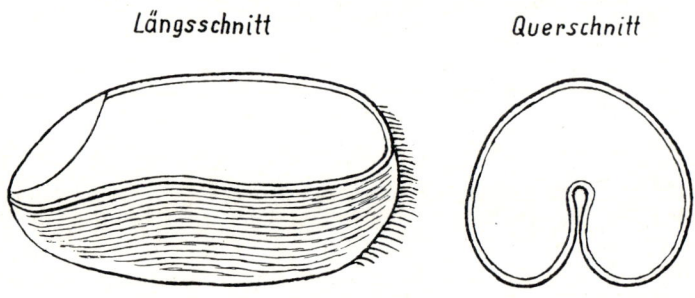

Keimling
ca 3 %

Mehlkörper
ca 80 %

Schale
ca 20 %

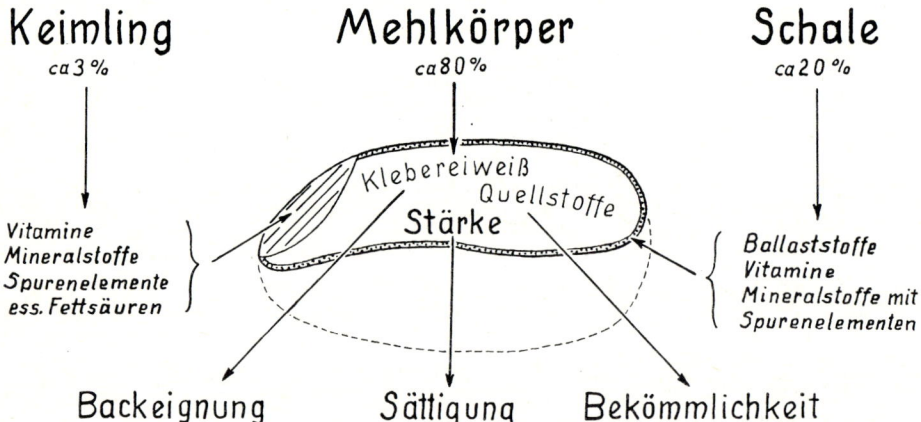

Vitamine
Mineralstoffe
Spurenelemente
ess. Fettsäuren

Klebereiweiß
Quellstoffe
Stärke

Ballaststoffe
Vitamine
Mineralstoffe mit
Spurenelementen

Backeignung   Sättigung   Bekömmlichkeit

Energie- (Kalorien-) reich
Verdauung und Stoffwechsel anregend

Thomas   1985   Orlovius

Die gestrichelt und gepunktet gekennzeichneten Gewebe sind in der energiereichen Ernährung des zivilisierten Menschen die wertvollsten.

Abb. 1.: **Das Weizenkorn**

Die Gewebegruppen 1 - 3 werden als Randschichten bezeichnet. Das Korn besteht also zu etwa 80 % aus dem hellen fast weißen Mehlkörper, vorwiegend Endosperm, und zu knapp 20 % aus Randschichten. Aus der unterschiedlichen Zusammensetzung der Gewebe geht hervor, daß der Mehlkörper hauptsächlich energieliefernde Nährstoffe, die Randschichten hauptsächlich Wirk- und Schutzstoffe enthalten. Damit sind Ballaststoffe, Mineralstoffe einschließlich Spurenelemente, Vitamine und sekundäre Pflanzenstoffe gemeint, deren Hauptbedeutung in der Auslösung des Kornwachstums bzw. in der Anregung physiologischer Vorgänge im Verdauungs- oder Stoffwechselbereich des Menschen liegt.

Die Konzentrierung der Inhaltsstoffe ist in den Geweben entsprechend den Aufgaben unterschiedlich, wie das Tab. 2 für einige Vitamine zeigt.

Tab. 2: **Die Verteilung der B-Vitamine im Weizen** (52)

Kornschichten	Gew.-% d. Kornschicht	Thiamin %	Riboflavin %	Niacin %	Pyridoxin %	Pantothensäure %
Volles Korn	100,0	100,0	100,0	100,0	100,0	100,0
Pericarp u. Testa	8,2	1,2	5,0	3,5	12,4	8,6
Aleuronschicht	6,7	32,0	37,0	82,7	60,9	40,9
Äußeres Endosperm	8,2	1,0	} 32,0	4,2	1,2	} 43,1
Inneres Endosperm	73,3	1,8		7,3	5,3	
Embryo	1,6	2,0	12,0	1,0	8,6	3,6
Skutellum	2,0	62,0	14,0	1,3	11,6	3,8

Das Eiweiß von Randschichten und Keimling ist durch höhere Biologische Wertigkeit, das des Mehlkörpers, das sogenannte Klebereiweiß, durch backtechnisch wertvolle Eigenschaften ausgezeichnet. Seine Menge nimmt vom Rande nach innen ab. Mineralstoffe einschließlich Spurenelemente sind in den Randschichten konzentriert, besonders in der Samenschale und Aleuronschicht.

Der Keimling besteht aus einem kleinen Embryo (1,3 %), der Wachstumsknospe mit Wurzelanlage, und dem Skutellum (1,7 %). Der Keimling enthält viel Eiweiß mit hohem Gehalt an essentiellen Aminosäuren, Öl mit 50 % ungesättigten Fettsäuren, Sterinen, Lecithin, Vitaminen der B- und E-Gruppe sowie Carotin, Mineralstoffen einschließlich Spurenelementen (siehe Kap. 2.3). Die Biologische Wertigkeit des Keimlingseiweißes ist höher als die des Klebereiweißes im Mehlkörper.

Das Skutellum, eine schildchenförmige Erweiterung des Keimlings zum Mehlkörper hin, mit knapp 2% Gewichtsanteil, enthält den größten Anteil von Vitamin B_1, alle übrigen Vitamine sind im Keimling und in der Aleuronschicht angereichert. Keimling und die zwischen Mehlkörper und Schale befindliche Aleuronschicht sind die Träger des Lebens im ruhenden Getreidekorn. An ihnen lassen sich geringe Stoffwechselumsetzungen jederzeit nachweisen.

Die chemische Analyse von rohen, unbehandelten Weizenkeimen ergibt je nach Herkunft, Sorte und Alter, besonders aber je nach Abtrennungstechnik und anhaftenden Mehlteilen Ergebnisse, deren Werte auseinanderliegen. Die folgenden Angaben stellen Mittelwerte für den manuell schonend isolierten Keimling dar:

Tab. 3: **Zusammensetzung des Weizenkeimlings**

Eiweiß	ca. 25%
wasserlösliche Kohlenhydrate (Zucker)	ca. 30%
Stärke	0%
Ballaststoffe	ca. 10%
Fett	ca. 10%
Mineralstoffe	ca. 4%
Wasser	15-20%

Mühlentechnisch gewonnene Keimlinge, die im Handel angeboten werden, bestehen oft nur aus dem schildchenförmigen Teil des Keimlings und sind mit einem mehr oder weniger großen Mehlanteil zwischen 15 und 25% behaftet. Dementsprechend ist ihr Gehalt an den übrigen Inhaltsstoffen um etwa 1/4 niedriger.

In rohen Keimlingen wurde ein hämagglutinierender Faktor festgestellt. Rohe Keimlinge bewirkten im Tierversuch mit Küken eine Vergrößerung des Pankreas, erhöhte Fettausscheidung und geringere Zunahme des Körpergewichtes (10). Eine ausführliche Literaturzusammenstellung mit Hinweisen auf Spuren besonderer Inhaltsstoffe des Keimlings bietet SHURPALEKAR (237). Der im Getreidekeimling verdichtete Anteil an fettlöslichen Wirkstoffen gewährt durch sein aufeinander abgestimmtes Oxido-Reduktionssystem eine optimale Sauerstoffverwertung (96).

Isolierte, vom ganzen Korn abgetrennte Keimlinge sind schnellem Verderb, besonders durch Oxidation, ausgesetzt und nehmen einen ranzigen bzw. bitteren, mitunter kratzenden Geschmack an. Hitzebehandlung verhindert geschmackliche Nachteile, führt aber auch zu Schädigungen von Eiweiß (besonders von Lysin und Arginin), Vitaminen und anderen Biokatalysatoren.

Die Schale ist reich an Ballaststoffen und besteht aus mehreren Zellschichten (siehe Tab. 4).

Tab. 4: **Die Randschichten des Weizenkornes**

Fruchtschale
  Äußere:
    Epidermis mit Kutikula
    Längszellen
  Innere:
    Querzellen
    Schlauchzellen
Samenschale
  Testa = Samenhaut
  Hyaline Membran
Endosperm
  Aleuronschicht

Die äußere Fruchtschale enthält den höchsten Ballaststoffgehalt mit ca. 73 %, welche ca. 30 % der gesamten Ballaststoffe des Weizenkornes ausmacht und überwiegend aus Hemizellulose besteht. Die nach innen folgenden Randschichten enthalten 23 % Ballaststoffe, die sich aus 10 % Hemizellulose, ca. 8 % Zellulose und 4,5 % Lignin zusammensetzen (68).

Während den äußeren Schichten der Fruchtschale, die aus eingetrockneten verödeten Zellen bestehen, durch ihre verschiedene Richtung und Verzahnung vorwiegend ein mechanischer Schutz zukommt, haben die inneren Schichten physiologische Strukturfunktionen zu erfüllen. Die Samenschale enthält Farbstoffe (Flavone) und läßt kein Wasser von außen nach innen. Die Aleuronschicht, durch auffallend große, dickwandige, elastische Zellen gekennzeichnet, stellt die lebende und atmende Schicht dar, von der aus der Mehlkern nach der Befruchtung durch Zellteilung aufgebaut wurde. Sie ist mit hochwertigen Inhaltsstoffen ähnlich dem Keimling ausgestattet, insbesondere mit höherwertigem Eiweiß, Öl, Mineralstoffen einschließlich Spurenelementen und Vitaminen.

Mehlkörper und Aleurongewebe sind miteinander verwachsen. In der Müllerei wird dagegen — anders als in der Botanik — die Aleuronschicht wegen ihrer zähen Konsistenz, dunkleren Farbe und ihres stärkefreien Inhaltes zu den Schalenschichten gerechnet und mit allen Randschichten der Frucht- und Samenschale zusammen als Kleie bezeichnet.

Der Mehlkörper macht 4/5 des Korngewichtes aus und stellt die Hauptmasse des durch tausendjährige Auslese und Züchtung vergrößerten Kulturgetreidekornes dar. Er besteht aus vielen dünnwandigen Zellen, die zu 70 %

mit Kohlenhydraten, hauptsächlich Stärke und Quellstoffen, und zu 8-14% mit Eiweiß gefüllt sind. Die reaktionsfähigen Aminosäuren Lysin, Arginin, Threonin und Valin nehmen von außen nach innen ab, die reaktionsträgen Glutaminsäure, Prolin und Tyrosin nehmen umgekehrt von außen nach der Mitte zu (250). Die Verteilung der essentiellen Aminosäuren auf die Gewebe des ganzen Kornes verdeutlicht den höheren biologischen Wert des Eiweißes vom ganzen Korn gegenüber dem des Mehlkörpers (siehe Tab. 5).

Tab. 5: **Essentielle Aminosäuren im Protein der Gewebe des Weizens** (187)

Kornelement	Aminosäure (% vom Proteinanteil)			
	Lysin	Threonin	Phenylalanin	Leucin
Ganzkorn	2,8	2,8	3,7	8,3
Keimling	5,4	6,3	2,5	7,3
Schale + Aleuron	3,9	2,9	2,5	6,5
Mehlkörper, äußerer	2,6	2,7	3,4	8,0
innerer	1,9	2,6	4,0	9,1

Bemerkenswert ist die an das Aleuron anschließende nächste Zellschicht des Mehlkörpers. Sie heißt Subaleuronschicht und ist durch einen höheren Proteingehalt zwischen 33 und 54% (133) und durch einen erhöhten Mineralstoffgehalt (= Asche) zwischen 1 bis 5% (115) ausgezeichnet. Asche und Eiweiß nehmen weiter nach der Mitte des Kornes ab, das Zellgewebe ist weniger dicht.

Das Eiweiß des Mehlkörpers wird als Kleber bezeichnet. Es stellt das eingetrocknete Plasmaeiweiß der Zellen am Ende des Wachsens des Kornes dar. Seine gummiähnlichen plastischen und elastischen Eigenschaften bilden die wichtige Voraussetzung für die Teigbildung und Backfähigkeit. Durch Benetzen mit Wasser quillt das im reifen Korn eingetrocknete Klebereiweiß auf und bewirkt durch seine klebrige Beschaffenheit den Zusammenhang der losen Mehlteilchen zu einem plastischen Teig. Kleber läßt sich isolieren, wenn Weizenmehl unter fließendem Wasser verknetet wird, so daß alle Mehlteilchen abgespült werden und nur die gequollenen Eiweißteilchen als gummiähnlich zusammenhängende, zähklebende Masse zurückbleiben.

Auch Roggen besitzt Klebereiweiß. Das starke Quellvermögen der Roggenballaststoffe verhindert aber das Zusammenhaften des Klebers und damit sein Isolieren durch Auswaschen. Daher wird nur beim Weizen von Klebereiweiß gesprochen.

26

Klebereiweiß läßt sich mit verschiedenen Lösungsmitteln in vier chemisch verschiedene Eiweißarten zerlegen:

    ca. 5% Albumin wasserlöslich,
    ca. 5% Globulin salzlöslich,
    ca. 45% Gliadin alkohollöslich,
    ca. 45% Glutenin alkalilöslich.

Europäischer Weizen hat ca. 9 - 15 %, kanadischer und nordamerikanischer ca. 13 - 17% Eiweiß.

Für den Nährwert bedeutsame Inhaltsstoffe sind entsprechend der biologischen Bedeutung der einzelnen Gewebe unterschiedlich konzentriert. Die Höchstwerte liegen vor für

Asche (Mineralstoffe) in der Samenschale und den Querzellen,
Eiweiß in den Aleuronzellen, im Keim und der Samenschale,
Ballaststoffe in Längs- und Querzellen,
Fett in den Aleuronzellen und im Keimling,
Vitamin B_1 im Skutellum,
Niacin und Panthothensäure in den Aleuronzellen.

2.3 Inhaltsstoffe des Weizenkornes

Die wichtigsten Analysenwerte der Hauptgetreidearten sind in Tab. 30 in Kap. 3. und für Weizen in der folgenden Tabelle 6 zusammengestellt. Da sie großen Schwankungen unterliegen, werden in Tab. 7 aus Erfahrungen gewonnene Durchschnittswerte für die Hauptinhaltsstoffe von Weizen gegeben.

Die Tabellen 8—11 geben am Beispiel des Weizens eine Übersicht über die Vielzahl von Inhaltsstoffen, mit denen — von nur geringen Ausnahmen abgesehen — alle Getreidearten ausgezeichnet sind. Sämtliche angegebenen Werte sind Einzelergebnisse, denen als Richtwert ein großer Schwankungsbereich durch Wachstum, Witterung, Sorte sowie unterschiedliche Analysentechnik eingeräumt werden muß.

Alle Vitamine sind wie die Mineralstoffe in den Randschichten und im Keimling konzentriert; Vitamin E im Keimling ca. zehnmal, Vitamin B_1 fünfmal so hoch wie im Mehlkörper.

Der Mehlkörper besteht nicht nur aus Kleber und Stärke, sondern enthält eine Reihe von Zwischenprodukten, die die technologisch höchst bedeutsame molekulare Verbindung zwischen den Hauptbestandteilen Eiweiß, Kohlenhydrate und Fett herstellen. Dabei spielen Lipoproteide eine für die Teigbereitung entscheidende Rolle, während Glykolipide und Glykoproteide vermutlich zur Festigung der Zellstruktur beitragen (288).

Beim Vergleich zwischen Mehlkörper und Vollkorn ist der um 30% größere Lysingehalt im Vollkorn zu beachten. Im Vollkorn finden sich im Durchschnitt drei- bis fünfmal höhere Werte für Wirkstoffe als im Mehlkörper. Im Keimling ist der Gehalt an Gesamtfett und an ungesättigten Fettsäuren (Öl-, Linol- und Linolensäure) vier- bis fünfmal höher als im ganzen Korn. Brotgetreide enthält auch geringe Mengen nicht flüchtiger organischer Säuren wie Bernsteinsäure, Äpfelsäure, Zitronensäure und Oxalsäure.

Tab. 6: **Hauptinhaltsstoffe des Weizens (g/100 g Frischware)** auszugsweise (240)

Inhaltsstoff	Korn	Mehlkörper	Keim	Kleie
Kohlenhydrate	69,3	74,0	46,0	51,2
Stärke	58,5	72,5	10—30	12,2
Ballaststoffe, wasserunlöslich	7,9	3,3	8,1	45,0
Eiweiß	11,7	10,6	26,6	16,0
Lysin	0,32	0,25	1,62	0,64
Fett	2,0	0,98	9,2	4,65
Mineralstoffe	1,8	0,35	4,2	4,15
Phosphor (mg/100 g)	406	108	1100	1240
Kalium "	502	108	837	1390
Magnesium "	173	21	250	590
Eisen "	3,3	1,95	8,1	12,9
Vitamine (mg/100 g)				
B_1	0,48	0,06	2,01	0,65
B_2	0,14	0,03	0,72	0,51
Nicotinamid	5,1	0,7	4,5	17,7
E	3,2	2,3	27,6	9,1
Wasser	13,2	13,9	11,7	11,5
Energie (Kcal/KJ)	320/1340	355/1490	346/1450	188/789

Die Angaben für Mehlkörper, Keim und Kleie beziehen sich auf jeweils 100 g Frischware, so daß die Summe einer Zeile nicht den Wert des Kornes ergibt.

Tab. 7: **Orientierungswerte einiger Inhaltsstoffe des Weizens (g/100 g)**
(Schwankungen und Mittelwerte bei einem Wassergehalt von 14%)

Inhaltsstoff	Korn von bis	Mittelwert
Stärke	50—60	55
Ballaststoffe, wasserunlöslich	9—12	10
Eiweiß	10—14	12
wasserlösliche, verdauliche Kohlenhydrate (Zucker)	0,5—3	2
Fett	1—2,5	2
Mineralstoffe	1,4—2,1	2
Vitamine B_1 (mg/100 g) B_2 (mg/100 g)	0,2—0,5 0,2—0,3	0,4 0,2
Wasser	13—14	14
Energie (Kcal)	300—350	330

Tab. 8: **Ballaststoffgehalt des Weizens (g/100 g Frischware)** (240)

Inhaltsstoff	Vollkorn	Mehlkörper	Keimling	Kleie
Ballaststoffe, gesamt	10,59	2,19	8,10	42,35
Ballaststoffe, wasserunlöslich	7,90	1,40	8,10	40,30
Ballaststoffe, wasserlöslich	2,69	0,79	—	2,05
Lignin	1,16	0,03	—	3,90
Pektin	—	—	—	2,00
Pentosane	5,2	1,6	6,2—10,6	26,50
Hexosane	—	—	—	3,60
Zellulose	2,20	0,60	2,20	9,00

Tab. 9: **Mineralstoffgehalt des Weizenkornes** (240; 248)
Mineralstoffe, gesamt: 1,8 g/100 g Frischware

Makronährstoffe(Mengenelemente) (mg/100 g Frischware)		Mikronährstoffe (Spurenelemente) (μg/100 g Frischware)	
Natrium	7,8	Mangan	2400
Kalium	502	Zink	4100
Magnesium	173	Kupfer	780
Kalzium	43,7	Kobalt	1,0
Eisen	3,3	Nickel	34
Phosphor	406	Chrom	57
Chlor	55	Molybdän	20—80
		Fluor	93
		Jod	0,6
		Bor	0,2—0,7
		Selen	0,7—130
		Blei	0,1—1[a]
		Aluminium	0,4—1,6[a]
		Siliciumoxid	15,8—38[a]

Tab. 10: **Vitamingehalt des Weizenkornes (mg/100 g Frischware) (240)**

Fettlösliche Vitamine		Wasserlösliche Vitamine	
Vit. A	0	Vit. C	0—1,5
Carotin	0,02	Vit. B_1	0,48
Vit. D	0	Vit. B_2	0,14
Vit. E	3,2	Vit. B_6	0,44
Vit. K	0,02	Nicotinamid	5,1
		Pantothensäure	1,18
		Biotin	0,006
		Folsäure	0,049

Getreide enthält alle Vitamine der B-Gruppe außer Vitamin B_{12}. Vollkorngetreide stimuliert die Darmflora, die bedingt zur Vitamin-B_{12}-Synthese befähigt ist.

Tab. 11: **Fettgehalt des Weizenkornes**
g/100 g Frischware (240)

Fett, gesamt	2,00
Fettsäuren	
Palmitinsäure	0,39
Stearinsäure	0,03
Ölsäure	0,28
Linolsäure	1,10
Linolensäure	0,08

2.4 Die Bedeutung der Inhaltsstoffe für eine vernünftige Ernährung

Übersicht über das Nährstoffangebot

Die wichtigsten Nähr- und Wirkstoffgruppen des Weizenkornes können folgendermaßen kurz charakterisiert werden:

Stärke: der risikofreie, leicht verdauliche Nährstoff für die Energieversorgung in der ganzen Welt, in allen Getreidearten mit über 50% mengenmäßig überwiegend

Eiweiß: in beachtlichen, den Stoffwechsel nicht belastenden Mengen und in für den Erhaltungsstoffwechsel des Erwachsenen ausreichender biologischer Qualität,

Ballaststoffe: reich an stark quellenden und schleimenden Bestandteilen zur milden und unschädlichen Aktivierung und Normalisierung von Verdauungsvorgängen, hauptverantwortlich für die sprichwörtlich gute Bekömmlichkeit von Brei und Brot in gesunden und kranken Tagen,

Fett: in Form sehr kleiner Mengen hochwertigen Öles, also ausgesprochen fettarm, dabei reich an ungesättigten Fettsäuren und Fettbegleitstoffen (Lecithin u. a.),

Wirk- und Schutzstoffe: (Biokatalysatoren, „Vitalstoffe" und andere Bezeichnungen) in Form von Vitaminen der Gruppen B, E und Carotin, der Vorstufe des Vitamin A, allen wichtigen Mineralstoffen einschließlich Spurenelementen und sekundären Pflanzenstoffen zur Anregung und Unterstützung wichtiger Verdauungs- und Stoffwechselleistungen unseres Körpers.

Getreidestärke

Getreide besteht zu fast 2/3 aus Kohlenhydraten. Sie liegen in der Hauptsache vor als

Stärke mit über 50%
Ballaststoffe mit 10 - 15%
Zucker mit ca. 0,5 - 3%.

Stärke ist die von der Natur gewählte Form, um Traubenzucker, der in kleinen Mengen für alle Stoffwechsel- und Wachstumsvorgänge sowohl von der Pflanze als auch vom Menschen benötigt wird, in größeren Mengen neutral ohne Gewebeschädigung zu konzentrieren, d. h. zu speichern. Ihr gegenüber ist Zucker „aggressiv", d. h. er ist leicht wasserlöslich und beeinflußt in Abhängigkeit von seiner Konzentration den osmotischen Druck von Zellen und Geweben. Stärke tut das nicht, sie ist gegenüber ihrer Umgebung indifferent, nicht wasserlöslich, geschmacksneutral und besitzt großes Adsorptionsvermögen für Fremdgerüche und andere Stoffe. Sie bildet mit den Fetten Komplexe, die aber auf ihre Oberfläche begrenzt bleiben.

Die Stärke ist in den Zellen des Mehlkörpers kristalloidartig in Form mikroskopisch sichtbarer Stärkekörner abgelagert. Die Form dieser Körner ist typisch für die jeweilige Pflanzenart und vermittelt im Mikroskop Hinweise auf ihre Herkunft. Stärkekörner von Weizen und Roggen sind linsenförmig rund.

Getreidestärke besteht zu 20 - 30% aus wasserlöslicher Amylose und zu 70 - 80% aus nicht wasserlöslichem Amylopektin. Erhitzung in Gegenwart von Wasser bringt die Stärke langsam zum Quellen und ab 50 Grad unter Verlust ihrer Form zur V e r k l e i s t e r u n g. Unversehrte Getreidestärke ist in kaltem Wasser weder löslich noch quellfähig bis auf einen kleinen Teil von 0 bis 5% verquollener oder mechanisch beschädigter Stärkekörner. Das Vorkommen von Getreidestärke im Getreidekorn ist auf den Mehlkörper begrenzt.

Stärke wird beim Beginn des Keimprozesses durch korneigene Enzyme über Malz- in Traubenzucker (Glukose) langsam abgebaut und kann dann als wasserlöslicher Zucker innerhalb des Getreidekornes zum wachsenden Keimling transportiert werden. Analog wird Stärke im Verdauungsstoffwechsel des Menschen zuerst durch ein entsprechendes Enzym des Mundspeichels, das seine Wirksamkeit im Magen fortsetzt, sowie im Zwölffingerdarm durch die Pankreasamylase und im oberen Dünndarm abgebaut. Der Übergang des abgebauten Traubenzuckers in die Blutbahn erfolgt langsam, da Stärke von Zellwänden und Haftprotein umgeben ist, die ihren Abbau verzögern.

In Abhängigkeit von seinem Reifezustand enthält das einzelne Getreidekorn unterschiedlich kleine Mengen von Zuckern, die sich bei der Reifung auf dem Wege zur Ablagerung als Stärke befanden, als ihr Transport infolge

Wassermangels unterbrochen wurde, oder die bei der Keimung zum Aufbau neuer Gewebe unterwegs waren.

Nicht nur erhitzte und verkleisterte, auch rohe Getreidestärke wird vom Menschen gut verwertet. Amylasehemmende Enzyme können zwar im rohen Zustand den Abbaugrad der Stärke etwas beeinträchtigen und beim ungewohnten Verzehr roher Getreidestärke die Ausnutzung herabsetzen (68). Da aber im Stuhl allgemein keine Stärke mehr nachgewiesen werden kann, wird angenommen, daß nicht abgebaute Stärkereste dem Bakterienstoffwechsel unterliegen und auf diesem Weg teilweise auch dem Wirtskörper energetisch zugute kommen.

Getreidestärke verhält sich anders als Kartoffelstärke, die im rohen Zustand schlecht verwertet wird.

Nach Verzehr roher Getreidestärke konnten im strömenden Blut sehr vereinzelt Stärkekörner nachgewiesen werden (280). Dieser als Persorption bezeichnete Vorgang ist ein Hinweis, daß kleine Partikel in der Lage sein können, unversehrt die Darmwand zu passieren. Neben Stärke wurde gleiches u. a. auch für mikrokristalline Zellulose nachgewiesen. Da jedoch ein paar Stunden später Stärke nicht mehr vorgefunden wurde, wohl aber die mikrokristalline Zellulose, konnte angenommen werden, daß ein körpereigenes Schutzsystem von Enzymen für die Auflösung von Stärke sorgt. Für Zellulose konnte das nicht beobachtet werden, was Anlaß für ein Verbot ihres Zusatzes zu Nahrungsmitteln gab (208).

Kohlenhydrate sind in kleinen Mengen unentbehrlich

zur Versorgung aller Körperorgane einschließlich des Gehirns mit Energie durch den Blutzucker,

zum Aufbau von schleimigen Bestandteilen von Körpersekreten und von Nukleinsäuren in den Zellkernen (Überträger von Erbanlagen),

zum Aufbau von Glykoproteiden (Chitin, Kollagen, Heparin),

zum Aufbau von Glykolipiden (Membranbildung).

Kohlenhydrate sind nur in begrenzter Menge in der Leber speicherbar (ca. 500 g als Glykogen).

Getreideeiweiß

Es ist zu wenig bekannt, daß Getreide und Brot — auch ohne Belag — wichtige Eiweißlieferanten sind. Beide werden oft nur unter dem Gesichtspunkt eines Kohlenhydratträgers gesehen. Darin drückt sich eine Verkennung ihres vielfältigen Nährstoffreichtums aus.

Weizen enthält heute etwa 12 - 14 % Eiweiß, Roggen etwas weniger. Vergleicht man diese Zahl mit der von tierischen Nahrungsmitteln (siehe

Tab. 12), die heute als wichtige Eiweißlieferanten angesehen werden, dann wird deutlich, daß der Gehalt im Weizen beträchtlich ist:

Tab. 12: **Eiweißgehalt ausgewählter Nahrungsmittel**

Nahrungsmittel	Protein (g/100 g Frischsubstanz)
Milch	3,4
Weizen, Roggen, Hafer	10—14
Ei	11—12
Fisch	15—20
Fleisch roh	18—22
Fleisch gekocht	25—30
Käse	15—27

Wird dazu in Betracht gezogen, daß alles tierische Eiweiß erst auf dem Umweg über pflanzliches Eiweiß gewonnen werden muß und daß dabei 60 bis 90%, also der überwiegende Teil des eingesetzten Futtereiweißes, für den Eigenstoffwechsel des Tieres verloren gehen, dann wird offensichtlich, daß tierisches Eiweiß teurer sein muß und niemals in den Mengen zur Verfügung stehen kann wie pflanzliches.

Zur optimalen Versorgung einer Person durch pflanzliche Nahrungsmittel einschließlich Milch und Eier werden als landwirtschaftliche Mindestfläche 300 qm benötigt; soll dazu Schlachtfleisch im Ausmaß des durchschnittlichen europäischen Bedarfs erzeugt werden, sind statt dessen 600 - 700 qm Bodenfläche erforderlich (66). In diesen Zahlen spiegeln sich naturgegebene Grenzen für den Fleischverzehr wieder, und es wird verständlich, daß angesichts der steigenden Bevölkerungsdichte die Proteine der pflanzlichen Nahrungsmittel von größerer Bedeutung sind.

Der Eiweißverzehr in Europa und den USA wird zu etwa 60% durch tierische Nahrungsmittel und zu etwa 20% durch Getreide gedeckt. In der Weltversorgung spielt aber das pflanzliche Eiweiß die größere Rolle. Der Welteiweißverbrauch wird

nur zu 35% durch tierische Nahrungsmittel,
       zu 65% durch pflanzliche Nahrungsmittel,
       zu 49% allein durch Getreide (siehe Kap. 3 Tab. 25)

gedeckt. Getreide ist also für die Weltversorgung mit Eiweiß wichtiger als alle Eiweißquellen tierischer Herkunft zusammen!

Getreide zählt daher zu den wichtigsten Eiweißquellen für die gesamte Menschheit; ohne Getreide wäre die Eiweißversorgung der Menschheit im heutigen Ausmaß überhaupt nicht denkbar. Es muß daher absurd erscheinen, daß ausgefallene Diäten, die in unserer Wohlstandsgesellschaft überraschend großen Anklang gefunden haben, auf dieses wichtige Grundnahrungsmittel verzichten wollen. Nach der ATKINS-Diät werden Kohlenhydrate als „reines Gift", nach der Punktdiät als der „Erbfeind der Eßfreudigen" bezeichnet; ein Buch (169), welches das „Leben ohne Brot" empfiehlt, hat bereits die 9. Auflage erreicht. Eine allgemeine Empfehlung eiweiß-fettreicher Kostformen ist unverantwortlich und unsozial (270).

Gewiß kann der Mensch auch ohne Getreide und ohne Getreideeiweiß leben. Bevölkerungsgruppen, die das praktisch vorleben, sind z. B. die Eskimos im hohen Norden oder die Massai in Afrika. Sie machen aber, auf die gesamte Menschheit bezogen, nicht einmal 0,01 % der Erdbevölkerung aus. Ihre Lebensweise dürfte daher mehr eine unfreiwillige Anpassung an außergewöhnliche Lebensbedingungen sein als ein nachahmenswertes Vorbild. Darüber hinaus bleibt die Frage offen, ob nicht ein Unterschied besteht zwischen dem tierischen Eiweiß, das der freien Wildbahn entstammt, und dem aus moderner Massentierhaltung.

Eiweißqualität

Früher wurde die Auffassung vertreten, tierisches Eiweiß sei höherwertig als pflanzliches. Begründet wurde das damit, daß der tierische Stoffwechsel mehr Ähnlichkeit mit dem menschlichen habe als der pflanzliche und daß die Zusammensetzung des tierischen Eiweißes aus seinen Bausteinen, den Aminosäuren, mehr Parallelen zu denen des Menschen zulasse. Neue Feststellungen besagen nun, daß

1. es pflanzliche Eiweiße gibt, die dem tierischen überhaupt nicht nachstehen, z. B. Blatteiweiß, Sojaeiweiß u. v. a.
2. eine Mischung mehrerer pflanzlicher Proteine miteinander oder eines pflanzlichen mit einem tierischen Eiweiß die volle erforderliche biologische Qualität erbringen kann und in manchen Kombinationen sogar die eines tierischen Eiweißes übertrifft,
3. die Anwesenheit nichtessentieller Aminosäuren den Bedarf an essentiellen einsparen kann (139),
4. der Bedarf an Eiweiß gegenüber früher heute geringer eingeschätzt wird, nämlich 0,5 (FAO) bis 0,8 (DGE) g pro kg Körpergewicht statt 1,0 - 1,5 g früher.

Die Erklärung für eine Kombinationswirkung liegt darin, daß die Lücken einzelner Aminosäuren eines Proteins durch Überschüsse eines anderen ausgefüllt und ergänzt werden können. Daher ist es schon mit relativ geringen Mengen eines hochwertigen tierischen Eiweißes oder eines anders zusammengesetzten pflanzlichen Eiweißes möglich, eine große Menge Getreideeiweiß qualitativ aufzubessern. So bieten sich zur Aufbesserung des Getreideeiweißes alle lysinreichen Nahrungsmittel an, insbesondere Milcheiweiß, Hülsenfrüchte wie Soja, Ölsaatenrückstände, Leinsamen u. a., wovon in der Praxis viel Gebrauch gemacht wird. Durch Kombination von 52% Bohnen- und 48% Maiseiweiß konnte ein Biologischer Wert von gleicher Höhe wie im Vollei erhalten werden (125).

Tierversuche trugen ebenfalls zur Bestätigung des ausreichenden Wertes von Getreide- und Pflanzeneiweiß bei. In 22 Wochen langen Fütterungsversuchen mit ausgewachsenen Ratten konnten keine Unterschiede zwischen einer Milch-plus-Fleisch- und einer Brot-plus-Kleie-Diät als jeweils einziger Eiweißquelle festgestellt werden (194).

Nach Verabfolgung von täglich 12 g Stickstoff aus nur pflanzlicher Quelle an 12 junge Männer trat nach einer Anpassungszeit von 10 Tagen, während der vorübergehend ein Defizit zu beobachten war, nach 50 Tagen vollkommenes Stickstoffgleichgewicht ein (25).

In quantitativer Hinsicht besteht allerdings ein Unterschied gegenüber dem tierischen Eiweiß: Nicht nur Getreide, auch viele pflanzliche Eiweiße haben — für sich allein verzehrt — eine geringere Biologische Wertigkeit als die bekannten tierischen Eiweiße. Das wirkt sich dahingehend aus, daß von pflanzlichem Eiweiß quantitativ etwas mehr benötigt wird, wenn nur ein pflanzliches Lebensmittel allein verzehrt wird. Aber geeignete Kombinationen mehrerer pflanzlicher Lebensmittel oder bereits kleine Beigaben bestimmter tierischer Lebensmittel sind geeignet, ohne weiteres eine sehr hohe Biologische Wertigkeit zu erreichen, die sogar teilweise höher als bei tierischen Lebensmitteln liegt, ohne eine größere Menge zu benötigen.

Die etwas geringere Biologische Wertigkeit einzelner pflanzlicher Eiweiße hängt damit zusammen, daß Bausteine des Eiweißes, einzelne essentielle Aminosäuren, in nicht ausreichender Menge enthalten sind, um vollwertiges Körpereiweiß aufzubauen. Man nennt diejenigen Aminosäuren, welche das jeweils größte Defizit zu ihrem optimalen Bedarf aufweisen, die begrenzende oder limitierende Aminosäure. Als solche ist Lysin für Brotgetreide bekannt (Tab. 13).

Tab. 13: **Limitierende Aminosäuren**

Weizen	Lysin, Methionin, Threonin
Roggen	Lysin, Isoleucin, Tryptophan

Der Anteil der begrenzenden Aminosäuren am Gesamtprotein steigt vom Mehlkörper über die Randschichten zum Keim an. An ihrer Spitze steht Lysin, gefolgt von Methionin und Threonin bzw. Isoleucin und Tryptophan. Da die den Biologischen Wert begrenzenden Aminosäuren im Keimling und

Aleuron in größerer Menge vorhanden sind, ist der Biologische Wert des ganzen Korns höher als der des Mehlkörpers. Vollkorn besitzt einen höheren Wachstumswert als der Mehlkörper. Vergleichende Untersuchungen mit vier verschieden hohen Ausmahlungsgraden zeigten die Überlegenheit des Eiweißes des vollen Kornes (siehe Abb. 2) für die Wachstumszunahme junger Ratten (48).

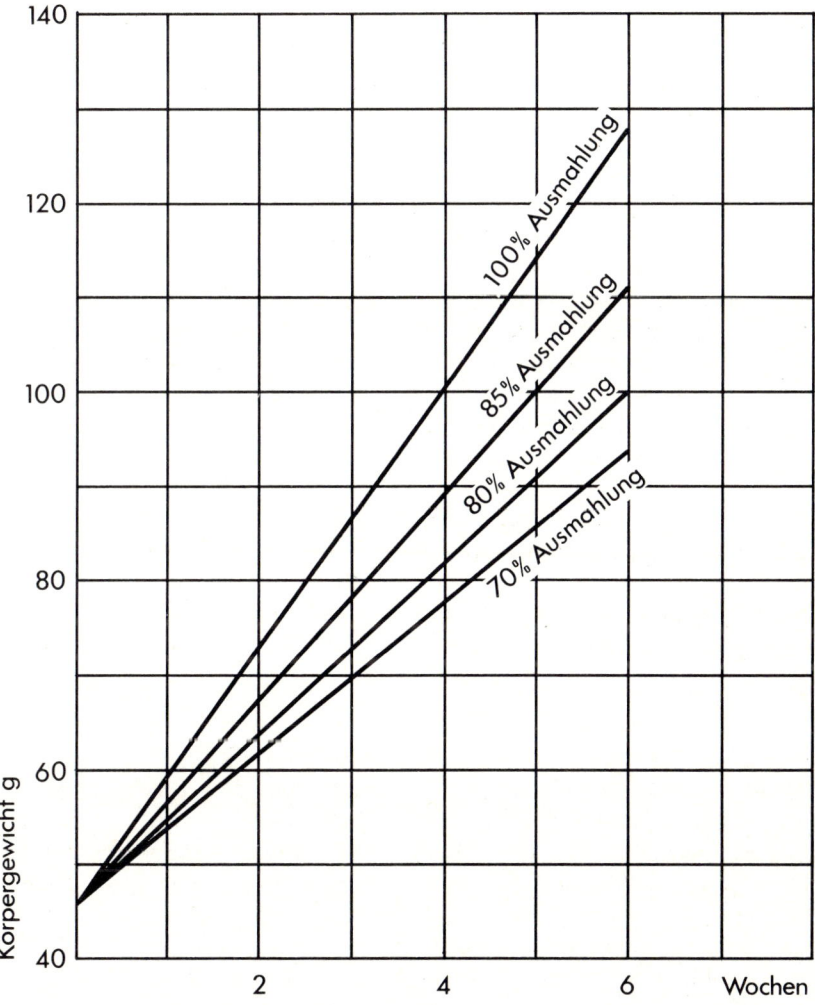

Abb. 2: **Gewichtszunahme in Abhängigkeit vom Ausmahlungsgrad von jungen Ratten** (48)

Selbst im Mehlkörper ist der Eiweißgehalt ungleichmäßig verteilt und nimmt von der Kornmitte mit ca. 8% langsam steigend zu, um in der Subaleuronschicht, das ist die unmittelbar unter dem Aleuron liegende Zellschicht, Werte von 35-45% zu erreichen (133).

Das Eiweiß des Mehlkörpers ist Klebereiweiß oder Gluten. So sehr das Klebereiweiß wegen seiner backtechnischen Eigenschaften geschätzt wird, so steht es in seinem Biologischen Wert hinter dem von Aleuronzellen und Keimling zurück.

Alle Getreidearten werden in ihrem Biologischen Wert vom Buchweizen (Knöterichgewächs) übertroffen, der durch eine doppelte Menge Lysin und dreifache Menge Arginin und Tryptophan gegenüber Weizen ausgezeichnet ist. Er bietet damit beste Voraussetzungen zum Aufwerten von Getreideeiweiß.

Die Empfehlung für die Eiweißaufnahme des Erwachsenen wird z. Z. mit 0,8 g/kg Körpergewicht angegeben (Ernährungsbericht, 61), so daß sich für die statistische Durchschnittsperson von 70 kg ein Tagesbedarf von 56 g errechnet. Der Bedarf des Menschen an essentiellen Aminosäuren ist abhängig vom Lebensalter. Ein Kind hat einen wesentlich höheren Bedarf an einigen essentiellen Aminosäuren als der Erwachsene (siehe Tab. 14).

Tab. 14: **Bedarf an ausgewählten Aminosäuren in g/100 g Nahrungsprotein** (104)

	Kind	Erwachsener
Proteinbedarf in g/kg Körpergewicht	0,8	0,55
Lysin	6,4	2,2
Methionin und Cystin	3,9	2,2
Tryptophan	1,1	0,6
Threonin	5,5	1,3

Diese großen Abweichungen im quantitativen und qualitativen Bedarf werden auf Unterschiede in den vorherrschenden Stoffwechselaufgaben zurückgeführt: beim Kind der Aufbaustoffwechsel, beim Erwachsenen der Erhaltungsstoffwechsel (164). Daraus konnte die bemerkenswerte Schlußfolgerung gezogen werden, daß Getreideeiweiß für den Erwachsenen ausreichend ist und keiner Ergänzung durch anderes Eiweiß bedarf (180).

Bei Verabfolgung von Diäten, die zu 90% aus Weizen-Mk-Eiweiß bestanden, an junge Männer wurde ein Absinken der Blutharnstoffwerte auf über die Hälfte festgestellt (28). Das zeigte, daß die Harnstoffkonzentration im Blut nicht nur von der Menge, sondern auch von der Art des Eiweißes beeinflußt wird.

Im Klebereiweiß des Mehlkörpers wurde eine peristaltikhemmende Substanz nachgewiesen. Bei röntgenologischen Untersuchungen an Erwachsenen, die unter Klebereiweiß-induziertem Durchfall litten, fiel auf, daß sie einen sehr engen Dünndarm hatten. Wurden diese Patienten glutenfrei ernährt, war die Größe des Dünndarms normal. Wurden sie wieder auf glutenhaltige Nahrung umgestellt, bekamen sie erneut anormal engen Dünndarm (8).

In weiteren Untersuchungen wurde im Weizenkleber eine Substanz gefunden, welche den peristaltischen Reflex des Dünndarms von Ratten in vitro hemmt (255). Am isolierten Rattendünndarm konnte deutlich gemacht werden, daß im Vergleich mit Kasein, Albumin und anderen Eiweißarten nur Klebereiweiß diese hemmende Wirkung auslöst.

Die auslösende Substanz im Kleber enthält über 50% Adenosin. Da von diesem schon früher eine antiperistaltische Aktivität bekannt war, wurde Adenosin für die Hemmung verantwortlich gemacht (26). Diese Vermutung wurde durch Vergleich der Aktivität des Antiperistaltikfaktors mit Adenosin bestätigt (82). Beide Substanzen zeigten die gleiche Wirkung und ihre Aufhebung durch Adenosindesaminase. Jedoch ist bisher nicht bekannt, ob fehlende Inaktivierung von Adenosin für Dünndarmkrankheiten und das Malabsorption-Syndrom verantwortlich zu machen ist (266). Durch Salzsäurehydrolyse oder Zugabe von Glutamin konnte die Hemmwirkung aufgehoben werden (277).

Ballaststoffe des Getreides

Das Wort „Ballaststoffe" beinhaltet einen Sammelbegriff für diejenigen Bestandteile pflanzlicher Nahrungsmittel, die von Verdauungssekreten des Menschen und der höheren Tiere nicht angegriffen werden. Botanisch gesehen handelt es sich um pflanzliche Zellwand-, Gerüst-, Stütz- und Füllgewebe, die einen natürlich gewachsenen Komplex darstellen, der sich chemisch aus einer Vielzahl von bekannten und teils noch nicht genügend bekannten Stoffen aufbaut. Zu wesentlichen Bestandteilen gehören strukturbildende Polymere wie Zellulose, Hemizellulose, Pektin, Lignin u. a., die in wechselnder Menge von Schutz- und Füllstoffen begleitet sein können wie Kutin, Wachs, Pflanzengummi und Pflanzenschleim. Als weitere Begleitstoffe sind Stickstoffverbindungen vorwiegend in Form von Glykoproteiden sowie Mineralstoffe und Spurenelemente zu nennen (Tab. 15).

Tab. 15: **Zellwandbestandteile**

Strukturbildend:
    Zellulose, Hemizellulose, Lignin, Pektin

Füll- und Schutzstoffe:
    Wachs, Kutin, Pflanzengummi und -schleim

Begleitstoffe:
    N-Verbindungen, Mineralstoffe

Die Zusammensetzung des Ballaststoffkomplexes ist nicht konstant, sondern von Gewebe zu Gewebe und darüber hinaus von Pflanze zu Pflanze verschieden und von Faktoren der Umgebung abhängig, so daß es keinen für alle Ballaststoffe gültigen Richtwert für ihre mittlere Zusammensetzung gibt.
Der früher zur Charakterisierung unverdaulicher Bestandteile herangezogene Rohfaserwert beträgt bei Weizen z.B. nur 2%, der enzymatisch gewonnene Ballaststoffwert liegt bei 10 - 12%, ist also fünfmal so hoch. Das läßt die Ballaststoffe des Getreides in einer neuen Blickrichtung würdigen: 10 - 12% sind ein Betrag, der nicht übergangen werden kann und der der Höhe des Eiweißgehaltes des Getreides entspricht.

Tab. 16: **Prozentuale Verteilung der wasserunlöslichen Ballaststoffe und ihrer Komponenten auf die Gewebe des Weizenkornes** (266)

Gewebe	Ballaststoffe %	Rohhemi- zellulose %	Roh- zellulose %	Rohlignin %
ganzes Korn	100	100	100	100
Pericarp (äußere Fruchtschale)	27,9	37,5	24,8	3,8
Kleieschichten (ohne Pericarp)	49,0	42,9	45,4	76,6
Mehlkörper	20,4	16,3	24,8	18,1
Keim	2,7	2,1	3,7	2,1

Ballaststoffe sind vorwiegend in den Randschichten des Getreidekornes konzentriert, der Mehlkörper enthält nur 3 - 4%. Die Teile von Ballaststoffen, auf die sich bisher die meisten klinischen Untersuchungen und Befunde stützen, sind wasserunlösliche Ballaststoffe. Ihre Verteilung auf Gewebe und ihre Zusammensetzung in den Geweben geht aus Tabelle 16 hervor. Wasserunlösliche Ballaststoffe sind von großem Einfluß auf Verdauungsvorgänge. Dank ihrer Unangreifbarkeit durch körpereigene Verdauungssäfte gelangen sie bis zum Dickdarm, also in Darmbereiche, die normalerweise von den verdaulichen Bestandteilen unserer Nahrung nicht erreicht werden, und regen die Tätigkeit des Dickdarms an, die bei bewegungsarmen Menschen ohne sie nur träge verlaufen würde. Die Wirkungen, die sie auf dem Wege durch den Magen-Darm-Kanal auslösen, sind ihren chemischen und physikalischen Eigenschaften zuzuschreiben (Tab. 17).

Tab. 17: **Funktionelle Eigenschaften und Wirkungen der wasserunlöslichen Ballaststoffe**

---

unverdaulich durch menschliche Darmsäfte

quellen mit Wasser um ein Vielfaches ihres Eigengewichtes

Adsorptions- und Ionenaustauschvermögen

Stimulierung der Darmflora

bakterieller Abbau eines Teiles von Zellulose und Hemizellulose

---

Unter den vielen Ballaststoffträgern unserer Nahrung kommt dem Getreide auf Grund seines hohen Anteils an Hemizellulose ein besonders aktiver Einfluß auf die Verdauungsfunktionen zu.

Einfluß wasserunlöslicher Ballaststoffe auf Verdauungsvorgänge

1. Das starke Quellen der Ballaststoffe hat eineVergrößerung des Volumens des Darminhaltes zur Folge. Dadurch werden vermehrt Reize auf die Darmwandungen ausgeübt, was zu einer stärkeren Aktivität fast aller Darmfunktionen, insbesondere zu verstärkter Bewegung (Peristaltik) und zu verstärkter Abgabe von Verdauungssäften (Sekretion) führt. Allein vermehrte Speichelabsonderung hat reflektorisch eine vermehrte Ab-

scheidung von Verdauungssekreten im Magen und in den nachfolgenden Darmabschnitten zur Folge.

2. Ballaststoffreicher Speisebrei liefert den Nährboden, auf dem sich verstärktes Wachstum von Bakterien entwickelt. Darmbakterien sind bei großer Vermehrung in der Lage, Teile der Ballaststoffe, vorwiegend von Hemizellulose, aber auch von Zellulose unter Bildung von Gärungssäuren und -gasen abzubauen. Dabei freiwerdende Gase tragen mit zur Erhöhung des Volumens des Speisebreies bei, was als Ursachenfaktor für die Lockerung der Exkremente von Bedeutung ist.

Niedere Fettsäuren als Produkte des verstärkten bakteriellen Stoffwechsels regen im Dickdarm zu verstärkter Schleimabsonderung an, was den Speisebrei schlüpfrig macht und den Weitertransport erleichtert.

3. Der größere Gehalt an Eiweiß und Mineralstoffen des Vollkorns im Verein mit Ballaststoffen vergrößert die Pufferkapazität im Magen und vermag auf diese Weise einer schädlichen Wirkung überhöhter Magensäure auf Schleimhäute entgegenzuwirken (siehe Kap. 2.5). Von einem Ausweichen auf Nicht-Vollkornmehle können derartige wertvolle Beiträge nicht erwartet werden.

4. Ballaststoffe haben die Eigenart, einige Stoffe aus dem Speisebrei zu adsorbieren und infolge ihrer Unverdaulichkeit aus dem Körper hinaus zu transportieren. Dabei kann es sich einerseits um Schadstoffe handeln, wie das für einige Giftstoffe experimentell nachgewiesen werden konnte (73; 81). Doch betrifft das nicht alle Stoffe, die in der menschlichen Ernährung schädlich sein können; und andererseits kann es auch wertvolle Nahrungsbegleitstoffe wie Vitamine oder Mineralstoffe betreffen, deren Einschränkung unerwünscht wäre. Kurzfristige Versuche an Mensch und Tier haben tatsächlich vorübergehend negative Bilanzen nach Übergang vom Mehlkörper- auf Vollkornverzehr für Eisen und Zink bestätigen können (97; 64). In den wenigen längerfristigen Versuchen konnte aber ein Zurückschwenken in Richtung auf eine ausgeglichene Bilanz beobachtet werden, so daß der Gewöhnung eine Mitsprache eingeräumt werden muß (224; 286; 56).

Bei Personengruppen oder Bevölkerungen, die sich lebenslang ballaststoffreich ernährten, ist von diesbezüglichen Mangelerscheinungen nichts bekannt geworden, solange jedenfalls vermeidbare Fehler in der Zubereitung der Speisen nicht gemacht wurden. Klinisch relevante Störungen durch mangelnde Ausnutzung von essentiellen Nährstoffen als Folge ballaststoffhaltigen Vollkornverzehrs konnten bisher nicht ermittelt werden (131).

5. Ballaststoffe adsorbieren Gallensäuren und Cholesterin, was deren Rückresorption vom Dünndarm zur Leber verringert (enterohepatischer

Kreislauf) und damit zu einer Senkung des Cholesterinspiegels in Leber und Serum beiträgt. Über den Tag verteilte Zulagen von 40 g unbehandelter Kleie an 14 Versuchspersonen während 4 - 9 Wochen brachte eine signifikante Senkung der Serumtriglyceride von 118 auf 100 mg/100 g und eine schwache, aber signifikante Senkung der Serumcholesterinwerte, die bei Erhöhung der Kleiedosis und längerer Fortführung der Versuche nach 20 Wochen deutlicher wurde (103).

6. In Tierversuchen wurde gezeigt, daß die morphologische Ausbildung der Darmschleimhaut bei Vollkornfutter kräftiger und differenzierter ist als bei ballaststoffarmem Mk-Futter und daß das Gewicht aller Verdauungsorgane zusammen 10 - 15 % schwerer war. Daraus wurde eine kräftigere Entwicklung und erhöhte Widerstandsfähigkeit der Organe abgeleitet (siehe Kap. 2.5)(122; 254; 205; 261).

7. Geht man davon aus, daß Zahl und Menge der mit der täglichen Nahrung aufgenommenen Schadstoffe und Kanzerogene, die beim Entstehen von Darmkrebs eine Rolle spielen, bei ballaststoffreicher Kost größer wäre, so würden sie im ballaststoff- und wasserreichen sowie voluminöseren Speisebrei verdünnter sein und hätten infolge schnellerer Fortbewegung weniger Zeit, mit der umgebenden Darmschleimhaut in Kontakt zu geraten als in einem ballaststoffarmen, träge beförderten, konzentrierten Speisebrei. Dafür, daß die Länge der Zeit, d. h. die Einwirkungsdauer, von Einfluß ist, spricht die Feststellung, daß 44 % aller Darmtumoren im untersten Darmabschnitt auftreten (38).

8. Eine der bedeutendsten Folgerungen der Intensivierung der peristaltischen Bewegungen ist der zügige, nicht verzögerte Transport des Speisebreies durch Dünn- und Dickdarm. Das hat zur Folge, daß dem Speisebrei die Voraussetzungen entzogen werden, um im Dickdarm übernormal lange entwässert zu werden. Der zum Stuhl gewordene Speisebrei behält daher seine weiche, durch Gärblasen aufgetriebene Konsistenz, was ein müheloses und beschwerdefreies Absetzen des Stuhles erleichtert.
Längeres Verweilen im Dickdarm würde zu einem anhaltenden Wasserentzug und damit zu einer Verhärtung des Stuhles beitragen. Dabei können durch Bakterien giftige Abscheidungen infolge von Eiweißfäulnis (Skatol, Indol u. a.) entstehen, die üble Gerüche zur Folge haben und bei längerem Verweilen vom Organismus resorbiert werden. Das wären Begleiterscheinungen von Darmträgheit, welche zu Stuhlträgheit und Verstopfung führen. Verstopfung kann das Heraufwachsen einer Fäkalflora in den Dünndarm zur Folge haben.
In Tierversuchen konnte gezeigt werden, daß durch Kleiezugabe zu einem ballaststofffreien Futter das Gewicht der Exkremente um das Neun-

fache, das Volumen um das 27fache vergrößert werden (214). Durch gleiche Mengen Ballaststoffe aus Äpfeln und Gemüse waren diese Effekte wesentlich geringer.

9. Die Transitzeit, das ist die Zeitdauer von der Nahrungsaufnahme bis zum Verlassen des Körpers, schwankt zwischen 35 Stunden bei ballaststoffhaltiger und 90 Stunden bei ballaststoffarmer (Zivilisations-) Kost. Das Stuhlgewicht schwankt entsprechend zwischen 100 und 500 g (Tab. 18).

Förderlich für eine kurze Transitzeit ist eine grobe Vermahlung des Kornes, während allzu feine Schalenpartikel die Transitzeit nur wenig beeinflussen.

Tab. 18: **Ballaststoffe und Darmentleerung** (39)

	Transitzeit in h	Stuhlgewicht in g
Ballaststoffarme Zivilisationskost	70—80	ca. 108
Ballaststoffangereicherte Kost	40—50	ca. 350
Langfristig ballaststoffreiche Kost	30—40	ca. 470

Das große Wasserbindungsvermögen, die verstärkten Gärblasen und der zügige Transport, der vor zu großer Entwässerung des Speisebreies schützt, bedingen das große Stuhlvolumen. Untersuchungen von Eingeborenengruppen, die in ihrer Lebens- und Ernährungsweise von der westlichen Zivilisation fast unberührt waren, haben gezeigt, daß die Zeitspanne, in der die aufgenommene Nahrung die Eingeweide des Menschen passiert, bei den Eingeborenen nur ca. 35 Stunden, bei den Westeuropäern mit vegetarischer Lebensweise 50 Stunden, bei üblicher zivilisierter Kost der Westeuropäer 77 bis 100 Stunden, in manchen Fällen bis zu 150 Stunden dauert. Die Kost des Afrikaners ist ballaststoffhaltig und liefert täglich ca. 400 g weichen, geschmeidigen Stuhl. Bei afrikanischen Negern sind Herzkrankheiten, Lungen- und Dickdarmkrebs, Zuckerkrankheit, Venenerkrankungen, Thrombosen und Embolien, Hämorrhoiden, Blinddarmentzündung, Darmfäule und viele andere Erkrankungen so gut wie unbekannt (37). Fettsucht tritt selbst bei einem Überangebot von Nahrung nicht auf. Durch die großen Stuhlmengen werden bei den Afrikanern alle Verdauungsvorgänge aktiviert.

Damit soll nicht gesagt sein, daß die Ballaststoffe allein für diese günstigen Befunde der Eingeborenen verantwortlich zu machen sind. An dem

Entstehen von Krankheiten dürften immer mehrere Ursachenfaktoren beteiligt sein. In diesem Falle spielen sicher die größere körperliche Betätigung mit verstärkter Sauerstoffaufnahme, Leben in frischer Luft u. v. a. mit eine Rolle.

Die physiologischen Wirkungen der Ballaststoffe sind für den Verdauungsstoffwechsel zumindest des bewegungsarmen zivilisierten Menschen bedeutend, so daß ihr Fehlen oder Mangel eine Reihe von Störungen zur Folge hat, die sich abträglich für die Gesundheit erweisen. Tab. 19 gibt Hinweise auf biologische Zusammenhänge zwischen Ballaststoffen und ihrer Mitwirkung bei möglichen Krankheitsursachen, die Rückschlüsse auf die prophylaktische Bedeutung der Ballaststoffe in der Ernährung zulassen (siehe Kap. 8).

10. Durch Ballaststoffmangel ausgelöste Darmträgheit erfordert erhöhte Kraftanstrengung bei der Defäkation. Da es sich dabei um einen sich täglich wiederholenden Prozeß handelt, muß das zu einer nach und nach gesteigerten Druckerzeugung im gesamten Unterleib führen, deren Auswirkungen sich über das Blutgefäßsystem bis in die Beine erstrecken können. Solche abnormen Druckverhältnisse schädigen die Venen, so daß Hämorrhoiden und Krampfadern die Folge sein können (51). Derartige Venenerkrankungen werden am Arm nie beobachtet; ihre Ursache kann daher nicht in allgemeinen Stoffwechselstörungen zu suchen sein.

11. Ballaststoffe verringern die Schwankungen, d. h. die Erhöhung und den Abfall der Blutzuckerwerte nach einer kohlenhydrathaltigen Mahlzeit und senken den Insulinbedarf (siehe Kap. 8.6).

12. Die Zusammensetzung einer ballaststoffreichen Kost unterscheidet sich bei längerer Anpassung nicht nur im Ballaststoffgehalt, sondern auch in der Menge einiger anderer Nähr- und Wirkstoffe und begleitender Genußmittel; denn sie pflegt sich im allgemeinen fett-, salz- und zuckerärmer einzustellen und schafft damit auf breiter Basis wesentlich günstigere Voraussetzungen zur Bekämpfung heute verbreiteter, ernährungsmitbedingter Zivilisationskrankheiten.

Tab. 19: **Vollkorn-Ballaststoffe und Zivilisationskrankheiten**
(Biologische Zusammenhänge, schematisiert) (265a)

Wirkungen auf Verdauung	Von Einfluß auf:
stärken Speichellockung, erhöhen Kaudruck, verlängern das Einspeicheln und Kauen	Karies, Parodontose
verringern Kalorienaufnahme, dämpfen Appetit und Hunger, Ausnutzungsverluste größer	Fettsucht, Diabetes
erhöhen Pufferkapazität, binden und neutralisieren überschüssige Magensäure	Magenschleimhautentzündung (Gastritis)
adsorbieren Begleitstoffe der Nahrung	Reduzierung von Schadstoffwirkungen
adsorbieren Gallensäuren	überhöhte Leber- und Serumcholesterolwerte
kräftigen Darmschleimhautgewebe	Dickdarmreizungen und Dickdarmentzündungen
verkürzen kanzerogene Kontakte	Dickdarmkrebs
verkürzen Transitzeit	Dysbakterie, Fäulnisprodukte, Stuhlverhärtung, Verstopfung
erhöhen Stuhlvolumen	Darm- und Stuhlträgheit
mindern Preßdruck vor und während Defäkation	Divertikulose, Hämorrhoiden
nivellieren Blutzucker nach der Mahlzeit	Diabetes
keine Steigerung von Serumlipiden	Arteriosklerose, Herzinfarkt

Wasserlösliche Ballaststoffe

Die Erforschung der unverdaulichen Bestandteile des Getreides blieb lange Zeit auf die wasserunlöslichen Ballaststoffe beschränkt. Erst im Laufe der Zeit wurde deutlicher, daß im Getreide auch eine nicht unbeachtliche Menge wasserlöslicher Ballaststoffe existiert. Da zu ihrer analytischen Erfassung erst in jüngster Zeit geeignete Nachweismethoden entwickelt wurden, finden sie in den einschlägigen Nahrungsmitteltabellen oft noch keine genügende Berücksichtigung. Aus Tabelle 20 geht der Gehalt an Gesamt-Ballaststoffen für Weizen und Roggen hervor.

Tab. 20: **Ballaststoffgehalt von Weizen und Roggen (g/100 g Ts.)**(204)

Ballaststoffe	Weizen		Roggen	
	Mehlkörper	Vollkorn	Mehlkörper	Vollkorn
wasserunlösliche	1,7	10,8	7,2	12,3
wasserlösliche	1,3	1,3	3,8	3,8
Gesamt	3,0	12,1	11,0	16,1

Die wasserlöslichen Ballaststoffe sind bei Weizen zu 75 % und bei Roggen zu 80 % aus Zuckern aufgebaut, unter denen Xylose-, Arabinose- und Glukosebausteine vorherrschen.

Über die Bedeutung der wasserlöslichen Ballaststoffe liegen noch keine gesicherten Erkenntnisse vor. Daß ihnen für die Beeinflussung von Verdauungsvorgängen nicht die gleiche Bedeutung zukommt wie den wasserunlöslichen, geht aus der Tatsache hervor, daß Mk-Erzeugnisse, in denen die wasserlöslichen etwa die Hälfte ausmachen, ohne Wirkung auf die Peristaltik, das Stuhlvolumen und die Darmflora sind. Die wasserlöslichen Ballaststoffe verfügen nicht über gleiche Quell- und Adsorptionseigenschaften wie die unlöslichen.

Auch ist zu berücksichtigen, daß die wasserlöslichen Ballaststoffe beim Vermahlungsprozeß mehlfein zerkleinert werden, nicht dagegen die unlöslichen. In verschiedenen Versuchen war gezeigt worden, daß die peristaltikfördernde Wirkung von der Partikelgröße abhängig ist: je gröber, umso besser, je feiner, umso geringer! Mehlfeine Produkte stehen daher gegenüber gröberen Vollkornerzeugnissen hinsichtlich der verdauungsfördernden Eigenschaften zurück.

Fette

Getreidesamen sind — außer Hafer — fettarm. Bei Samen von Wildgräsern, auf die unser heutiges Getreide züchterisch zurückgeführt wird, ist der Keimling relativ zum Mehlkörper größer, so daß der Samen als Ganzes fettreicher war.

Für die Energieversorgung des Menschen spielen die Fette (Lipide) des Getreides daher keine Rolle. Dennoch handelt es sich bei den geringen Mengen mehleigenen Fettes um hochwertiges Öl, dessen Fettsäuren zu über 80% ungesättigt sind und das reich an Lipoiden, d. h. fettähnlichen Stoffen wie Lecithin und anderen reaktionsfreudigen Phosphatiden, ist. Lecithin gilt als Aufbaustoff für Nerven und Gehirn. Es enthält Cholin, ein biogenes Amin, dem positive Wirkungen zur Blutdrucksenkung und Verminderung der Fettablagerung zugesprochen werden. Sein Mangel soll zur Leberverfettung beitragen. Cholin ist über das ganze Korn verteilt (30).

Weitere Fettbegleitstoffe sind bei allen Getreidearten Sterine, fettlösliche Vitamine, Carotinoide und Fett-Eiweiß-Komplexe. Die Löslichkeit der Fettbegleitstoffe weicht von der der Glyceride und freien Fettsäuren z.T. erheblich ab und ist abhängig vom angewendeten Lösungsmittel. Der resultierende Fettgehalt steigt von den hydrophoben zu den hydrophilen Lösungsmitteln an, also vom Petroläther zum Alkohol.

Der Rohfettgehalt von Weizen beträgt ca. 2%, von Roggen etwas weniger. Er verteilt sich auf

     1%   im Mehlkörper,
     3—4% in den Randschichten, besonders in der Aleuronschicht,
     8—10% im Keimling.

Den Carotinoiden verdankt der Mehlkörper seine zarte Gelbtönung. Die Lipoide (Phosphatide) sind z. T. Komplexverbindungen mit Zucker (Galaktose), sogenannte Glykolipide. Die Fettsäuren bestehen zu 50% aus Linol-, 30% Öl- und 15% Palmitin- und Stearinsäure, d. h. zu 80% aus ungesättigten (im Keimling sogar 85%) und 20% gesättigten Fettsäuren. Keim und Randschichten sind reich an Carotin, Tocopherol und den Wuchsstoffen Cholin und Inosit.

Im Weizenkeimöl wurde eine erstaunlich hohe Konzentration von fettlöslicher Alphaliponsäure gefunden, die als Co-Enzym beim Zuckerabbau sowie an der Glykogen- und Fettsynthese beteiligt ist, und beim Diabetes zur Senkung des Blutzuckerspiegels beiträgt. Ihr wird eine Schutzwirkung bei Vergiftung mit Schwermetallsalzen und Knollenblätterpilzgiften beigemessen (253).

Ein erheblicher Teil des Gesamtfettes in Höhe von 15 - 30% liegt in gebundener Form vor und wird bei der Bestimmung des Rohfettgehaltes nicht erfaßt. Es handelt sich dabei sowohl um Glykolipide wie Lipoproteine.

48

Bei einem mittleren Verzehr von ca. 250 g Vollkorngetreide täglich könnten 5 g Linolsäure, ca. 12 mg Vitamin E sowie u. a. 0,5 g unverseifbare Lipide aufgenommen werden. Zu letzteren gehören Sterine, die trotz geringer Konzentration beachtliche physiologische Wirkungen auslösen können.

Brot für sich allein ist ein ausgesprochen fettarmes Nahrungsmittel. Das dürfte nicht unerheblich für seine gute Bekömmlichkeit sein. Denn in größeren Mengen würde Fett bei der Teigbereitung zum Dispergieren neigen und insbesondere Stärke und Ballaststoffe mit einem Fettfilm überziehen. Das könnte nicht nur Veränderungen für die Stärkeverdauung, sondern auch für die Effektivität der durch Ballaststoffe auszulösenden Wirkungen im Darmbereich zur Folge haben.

Helles Weizenbrot und Toastbrot haben allerdings oft einen höheren Fettgehalt von 5 - 8%, weil Fett und fetthaltige Backmittel zugesetzt werden dürfen. Mehrfach ungesättigte Fettsäuren können zur Erniedrigung des Cholesterinspiegels beitragen. Werden gesättigte Fette in der Nahrung teilweise durch Reis, Brot oder Hafer ersetzt, so konnte eine Senkung des Cholesterinspiegels festgestellt werden (92).

Vollkornerzeugnisse sind geeignet, auf ökonomische Weise zur Aufrechterhaltung eines normalen Fett- und Cholesterinspiegels beizutragen (96). Im Humanversuch führten einfache Kohlenhydrate (Zucker) zu Steigerungen, dagegen komplexe Kohlenhydrate (Cerealien) zu Abnahmen der Blutcholesterinwerte bei sonst völlig gleichen Versuchsbedingungen (116).

Ratten, die ein normales Futter auf Vollkorngrundlage erhielten, bildeten keine Ablagerungen von Fettsäuren in der Leber. Wurden sie dagegen mit Glukose oder Stärke gefüttert, fand eine schnelle Umwandlung in Fettsäuren und Kohlensäure in der Leber statt, wie Versuche mit markierten Kohlenstoffatomen ergaben (113) (siehe auch Kap. 8.6).

Mineralstoffe

Mineralstoffe entstammen dem Erdreich und gelangen in wasserlöslicher, verdünnter Form über die Pflanze zu Tier und Mensch. Alle organischen Lebewesen benötigen sie laufend:

— zum Aufbau und zur Erneuerung von harten Geweben (Knochen, Zähne, Schalen),
— zum Auslösen elektrischer Reize im Bereich von Nerven, Gehirn und Muskeln,
— zur Aufrechterhaltung des osmotischen Gleichgewichtes in den Körpergeweben, Erzeugen praller Gewebe (Turgor),
— als Biokatalysatoren in Körpersekreten, d. h. als spezifischen Bestandteil von Enzymen zur Förderung oder Hemmung von Stoffwechselvorgängen.

Die Aufrechterhaltung der oben genannten Lebensvorgänge bringt einen ständigen Bedarf an Mineralstoffen mit sich, die mit der Nahrung sozusagen unsichtbar aufgenommen, in Körpersäften oder -zellen eingebaut und über Nieren, Hautschweiß und Stuhl ausgeschieden werden. Der laufende Nachschubbedarf ist zwar gewichtsmäßig sehr gering — im Vergleich zu den Hauptnährstoffen —, aber lebensnotwendig, weil jedes Element ganz spezifische Aufgaben im Stoffwechsel zu erfüllen hat. Sonst kann die Gefahr entstehen, daß einzelne lebensnotwendige Stoffwechselfunktionen nicht optimal verlaufen. Wie zum Bau eines Hauses nicht nur tonnenweise Eisenträger, Zement und Baustoffe, sondern auch kleinste Mengen spezifischer Stoffe wie Lichtschalter, Gummischeiben für den Wasserhahn usw. benötigt werden, so ist der Bedarf an diesen Stoffen im Vergleich zu den Hauptnährstoffen zu sehen. Anhaltende Unterversorgung hat daher zwangsläufig Störungen der Leistungen einzelner Organe zur Folge.

Der menschliche Körper benötigt die regelmäßige Zufuhr von ca. 20 - 30 verschiedenen Mineralstoffen; je nach ihrer spezifischen Aufgabe, die die einzelnen Stoffe im Körper zu erfüllen haben, ist der tägliche Bedarf sehr unterschiedlich und schwankt z.B. zwischen 1 - 5 g (Natriumchlorid = Kochsalz) und 0,005 mg (Kobalt). Die Mineralstoffe, die in größeren Mengen gebraucht werden, wie Kalzium, Kalium, Phosphor u. a., heißen Mengenelemente, diejenigen, die nur in sehr geringen Mengen benötigt werden, aber deswegen nicht weniger notwendig sind, werden als Spurenelemente bezeichnet.

Spurenelemente

Wenn die Spurenelemente besonders genannt und hervorgehoben werden, soll damit ausgedrückt werden, daß ihr Bedarf nur quantitativ geringer ist — im Durchschnitt ein Tausendstel der Menge an Mengenelementen —, qualitativ ihnen aber in keiner Weise an Bedeutung nachsteht. Denn trotz ihrer geringen Bedarfsmenge ist der Ablauf vieler Enzymwirkungen, d. h. lebensnotwendiger Vorgänge, von ihnen abhängig.

Infolge größerer Schwierigkeiten bei der analytischen Erfassung dieser geringen Spuren war es der Wissenschaft erst nach und nach möglich, ihre Bedeutung und Aufgabe im menschlichen Stoffwechsel besser kennenzulernen. Damit wurde die Bedeutung mancher Spurenelemente erst in jüngster Zeit in ein neues Licht gerückt.

Mineralstoffe im Getreide

Getreide enthält viele Mengen- und Spurenelemente (siehe Tab. 10, Kap. 2.3), die zum Ersatz des täglichen Verbrauchs beitragen, mit Ausnahme von Kalzium, das im Getreide nur in geringen Mengen vorhanden ist. Abgesehen von Chlor, Kobalt und Selen sind alle Mineralstoffe einschließlich der Spurenelemente in den Randschichten und im Keimling konzentriert, wo sie in 3- bis 12facher Konzentration im Vergleich zum Mehlkörper enthalten sind. Dieser große Unterschied ist Hauptursache, daß der in Mk-Mahlprodukten verbleibende Rest für die Deckung des Tagesbedarfes nicht ausreicht.

Für eine ausreichende Versorgung mit Mineralstoffen ist nicht nur ihr Angebot im Korn, sondern auch ihre Verfügbarkeit, d. h. der Grad der möglichen Resorption, ausschlaggebend. Von einigen Mineralstoffen ist eine relativ schnelle und hohe Verfügbarkeit bekannt, z. B. von Natrium und Kalium; bei anderen ist sie in Abhängigkeit von fördernden und hemmenden Substanzen eingeschränkt. Zu letzteren gehören Phytinsäure und Ballaststoffe (Kap. 2.5), aber u. U. auch die Art der Zubereitung, die gewählte Begleitkost sowie die individuelle Gewöhnung. Spurenelemente sind in der Mehrzahl Komplexbildner und werden daher in recht unterschiedlichen Mengen resorbiert, manche nur in sehr geringen wie Eisen, Zink und Kupfer (siehe Kap. 2.5).

Getreidespelzen, die wegen ihrer zähen Struktur vom Menschen gemieden werden, sind besonders siliciumreich. Das entspelzte Korn enthält dagegen nur geringe Mengen Silicium, die aber höher liegen als bei allen tierischen Lebensmitteln. Weizen, Roggen, entspelzter Hafer haben einen mittleren Siliciumgehalt zwischen 12 und 30 mg/100 g. Hirse und Gerste liegen darüber. Im Vollkornmehl wurde etwa die 4 - 5fache Menge als im Mehlkörper gefunden. Der menschliche Bedarf wird mit ca. 10 mg pro Tag angegeben (277; 85).

Folgende Mineralstoffe werden in der Versorgung des zivilisierten Menschen gelegentlich als kritisch angesehen:

1.) Kalzium

Getreide ist eine mangelhafte Quelle für die Versorgung mit Kalzium. Der tägliche Bedarf des Menschen wird mit 0,6 - 1 g angegeben. Selbst in 100 g Vollkorn sind aber nur 0,044 g und im Mehlkörper nur 0,015 g enthalten. Die Resorptionsrate liegt zwischen 25 und 40% (249). Selbst wenn nur 30% als Folge von Phytin- und Ballaststoffbindung verfügbar bleiben, würde durch Vollkorn das verfügbare Angebot höher sein.

Der geringe Kalziumgehalt von Getreide war verschiedentlich Anlaß, Brotmehle künstlich mit Kalziumsalzen anzureichern. Davon wurde in einigen Ländern während der Kriegs- und Nachkriegszeit Gebrauch gemacht. Getreide enthält fast die zehnfache Menge Phosphor als Kalzium, während als wünschenswert eine Überlegenheit des Kalzium im Verhältnis von Ca zu P wie 1,2 bis 2 zu 1 angesehen wird.

2.) Magnesium

Weizenvollkorn enthält 173 mg Mg, im Mehlkörper sind es nur 21 mg/100 g. Auch Magnesium erleidet durch die Gegenwart von Phytin und Ballaststoffen Ausnutzungsverluste, die aber kleiner sind als die Verluste durch niedrigen Ausmahlungsgrad (Mk-Produkte), so daß durch Vollkorn eine bessere Versorgung gewährleistet wird.

Magnesium ist bekannt als Bestandteil zahlreicher Enzyme und Aktivator wichtiger Stoffwechselvorgänge, besonders auch im Fett- und Cholesterinstoffwechsel. Auf Gefäßverkalkungen wirkt es hemmend und besitzt damit einen prophylaktischen Einfluß auf Arteriosklerose und Herzinfarkt. Wie aus Versuchen bekannt wurde, beeinflußt eine Erniedrigung der Magnesiumaufnahme die Spannungsverhältnisse (Tonus) der Blutgefäße, als deren Folge eine Gefäßverengung auftreten kann. Magnesiummangel speziell des Herzmuskels wird im Zusammenhang mit Herzattacken gesehen.

3.) Eisen

Der Eisengehalt wird im Vollkorn mit 3,3, im Mehlkörper mit 2,0 mg/100 g angegeben (240). Nach anderen Autoren sind im Mehlkörper allerdings nur 13-30% Eisen vom Vollkorn enthalten (258).

Im Weizen liegen 60% des Eisens als Monoferrophytat vor, das gut löslich und in isolierter Form für Mensch und Tier gut verfügbar ist. Ferrosalze lassen theoretisch eine geringere Verfügbarkeit erwarten, was durch die Gegenwart größerer Mengen von Ca und Mg in der Begleitkost verstärkt bzw. durch reduzierende Substanzen abgeschwächt werden kann. Der Einfluß einer enzymatischen Hydrolyse dürfte diesen Faktoren gegenüber zurücktreten.

Die Resorptionsrate von Eisen ist allgemein sehr niedrig. Sie wird durch gleichzeitige Anwesenheit von Vitamin C (frisches Obst und Gemüse) erheblich gesteigert, von Tee und anderen Gerbstoffträgern aber gehemmt. Förderfaktoren für die Eisenresorption sind magensaftstimulierende Substanzen (294). Hirse kann die Eisenresorption stärker als andere Getreidearten beeinträchtigen auf Grund ihres höheren Gehaltes an Tanninen.

Über die Resorptionsrate aus Vollkorn gehen die Feststellungen auseinander: Sie ist für Eisen aus Getreide sehr niedrig und wird für Vk mit Werten zwischen 1 bis 10, für Mk zwischen 5 - 15% angegeben. In Tier- und Humanversuchen wurden bei Gegenwart von ballaststoffhaltigen Randschichten von einigen Autoren leichte, von anderen keine Einschränkungen der Eisenresorption festgestellt. Das deutet an, daß mehrere Faktoren im Spiel sind. Die Eisenresorption wird vorwiegend von dem Eisenbedarf des Organismus gesteuert. Bei einer ausreichenden Versorgung mit Eisen bleibt ein Überangebot an Nahrungseisen ohne Effekt auf die Resorption. Als Tagesbedarf für den Menschen werden 12 - 18 mg angegeben.

Zwischen zwei Gruppen von jungen Ratten, die auf eine eisenarme Diät gesetzt waren und von denen eine mit Mk-Brot + Eisensulfat, die andere mit Mk-Brot + Kleie bei gleichem Eisengehalt gefüttert wurden, war in der Eisenresorption kein Unterschied zu finden. Die Kleiegruppe erreichte genau so schnell normale Hämoglobin-Werte (259). Der Autor bemerkt dazu: „Die Behauptung, Phytinsäure würde die Ausnutzung des Eisens in Cerealien verringern, beruht auf schwacher Grundlage. Nach wie vor kann man Vollkornprodukte als eine gute Quelle vegetabilischen Eisens ansehen."

Sofern keine fehlerhafte Zubereitungstechnik, wie z. B. im Iran, vorliegt, kann der Körper offenbar nach einer Übergangszeit die durch eine Ernährungsänderung hervorgerufene Absenkung der Resorptionsrate wieder steigern, so daß er in der Lage ist, mindestens genau so große Anteile an Spurenelementen aufzunehmen, wie er dies aus einer ballaststoff-, phytin- und mineralstoffärmeren Kost gewohnt war (249). Außer Phytin und Ballaststoffen können hoher Phosphat- oder Zinkgehalt neben schwarzem Tee ebenfalls die Resorptionsrate von Eisen beeinträchtigen.

Ob die Resorbierbarkeit des zur künstlichen Anreicherung verwendeten Eisens besser oder schlechter ist, als es für die natürlicherweise in Backwaren vorhandenen Eisenverbindungen zutrifft, ist nicht geklärt (249). Künstliche Anreicherung in Mehl kann das Ranzigwerden des Mehlfettes beschleunigen.

Die zahlreichen bisher vorliegenden Untersuchungen lassen keine sicheren Schlußfolgerungen für Nachteile durch das volle Korn zu, vollends wenn man bedenkt, daß ein Ausweichen auf Mk-Produkte mit einer Mangelversorgung vieler anderer Wirkstoffe verbunden ist.

4.) Chrom

Unter den Spurenelementen hat in der letzten Zeit Chrom steigende Bedeutung gefunden. Dreiwertiges Chrom ist ein integraler Bestandteil des Glukosetoleranzfaktors, und ihm werden Funktionen eines Co-Faktors für die periphere Wirkung des Insulins zugeschrieben. Chrom soll die Wirkung von Insulin und damit die Zuckerbelastbarkeit des menschlichen Organismus verstärken. Noch nicht bestätigte Versuche lassen vermuten, daß zwischen Chrommangel und Herzleiden ein Zusammenhang besteht (251).

Einwohner von Industriestaaten haben weniger Chrom im Körpergewebe als Menschen in Entwicklungsländern. Chrom wird beim Herstellen von Weißzucker und Weißmehl auf ein Minimum seines ursprünglichen Gehaltes reduziert, beim Weizen z. B. von 1,5 mg auf 0,02 mg/100 g (258) (siehe Kap. 8.6).

5.) Zink

Eine Mangelversorgung mit Zink wird von verschiedenen Seiten, insbesondere von praktischen Ärzten, für bedenklicher angesehen als ein Mangel an Eisen. Mehr als 50 wichtige Enzyme sind vom Zinkgehalt abhängig. Mangel an Zink wird mit Hautkrankheiten, Akne, schlecht heilenden Wunden u. a. in Zusammenhang gebracht (293). Neben Kürbiskernen stellen Getreidekeimlinge eine besonders gute Quelle für die Zinkversorgung dar.
Die Verfügbarkeit von Zink aus Getreide ist vom Phytinsäure-Zink-Molarverhältnis und vom Kalziumgehalt der Kost abhängig.

Vitamine

Daß Obst und Gemüse vitaminreich sind, muß man glauben, denn sehen kann man die Vitamine nicht. Aber jeder kennt die Wirkung vom Koffein des Kaffees, obwohl es im Kaffee auch nicht sichtbar ist. Vitamine sind Begleitstoffe natürlicher Lebensmittel wie das Koffein im Kaffee, die trotz sehr geringer Mengen bestimmte Wirkungen bei der Verdauung und im Stoffwechsel auslösen. Es sind echte „Wirkstoffe", denn sie bewirken etwas in unserem Körper.
Bekanntlich unterliegen Verdauungs- und Stoffwechselvorgänge nicht unserer willensmäßigen Beeinflussung, sondern sind auf Anstöße durch Wirkstoffe in der Nahrung angewiesen. Man könnte auch sagen: Es sind hauptsächlich von Pflanzen erzeugte, vorgefertigte Stoffe, die der Mensch nicht selbst erzeugen kann, so daß er auf ihre Aufnahme durch die Nahrung angewiesen ist.
Das Besondere der Vitamine kommt darin zum Ausdruck, daß ihr Fehlen Ursache von Krankheiten ist. Vor der Entdeckung der Vitamine suchte man die Ursachen von Verdauungsstörungen in schädlichen Beimengungen der Nahrung, so daß es schwerfiel, sich mit dem Gedanken anzufreunden, daß Stoffe, die nicht in der Nahrung vorhanden sind, die also in der Nahrung fehlen, krank machen.
Skorbut ist eine der bekanntesten Vitaminmangelkrankheiten mit tödlichem Ende, von der früher Seeleute besonders bei langen Schiffsreisen betroffen wurden. Die Mitnahme von frischem Gemüse, Obst oder Sauerkraut halfen, sich dagegen zu schützen. Seit der Entdeckung der Vitamine ist bekannt, daß Skorbut die Folge einer Mangelversorgung mit Vitamin C ist. Vitamin C ist hauptsächlich in frischem Blattgrün, also grünen Gemüsen, und in Obst enthalten, was den Seefahrern in früheren Zeiten fehlte.

Eine andere bekannte Vitaminmangelkrankheit ist die Beri-Beri in Südostasien, die auf das Schälen von Reis und den dadurch verursachten Mangel an Vitamin B_1 zurückzuführen ist. Millionen Menschen mußten das mit dem Tode bezahlen. In Ländern mit hohem Maisverzehr, wie Süd- und Mittelamerika, ist die Pellagra verbreitet, eine Krankheit, die hauptsächlich in Zusammenhang mit dem Fehlen des Vitamins Niacin gebracht wird, das in Mais nur in geringer Menge vorhanden ist.

Neben diesen echten Vitaminmangelkrankheiten gibt es alle Stadien einer nicht ausreichenden bzw. zu schwachen Versorgung mit einzelnen Vitaminen, die als Hypovitaminosen bezeichnet werden. Ihre ersten Anzeichen sind oft wenig spezifisch, so daß sie nicht leicht als solche erkannt werden. Sie können sich über lange Zeiten hinziehen und Ursache für geschwächte Funktion irgend eines an sich wichtigen Stoffwechselvorganges sein.

Heute kennt die Wissenschaft ca. 17 verschiedene Vitamine, von denen jedes eine ganz bestimmte spezifische Aufgabe im Stoffwechsel zu erfüllen hat. Daraus geht hervor, daß eines nicht ein anderes ersetzen kann bzw. daß jedes in genügender Menge mehr oder weniger regelmäßig mit der Nahrung aufgenommen werden muß, um Unterversorgungen zu vermeiden. Zu den 17 heute bekannten Vitaminen kommen noch einige, zur Zeit noch nicht sicher definierte, Stoffe von Vitamincharakter hinzu (siehe: Sekundäre Pflanzenstoffe).

Vitamine werden in der Natur primär von Pflanzen erzeugt und dienen zur Regulierung des Stoffwechsels von freibeweglichen Lebewesen. Sie finden sich daher bevorzugt in solchen Geweben, in denen sich Stoffwechselumsetzungen abspielen, also in lebenden Geweben. Daher ist frische Pflanzenkost besonders reich an Vitaminen, daher auch die lebenden Gewebe des ruhenden Getreidekornes: der Keimling und die Aleuronschicht!

Getreide ist reich an allen B-Vitaminen — dazu gehören B_1, B_2, B_6, Niacin, Panthotensäure, Folsäure, Biotin — außer B_{12}, ferner an Vitamin E und K und der Vorstufe für Vitamin A, dem Carotin. Carotin ist gelbbraun gefärbt wie der Farbstoff in der Mohrrübe und ist im Fett des Getreidekornes über den ganzen Mehlkörper in schwacher Konzentration verteilt. Es verleiht den hellen Mehlen eine zarte Gelbtönung.

Vitamin B_1 ist ein relativ gut erforschtes Vitamin, das für die Verstoffwechselung von Kohlenhydraten benötigt wird. Es bildet das Co-Enzym für den Abbau von Brenztraubensäure, die als Zwischenprodukt beim Abbau von Traubenzucker entsteht. Je mehr Traubenzucker bzw. je mehr Stärke mit der Nahrung aufgenommen wird, umso höher ist der Bedarf an Vitamin B_1. Vitamin B_1 ist zu 70% im Skutellum, der schildchenförmigen Erweiterung des Keimlings, konzentriert.

Um ernährungsphysiologische Mindestanforderungen für verarbeitete Vollkornerzeugnisse zu stellen, wurden für die Qualitätsbewertung folgende Vitamin-B_1-Mindestgehalte vorgeschlagen (in mg/100 g) (229):

Vollkornbrot	0,15
Knäcke-Vollkornbrot	0,2
Vollkornkeks	0,15
Haferflocken	0,6
Weizenvollkornflocken	0,25
Vollkornreis	0,35
Weizenkeime	1,7

Folsäure ist im Vergleich zu anderen Lebensmitteln im Getreide reich vorhanden, im Vollkorn etwa doppelt so hoch wie im Mehlkörper. 50 % der Gesamtfolsäure sind als freie Folsäure verwertbar (41).

Vitamin B_{12} ist nicht im Getreide, kann aber durch Darmbakterien erzeugt werden (33). Sein Bedarf ist bei pflanzlicher Kost geringer als bei Fleischkost. Da Vollkornkost durch ihren Ballaststoffreichtum die Darmflora stark anwachsen läßt, kann mit besserer Versorgung gerechnet werden als durch ballaststoffarme Mk-Ernährung.

Alle Vitamine sind von dem Augenblick an, in dem das lebende Gewebe mit gesteuerten Lebensabläufen durch den mechanischen Eingriff des Zerkleinerns unterbrochen wird, — individuell unterschiedlich — zerstörenden Einflüssen von Sauerstoff, Hitze, ultravioletten Strahlen, Licht u. a. ausgesetzt. Beim Getreide sind vom Augenblick des Schrotens an die Voraussetzungen für langsam beginnende Zerstörungen durch Sauerstoff und Lichtzutritt gegeben. Erhitzen führt zu weiteren Einschränkungen (siehe Kap. 7.4).

Durch Ankeimen läßt sich der Gehalt einiger Vitamine erhöhen und zusätzlich Vitamin C neu bilden (siehe Kap. 5.6).

Im Ernährungsbericht der Bundesregierung wird festgestellt, daß die Versorgung mit einigen Vitaminen der B-Gruppe bei einigen Personengruppen an der unteren Grenze ausreichender Versorgung liegt. Das ist einer der Gründe, erhöhten Verzehr von Vollkornerzeugnissen zu empfehlen.

Außer den bekannten und wissenschaftlich anerkannten Vitaminen gibt es Substanzen von vitaminähnlicher Wirkung, über deren Vitamincharakter noch Unklarheit besteht. Hierzu gehören Inositol und Cholin, die zum Vitamin-B-Komplex gerechnet werden und im Getreide reichlich vorhanden sind.

Durch Entfernen des Keimlings und der Aleuronschicht werden im Durchschnitt 7 Vitamine entzogen, so daß Weißbrot nicht in der Lage ist, den seinem Kohlenhydratanteil entsprechenden Bedarf an B-Vitaminen zu decken.

Sekundäre Pflanzenstoffe

Als Ratten ein Futter erhielten, das alle bisher bekannten Inhaltsstoffe des Weizenkornes in isolierter, künstlich zusammengemischter Form und in ausreichender Menge enthielt, blieben sie gegenüber einer Kontrollgruppe, die unter sonst gleichen Bedingungen mit natürlichen Weizenkörnern gefüttert wurden, hinsichtlich Wachstum und normaler Fruchtbarkeit deutlich zurück (22).

Damit war die Existenz mindestens eines bisher unbekannten, aber für Wachstum und Erhaltung der Art unentbehrlichen Wirkstoffes von Vitamincharakter im Weizenkorn aufgezeigt worden.

Verfüttern verschieden zubereiteter roher Körner ließ die Autoren vermuten, daß ein noch unbekannter Wirkstoff in den Randschichten zu lokalisieren sei und daß er nicht durch trockenes Erhitzen (Verbacken zu Brot), wohl aber durch Lagern geschroteter Körner spätestens nach 14 Tagen unwirksam wird (21; 22; 145). Eine Übersicht über die Forschungsergebnisse bezüglich noch unbekannter Wachstumsfaktoren bringt KAEMMERER (130).

Diese Versuche machen deutlich, daß noch nicht alle zum Leben erforderlichen Stoffe bekannt sind. Hinzu kommen Zweifel, ob der Begriff „essentiell" = „lebensnotwendig" als unabdingbar zu gelten hat, nachdem bekannt wurde, daß z. B. der Bedarf an einigen essentiellen Aminosäuren durch nichtessentielle Aminosäuren gesenkt werden kann. Vieles spricht dafür, daß die scharfe Trennung zwischen essentiell und nichtessentiell unzulänglich ist.

Es ist denkbar, daß manche Stoffe bedingt essentiell sein können, indem sie gesundheitlich fördernd spezifische Schutzfunktionen ausüben. Das trifft besonders auf einige in sehr geringen Mengen in Pflanzen vorgefundene Stoffe zu, die in Pflanzen hohe physiologische Funktionen auslösen. Vieles deutet an, daß sie auch beim Menschen zur Unterstützung gewisser prophylaktischer Schutzfunktionen beitragen.

Da die Erforschung dieser meist hitzeempfindlichen Stoffe noch in manches Dunkel gehüllt ist, sind auch die Bezeichnungen für diese Stoffgruppen noch nicht einheitlich. Man spricht von sekundären Pflanzenstoffen, semi-essentiellen oder möglicherweise essentiellen Stoffen. Bekannte Vertreter von ihnen sind z. B.

— Senföle in Senf, Meerrettich, Lauch, Zwiebeln, Kresse u. a., die zur Erhöhung der Infektabwehr beitragen,
— Wundhormone in Spinat, Petersilie u. a., welche die Wundheilung fördern können.
— Enzyminhibitoren, Lektine u. a. (siehe nächste Seite)
— natürliche Aroma- und Duftstoffe.

Im Keimöl von Weizen, Mais und Hirse wurden Phytosterine gefunden, die antioxidativ wirken und sauerstoffempfindliche Fette und Vitamin C vor vorzeitiger Oxidation schützen. Beta-Sitosterin, das hauptsächlich im Getreide gefunden wird, vermag die Cholesterin-Biosynthese zu hemmen und zählt zu den Stoffen, welche die Entgiftungsfunktionen der Leber unterstützen (35).

Bei den Flavonoiden handelt es sich um eine heterogene Gruppe natürlich vorkommender phenolischer Verbindungen, z. B. Anthocyane, teilweise mit Rutin stabilisiert, welche u. a. den Mindestbedarf an Vitamin C senken, Membranen stabilisieren, die Durchblutung von Geweben verbessern u. v. a. In Weizenmehlen wurden 14 verschiedene Phenolsäuren identifiziert, unter denen Vanillinsäure, Ferula- und p-Cumarinsäure dominieren und die von Einfluß auf das Brotaroma sein können. Der höchste Gehalt wurde in den Randschichten, der niedrigste im Mehl gefunden (171). Die Vermutung geht dahin, daß Phenolsäuren an den Vorstufen von Lignin beteiligt sind (98).

Enzyminhibitoren

Im Getreide wurden verschiedene Enzyminhibitoren, d. h. enzymhemmende Substanzen festgestellt, die chemisch überwiegend Proteine sind. Ihre Bedeutung für die Pflanze wird darin gesehen, die Aktivität eigener Enzyme zu regulieren, ggf. zu begrenzen und durch Hemmen fremder Enzyme der Pflanze Schutz gegen mikrobielle oder Insekten-Angriffe zu gewähren.

Sowohl im Keimling als auch im Mehlkörper wurden in unterschiedlicher Konzentration Proteaseinhibitoren (Trypsin-, Chymotrypsin- und Pepsininhibitoren) gefunden. Allerdings wurde beobachtet, daß zumindest der Trypsin-Inhibitor des Getreides beim Menschen um ein Vielfaches schwächer ist als der von Sojabohnen, so daß sein Einfluß gering ist.

Daneben kommen im Getreide, besonders im Vollkorn, Amylaseinhibitoren vor, welche die Speichelamylase blockieren, jedoch im Magen zerstört werden und daher nur geringe physiologische Wirkungen zeigen.

Solange an den Nährstoffen Protein und Stärke kein Mangel herrscht, liegt kein Grund vor, um in dem schwachen Vorkommen von Enzyminhibitoren im Getreide ein Risiko zu sehen (152; 161; 216). Sie werden sogar als therapeutisches Mittel gegen Fettsucht und Diabetes eingesetzt (222).

Phythämagglutinine = Lektine

Phythämagglutinine sind Eiweißstoffe (Glykoproteide) höherer Pflanzen, die rote Blutkörperchen von Menschen und Tieren agglutinieren, d. h. zusammenballen, können und auf diese Weise Wachstumsverzögerungen infolge verminderter Futteraufnahme herbeiführen. Ihre Bedeutung für die Pflanze wird in der Abwehr von pilzlichen Parasiten und Schadinsekten vermutet. Ein gesundheitliches Risiko stellen Phythämagglutinine nur in rohen Hülsenfrüchten dar, in denen sie besonders reichlich vorkommen. Ihre Anwesenheit im Getreide ist wegen der geringen Mengen vermutlich ohne Risiko. Sie werden durch Kochen inaktiviert (152; 161). Ein aus dem Weizenkeim gewonnenes Agglutinin soll die Fähigkeit haben, bevorzugt Tumorzellen zu agglutinieren (74).

Resorzin

Das fettlösliche 5-Alkyl-Resorzin ist ein Gemisch von Phenolen und wurde in den äußeren Schichten (Pericarp) von Roggen und in halb so starker Konzentration auch im Weizen nachgewiesen (292).
Es ist verantwortlich für die in der Nutztierhaltung bei überwiegender oder ausschließlicher Roggenverfütterung beobachtete Appetitminderung, die von Wachstumshemmungen, Lähmungen und anderem begleitet wird. Die Bedeutung von Resorzin für die Pflanze wird in einer Stärkung der natürlichen Resistenz gegen den Befall von Mikroorganismen und tierischen Schädlingen gesehen.
In einer gemischten Kost, die nicht überwiegend aus Roggen besteht, dürfte Resorzin ohne nachteilige Wirkung sein, zumal es während der Teiggärung auf die Hälfte und noch zusätzlich beim Backprozeß weiter vermindert wird (279). Bei seiner Beurteilung sollte nicht übersehen werden, daß eine eventuelle Appetitschwächung unter dem Gesichtspunkt des verbreiteten Übergewichtes sogar als vorteilhaft angesehen werden kann (268).

2.5 Nähreffekt von Vollkornnahrungsmitteln

Für die Beurteilung des Nährwertes eines jeden Nahrungsmittels ist nicht nur das Nährstoffangebot, also der Gehalt an Nähr- und Wirkstoffen, ausschlaggebend, sondern in vielleicht größerem Maße die Nährwirkung, d. h. der Nähreffekt. Damit sind alle Wirkungen gemeint, die eine Nahrungsaufnahme in unserem Körper auslöst. Dazu gehören nicht nur Sättigung und Gaumenfreuden, an die jeder zunächst denkt, sondern auch eine ausgeprägte Einflußnahme auf Verdauungsorgane und Stoffwechselabläufe.
Diese stofflichen Körperfunktionen unterliegen bekanntlich nicht persönlichen Willensbeeinflussungen, sondern sind vom Auslösen bzw. Anregen durch die in der Nahrung enthaltenen Wirkstoffe abhängig. Ihr Fehlen oder ihre zu geringe Anwesenheit zieht zwangsläufig eine Lücke oder eine Schwächung in der Auslösung bestimmter Stoffwechselleistungen nach sich, was bei längerem Anhalten das Vorfeld für Leistungsabfall oder verminderte Lebensqualität ergeben kann.

Diese schwerwiegenden Folgen werden vom zivilisierten Menschen, solange es ihm gut geht, gern übersehen. Das ist verständlich, weil spürbare Nachteile erst nach Jahren in Form eines geschwächten Organs in Erscheinung treten. Dann sind sie aber meist schon nicht mehr leicht rückgängig zu machen und können bereits Krankheit oder Verdienstausfall bedeuten.

Darin liegt die Erklärung, daß eine vernünftige Ernährung nicht nur dem augenblicklichen Wohlgefallen, sondern auch zum Vorbeugen vor späterem vorzeitigen Leistungsabfall oder Krankheiten dienen kann. Von einem nicht optimal aufgebauten Körper können keine optimalen Leistungen erwartet werden.

Beim Bau eines Hauses würden solche Einsichten von jedermann sofort akzeptiert werden, denn alle Bausteine, aus denen unser stofflicher Körper aufgebaut wird, werden mit der Nahrung einschließlich der Atmung herangeführt. Treten Mängel in der Heranführung einzelner oder mehrerer lebensnotwendiger Bausteine auf, hat das unweigerlich Schwachstellen oder Fehlfunktionen zur Folge, ebenso wie auch ein Übermaß an einzelnen in begrenzten Mengen durchaus nützlichen Bausteinen die Funktions- und Leistungsfähigkeit insgesamt nur behindern kann.

Zu berücksichtigen ist auch, daß der analytisch ermittelte Gehalt eines Inhaltsstoffes nicht immer gleichzusetzen ist mit seiner resorbierbaren Menge. Die Erfahrung lehrt, daß von manchen Wirkstoffen nur Teile resorbiert werden, vom Eisen z. B. sogar nur Bruchteile. Die Höhe der Resorption ist von verschiedenen Faktoren abhängig. Zu ihnen gehören u. a. Konsistenz bzw. Struktur eines Lebensmittels, seine begleitenden Wirkstoffe sowie der Einfluß der Begleitkost und ihrer Zubereitung.

Da bis in die jüngste Zeit Getreide hauptsächlich als Brot verzehrt wurde, sind die meisten Untersuchungen über die Nährwirkung von Vollkorn mit Brot gemacht worden. Daher sind ergänzende Informationen in dem Kapitel 7.6 nachzulesen.

Wirkungen auf Verdauungsorgane

Mund

Gesundheit und Leistungsfähigkeit des menschlichen Gebisses sind von der Wahl seiner Nahrungsmittel abhängig. Während alle weiteren Verdauungsvorgänge nicht dem freien Willen unterliegen, ist das bei der Nahrungswahl nicht der Fall: Sie unterliegt dem freien Willen menschlicher Entscheidungen. Es ist tragisch festzustellen, daß hier auch gleich die Folgen fehlerhafter Nahrungswahl deutlich sichtbar werden: 99 % der menschlichen Überflußgesellschaft leiden unter kranken Zähnen.

Es ist menschlich durchaus verständlich, Nahrungsmittel zu bevorzugen, die wenige Kaubewegungen und geringen Kaudruck erfordern. Beides leistet der Kaufaulheit Vorschub. Träge Beanspruchung des Gebisses und aller dazu gehörigen Einrichtungen haben zur Folge, daß

weniger Speichel gelockt wird, was die Selbstreinigung der Zähne schwächt,

die Durchblutung des Zahnfleisches herabgesetzt wird, was die Versorgung mit Nährstoffen und die Festigkeit von Zähnen und Zahnfleisch schwächt.

Hinzu kommt, daß vermehrter Verzehr gesüßter Nahrungsmittel das Verbleiben von Haftrückständen an und zwischen den Zähnen begünstigt.

Tragendes Moment dieser Verhaltensfehler ist die Bequemlichkeit, sich beim Essen nicht anstrengen zu müssen. Zur Verstärkung dieses Verhaltens kommt die Gewohnheit hinzu. Jahrelanges Gewöhntsein an weiche Speisen, heute meist von frühester Kindheit an, stellt eine psychische und physische Barriere dar für die Rückkehr zu bißfesteren.

Vollkorngetreidespeisen haben in Abhängigkeit von ihrer Zubereitung — Brei: frisch oder gekocht, Suppe, Aufguß, Flach- oder Laibbrot — unterschiedliche Bißfestigkeit. Es gibt weiche und bißfeste Speisen. Der aufzuwendende Kaudruck schwankt daher innerhalb weiter Grenzen und mit ihm auch Menge und Qualität des Mundspeichels. Gegenüber allen allein aus dem Mehlkörper hergestellten Speisen haben Vollkornspeisen ein größeres Quellvermögen, was von Einfluß für die Auflockerung der Nährstoffdichte und die Verweilzeit im Munde zur genügenden Durchfeuchtung ist (siehe Kap. 7.6).

Für eine gesteigerte Speichellockung werden neben der Härte der Nahrung auch die Ballaststoffe sowie geschmackliche Reize verantwortlich gemacht. Sie können die Speicheldrüsen zu vermehrter Sekretion anregen. Dabei kann die Konzentration der Alphaamylase erhöht werden.

Magen

Im Magen findet die Mundverdauung eine Fortsetzung, und zwar solange, bis die Salzsäure des Magens den angehäuften Speisebrei durchdrungen hat. Erhöhte Speichelmengen mildern die Risiken überschüssiger Magensäure (172). Röntgenologisch erscheint der Mageninhalt bei Mk-Brot homogen, bei Vk-Brot inhomogen (43); die Magensaftsekretion wird bei Vk-Brot erhöht (176). Als mittlere Verweildauer im Magen wurden für Krume 3 bis 5 Stunden, für Kruste 7 Stunden gemessen.

Die Länge der Verweilzeit im Magen wird u. a. von der Anwesenheit von Fett und Ballaststoffen sowie vom osmotischen Druck bestimmt. Vollkorn ist durch seinen hohen Mineral-, Ballaststoff- und Eiweißgehalt in der Lage, durch Pufferung und Adsorption mehr Magensäure zu neutralisieren als der Mehlkörper. Die Verweildauer im Magen wurde im Vergleich zu Nicht-Vollkornbroten nach Weizenvollkornbroten verkürzt (176), nach Roggen-Vk-Brot dagegen trotz intensiver Peristaltik verzögert (43). Dieser Unterschied zwischen Vollkornbrot aus Weizen und Roggen kann so zu erklären sein, daß Roggenvollkornbrot gesäuert ist, eine dichtere Krume und dickere Kruste hat. Von Kruste ist schon lange bekannt, daß sie die Verweildauer verlängert (127). Kruste, altbackenes und zu kurz gebackenes Brot erfordern mehr Zeit für den Aufschluß durch proteolytische und amylolytische Enzyme (132; 12; 43).

Im Magen verhindern Ballaststoffe durch ihr Quellvermögen eine zu dichte Schichtung verdaulicher Nährstoffe und verzögern das Eindringen des Magensaftes. Unterschiede beim Verlassen des Magens zwischen Vk- und Mk-Brot beziehen sich nach Untersuchungen mit moderner Isotopentechnik auf die flüssige, nicht auf die feste Phase der Ingesta. Die löslichen, von fester Substanz nicht abgepufferten Teile von Mk-Brot verlassen den Magen schneller als von Vk-Brot, was für die Entstehung von Duodenalulcus Bedeutung haben kann (91). Die Verweilzeit im Magen wird wesentlich von der Begleitkost beeinflußt.

Neben Mineralstoffen haben auch Eiweiß und Ballaststoffe die Fähigkeit, Säuren zu neutralisieren und überschüssige Magensäure abzupuffern (51). Der Zellulose wird ein geringeres, dem Lignin und auch Maillard-Produkten ein größeres Pufferungsvermögen auf Grund ihrer spezifischen Matrix (= Grundsubstanz) zugeordnet (173). Vollkorn-Speisen dürften daher zum Begegnen von Reizungen und Entzündungen der Schleimhäute als Folge von Salzsäure-Überproduktion besser geeignet sein als Mk-Speisen. Die beim zivilisierten Menschen häufig ausgelöste Überproduktion von Magensäure kann neben psychischen Einflüssen in vielen Fällen ihre Ursache in Fehlern der Kostzusammenstellung haben, z.B. durch Coffein, Alkohol und raffinierte Kohlenhydrate bei Mangel an Eiweiß und Ballaststoffen!

Die früher verbreitete Vermutung, daß Schleimhautentzündungen im Magen und Zwölffingerdarm durch grobe, d.h. kleiereiche, Kost gereizt und verschlimmert werden, beruhte auf der irrtümlichen Auffassung, die Partikel der Randschichten, insbesondere Ballaststoffe, seien rauhfaserig und spitz. Das trifft aber für die Randschichten des Brotgetreides ebensowenig zu wie für Speisekleie, denn das hohe Quellvermögen der in ihnen vorhandenen Hemizellulose gibt die Gewähr weicher, geschmeidiger Beschaffenheit.

Darm

Der größere Wasserreichtum aus Quellstoffen und Körpersekreten nach Vk-Verzehr bedingt auch im weiteren Verlauf der Verdauung eine prallere Darmfüllung, die von vermehrten Reflexbewegungen der Darmwand beantwortet wird. Bewegung der Darmmuskulatur bedeutet nicht nur zügige Vorwärtsbewegung des Speisebreies, sondern sorgt auch für bessere Durchblutung und kräftigere Ausbildung dieser Organe.

Kleiezulagen zum Nicht-Vollkornbrot hatten bei Verfütterung im Tierversuch eine verstärkte Pankreassekretion von Amylase, Trypsin, Lipase, Hormonen und Schleimausscheidungen zur Folge; die Darmzotten waren mit mehr Becherzellen besetzt, Gewicht und Proteingehalt der Intestinalgewebe waren erhöht (254). Weizenkleie und andere geeignete Ballaststoffträger vermögen demnach einen regulierenden Einfluß auf das Zellwachstum der Darmschleimhaut auszuüben, was zur Widerstandsfähigkeit dieser Organe beiträgt.

Tierversuchen ist zu entnehmen, daß Ballaststoffzulagen zum ballaststoffarmen Futter meßbare Veränderungen in der Gestaltung und Funktion der Verdauungsorgane auslösen:

Dünndarm: länger, mit mehr Zotten und Becherzellen und verstärkter Enzymaktivität,

Blinddarm: erheblich größer, mit erhöhtem Blutdurchlauf und Fettsäureanreicherung,

Dickdarm: kräftiger, mit dickerer Schleimhaut und tieferen Einbuchtungen, mit größerer und qualitativ veränderter Darmflora (3; 262; 122; 254; 205; 261).

Allein 20% Weizenkleie im Rattenfutter bringen eine Erhöhung des Mucosagewichtes im distalen Colon. Histologische Messungen in der Mucosaschleimhaut ergaben tiefere Krypten, eine Zunahme der Muskeldicke um 30%, was durch Zunahme von Protein, DNS und RNS besonders im Distalbereich unterstrichen wurde (122). Ballaststoffarmes Futter führte zu hauchdünnen, „seidenweichen" Darmwandungen. Die Versuche zeigen, daß Ballaststoffe des Getreides die Entwicklung kräftiger Gewebe von Verdauungsorganen und ihre Strapazierfähigkeit unterstützen.

Darmflora

Ballaststoffhaltiger Speisebrei von Vk-Speisen bietet im Dickdarm der Bakterienflora ein Nährbodensubstrat an, das sich von dem der üblichen zivilisierten Kost wesentlich unterscheidet, denn es enthält

mehr Wasser,
mehr unverdaute Nahrungsrückstände (Ballaststoffe),
mehr Verdauungssekrete einschließlich unverdaulicher Schleime und
mehr abgeschilferte Epithelgewebe.

Ein solcher Nährboden fördert Wachstum und Entwicklung von Darmbakterien weniger auf Grund von unverdaulichen Teilen der Nahrung als von Darmsekreten und abgestorbenen Zellen der Schleimhaut (65). Ansätze für eine qualitative Umstimmung der Bakterienflora konnten nur nach relativ langer Gewöhnung beobachtet werden (117), so daß kurzfristigen Versuchen (20) richtungsweisende Aussagen kaum entnommen werden können.

Die Darmflora ist in der Lage, Komponenten der Ballaststoffe, insbesondere Hemizellulose und Pektine, in schwächerem Umfang auch Zellulose, nicht aber Lignin, unter Bildung von niederen Fettsäuren, wie Essig-, Butter-, Ameisen- und Milchsäure u. a. sowie Gärgasen abzubauen. Dabei kommt es auch zur Synthese von Vitaminen, die zwar teilweise von den nachfolgenden Bakterien verbraucht, teilweise mit den Fäces ausgeschieden werden (95).

Sicher ist, daß bei diesen ineinandergreifenden Vorgängen aus dem Bakterienstoffwechsel freigesetzte Energien teilweise vom Wirtskörper resorbiert werden können. Inwieweit der Wirtskörper aber von den Vitaminsynthesen profitieren kann, wird unterschiedlich beurteilt. Dem Einwand, in den unteren Darmabschnitten würde eine Resorption nicht mehr stattfinden, kann entgegengehalten werden, daß bei Versuchspersonen nach Verabfolgung einer Vitamin B_1-freien, aber ballaststoffhaltigen Kost in den Fäces dennoch Vitamin B_1 ausgeschieden wurde (59; 150). Bifiduskeime wurden dafür verantwortlich gemacht und die Vermutung nahegelegt, daß diese Beobachtung auf weitere Vitamine der B-Gruppe ausgedehnt werden kann. Bekannt ist, daß die Darmflora zur Versorgung mit einigen B-Vitaminen wie Biotin, Folsäure und Pantothensäure beitragen kann.

Kenntnisse über die Abhängigkeit der Darmflora von der Zusammensetzung der Kost sind infolge der vielen individuellen Einflußfaktoren noch unsicher und erschweren daher allgemeingültige Schlußfolgerungen. Allgemein wird die Darmflora des zivilisierten Menschen von den Bakteriologen als nicht normal, sondern degenerativ gestört bzw. „dysbiotisch" angesehen (95). Die Hauptursache wurde darin gesehen, daß die zivilisierte Kost zu eiweiß- und fettreich ist und daß auf dieser Basis Enterokokken und anaerobe Lactobazillen reduziert und Bakteroide stimuliert werden. Letztere können aus Gallensäuren im Dickdarm der Bildung von Karzinogenen Vorschub leisten (296; 114; 95). In ähnliche Richtung weist die Entwicklung bestimmter Bakterien durch erhöhten Weißzuckerverzehr (299).

Kohlenhydrate in Form von Stärke verhalten sich umgekehrt: Sie lassen eine Tendenz zur Förderung anaerober Lactobazillen und zur Unterdrückung von Bakteroiden, pathogenen Hefen, Staphylokokken und Clostridien u. a. erkennen.

Allein die starke quantitative Vermehrung, wie sie durch ballaststoffhaltige Getreidespeisen ausgelöst wird, gibt Veranlassung zu verstärkten stofflichen Umsetzungen, bei denen nicht nur mit vermehrter Bildung von B-Vitaminen und Aminosäuren, sondern auch von Schutz- und Abwehrstoffen gegen

Fäulnisbakterien gerechnet werden kann. Abbauprodukte aus dem Lignin- und Hemizellulosekomplex stimulieren das Wachstum von Ratten, was durch eine erhöhte mikrobielle Proteinsynthese erklärt wird (179; 75).

Keimfrei aufgezogene Tiere lassen trotz ballaststoffhaltigen Futters keine beschleunigte Beförderung des Darminhaltes erkennen. Daraus wird geschlossen, daß die Anregung der Peristaltik des Dickdarmes in erster Linie auf Ausscheidungen aus dem Bakterienstoffwechsel zurückzuführen ist. Niedere Fettsäuren, die beim Abbau von Hemizellulose und Pentosanen entstehen, schaffen ein saures Milieu im Darm, und die Vorstellung liegt nahe, daß durch erhöhten osmotischen Druck die Sekretion von Dickdarmschleim gefördert wird. Ob das aber die Hauptursache der motorischen Vorwärtsbewegung im Dickdarm ist, bedarf wissenschaftlicher Bestätigung. Einer stärker entwickelten Darmflora werden erhöhte Schutzfunktionen gegen spezifische Infektionen zugeschrieben.

Colibakterien sind im Ileum (= unterer Dünndarm) durch Abzweigen von Seitenketten von Tryptophan und Tyrosin zur Bildung übelriechender aromatischer Derivate wie Indol, Skatol und Phenol in der Lage. Milchsäurebakterien, deren Entwicklung durch Vk-Ballaststoffe gefördert wird, können dem begegnen helfen. Ballaststoffe adsorbieren Gallensalze und schränken dadurch deren antimikrobielle Wirkung ein.

Dauer der Darmpassage (Transitzeit)

Die Geschwindigkeit der Passage des Speisebreies durch den Darm, die sogenannte Darmpassage, wird von verschiedenen Faktoren beeinflußt, neben unwillkürlichen Reflexreaktionen besonders auch von Menge und Qualität der Ballaststoffe. Ballaststoffhaltige Vollkorn-Speisen regen beim reflexgehemmten Menschen die Sekretion und Darmmotilität stärker an als ballaststoffarme Mehlkörper-Produkte (176; 87; 31). Das erstreckt sich auch auf den Gallenfluß. Ob mechanische oder chemische Reize überwiegen, kann mit Sicherheit nicht gesagt werden.

Als Ursachen einer Beschleunigung durch Ballaststoffe werden angesehen:
— größeres Darmfüllungsvolumen als Folge von Quellung und vermehrter bakterieller Gärgase,
— vermehrte Schleimabsonderung als Antwort auf vermehrte Bildung niederer Fettsäuren aus dem bakteriellen Abbau von Ballaststoffen im Dickdarm.

Eine stärkere Darmfüllung übt vermehrt Reize auf die Darmwandungen aus, was durch stärkere Aktivierung ihrer motorischen Leistungen beantwortet wird. Die Sekretion wird gesteigert, die Aktivität der Verdauungsenzyme wird durch schnellere Beseitigung der abgebauten Stoffe gesteigert, und die

Organe selbst werden stärker durchblutet und besser mit Nähr- und Schutz-stoffen versorgt.

Man kann daher sagen: Je höher der Ballaststoffgehalt, um so schneller die Passage durch den Magen-Darm-Kanal. Die Erfahrung lehrt, daß Vk-Brot eine kürzere Transitzeit hat als Mk-Brot und Mk-Speisen. Bei 50%igem Brotanteil in einer ausgewogenen Mischkost wurden bei sechs Versuchsper-sonen nach Mk-Brot eine Passagezeit von 50 Stunden und nach Vk-Brot von 30 Stunden festgestellt (Tab. 21).

Tab. 21: **Darmpassagezeit in Stunden als Mittelwert von 6 Personen:** (266)

	Getreide- bzw. Brot-anteil in der Kost	Zeit
bei gewohnter Mischkost	20%	79 h
bei Weizenweißbrot	50%	50 h
bei Weizenvollkornbrot	50%	30 h
bei Verzehr roher Weizenflocken	50%	25 h

Ähnliche Ergebnisse finden sich vielfach in der Literatur (118; 176; 39; 79). In anderen Humanversuchen mit täglich 30 g Ballaststoffzulage wurde eine signifikante Verkürzung der Transitzeit von 4 auf 2,5 Tage erreicht. Da auch umgekehrt Personen, die unter zu kurzer Transitzeit leiden, durch Ballast-stoffzugabe eine Verlängerung von ca. 1 auf 2 Tage erfuhren, darf gefolgert werden, daß Ballaststoffe den Speisetransport durch den Körper sowohl be-schleunigen als auch verzögern können, so daß darin ein normalisierender Effekt der Ballaststoffe zum Ausdruck kommt (100; 217; 209).

Fehlen also Ballaststoffe, wie das bei Nicht-Vollkornspeisen der Fall ist, er-folgt der Transport träger. Das kann dann den Boden einerseits für bakteriel-le Fäulnisvorgänge als Folge von verbreiteter Eiweißüberernährung, ande-rerseits durch verlängerten Wasserentzug für eine Verhärtung der Faeces den Boden ebnen helfen.

Abbildung 3 zeigt den Einfluß von Weizenbrot und Weizenflocken aus dem gleichen Rohstoff auf die Wasserbilanz des Menschen. Bei abnehmender Menge des Harnwassers steigt das Stuhlwasser ausgehend von Weißbrot über Weißbrot plus 5% Kleie und Vollkornbrot zu Weizenflocken deutlich an.

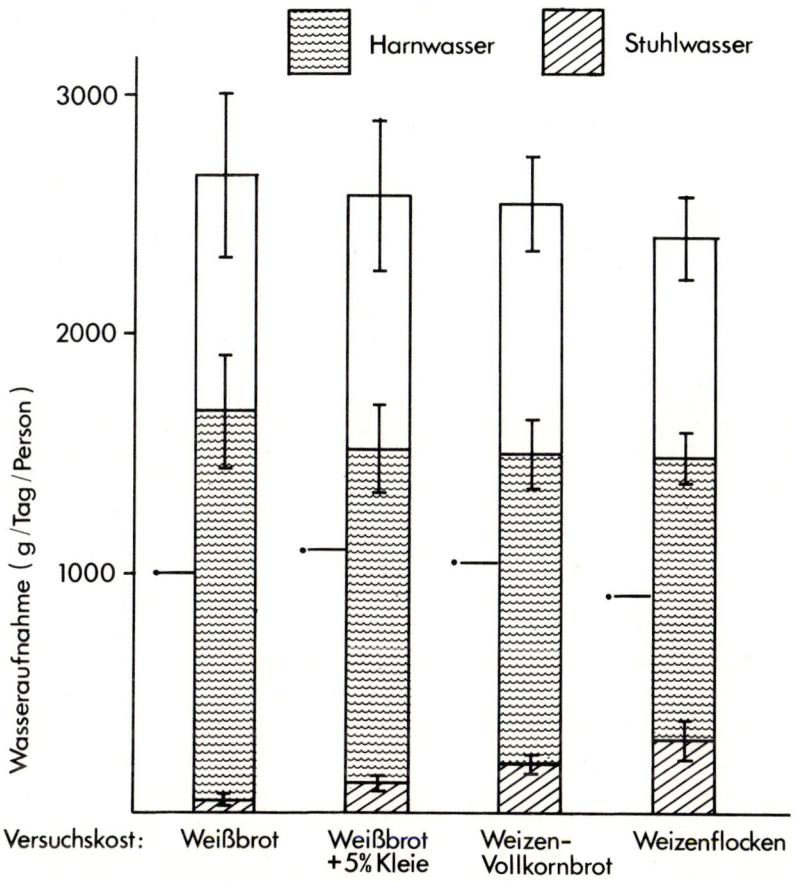

Abb. 3: **Ballaststoffe und Wasserbilanz bei Menschen**
(6 Probanden, während 72 Stunden) (69)

Daraus, daß rohe Weizenflocken diese Wirkung besonders steigern, kann geschlossen werden, daß die verdauungsfördernde Wirkung der Ballaststoffe durch Koch- oder Backhitze eingeschränkt wird.

Stuhlbeschaffenheit

Das Gewicht des Stuhls nimmt nach Vk- gegenüber Mk-Speisen um ein Mehrfaches zu, im Einzelfall bei alleinigem Verzehr ohne Begleitkost z. B. von ca. 100 auf 500 bis 800 g (111). Geht man bei zivilisierter Kost von einem täglichen Stuhlgewicht von 120—150 g aus, konnte allein durch 20 g zusätzliche Kleieaufnahme eine Erhöhung von 120 auf 180 g, d. h. um 50%, erzielt werden.

In einer Kost, bei der der Brot- bzw. Flockenanteil 50% betrug, nahm das Stuhlgewicht von 80 g nach Mk-Brot auf 250 g nach Vk-Brot und auf 380 g nach rohen Flocken zu (266). Die Trockenmasse des Stuhls erhöhte sich dabei von 27 auf 60 bzw.81 g (265) (siehe Abb. 4).

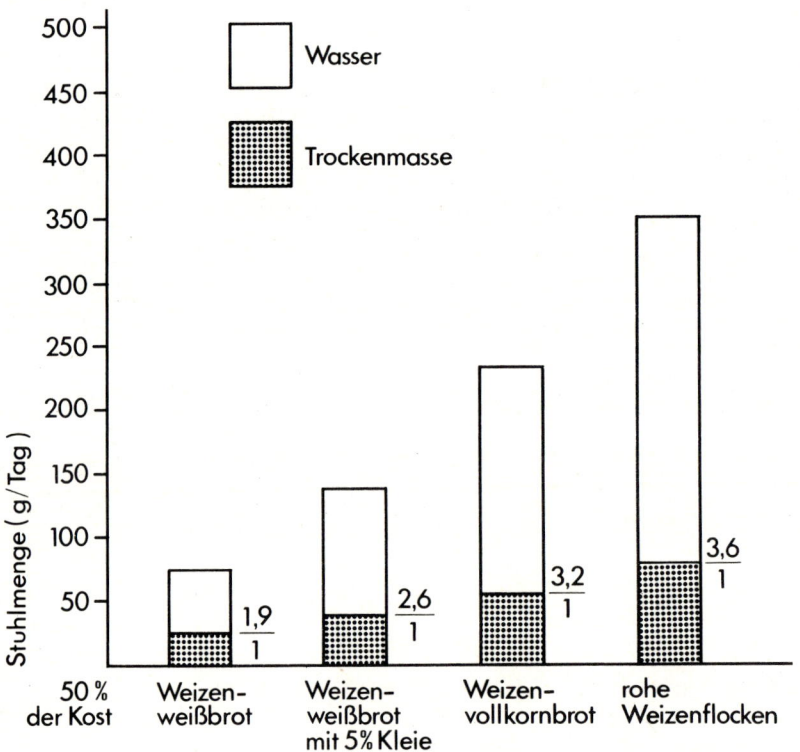

Abb. 4: **Stuhlbeschaffenheit in Abhängigkeit von der Zubereitung** (Humanversuch)

Das größere Trockengewicht erklärt sich nicht nur aus unverdauten Rückständen, sondern aus vermehrten Sekreten, abgeschilferten Hautepithelgeweben und Bakterien.

Tab. 22: **Ausmahlungsgrad und Faeces (Stuhl)** (266)
50% Mischkost und 50% Weizenkost aus dem gleichen Rohstoff

Weizenkost	Faeces Gewicht in g	Beschaffenheit
Weißbrot	80	fest
Weißbrot mit 5% Kleiezusatz	140	fest
Vollkornbrot	250	weich, geschmeidig
rohe Vollkornflocken	383	weich, voluminös

Der Mehlkörper ist zwar nicht vollkommen frei von Ballaststoffen, aber ihre spezifische Wirkung ist schwächer als in den Randschichten. Die Ballaststoffe des Mehlkörpers stammen aus relativ zarten und dünnen Zellwänden und lassen schon rein optisch unter dem Mikroskop große Unterschiede gegenüber den Zellgeweben der äußeren Randschichten und insbesondere den sehr dicken Zellwänden der Aleuronschicht erkennen. Der chemische Aufbau bestätigt das: Bei den Ballaststoffen des Mehlkörpers überwiegen wasserlösliche Pentosane, bei denen der Randschichten wasserunlösliche Glukane. Hinzu kommt, daß beim Vermahlen der Mehlkörper mehlfein, die Randschichten aber schrotfein, d. h. zu größeren Partikeln zerkleinert werden. Dieser Unterschied im Feinheitsgrad wirkt sich dahingehend aus, daß feine Partikel die Verdauungsfunktionen weniger stimulieren als grobe (136).
Und nicht ohne Bedeutung mag der Hinweis sein, daß im Modellversuch aus Weizenkleber auf chromatographischem und elektrophoretischem Wege eine adenosinreiche Substanz isoliert wurde, welche die peristaltischen Reflexe im Rattendünndarm hemmt (siehe Kap. 2.4).
Ob mit diesen wenigen Hinweisen alle Ursachen für die träge Passage des Speisebreies nach Nicht-Vollkornnahrungsmitteln gekennzeichnet sind, ist nicht gewiß. So wurde gelegentlich der Verdacht geäußert, daß sich in den Randschichten und im Keimling in ihrer Wirkung noch nicht genügend erkannte Substanzen zur Beeinflussung des Verdauungsgeschehens befinden können und daß sogar von den auf der Außenschale angewachsenen Mikroorganismen Einflußmöglichkeiten ausgehen könnten.

Zu möglichen negativen Folgen von Darmträgheit gehören verlängerte Kontakte der Darmschleimhaut mit Schadstoffen, die möglicherweise mit der Nahrung aufgenommen oder aus bakteriellen Eiweißzersetzungsprozessen stammen. Das Weitertransportieren stark entwässerter, verhärteter Stuhlmassen erfordert erhöhten Preßdruck, was nicht immer ohne nachteiligen Einfluß auf die Entstehung von Divertikeln, Hämorrhoiden und Leistenbruch bleibt.

Gallensalzen wird eine antimikrobielle Wirkung zugeschrieben, indem sie das Wachstum vieler Gram-positiver Bakterien im Dünndarm unterdrücken. Hierin wird ein wichtiges Erfordernis für die Sterilhaltung des Dünndarms gesehen. Bei Verstopfung wurde u. a. auch das Heraufwachsen fäkaler Darmflora in die unteren Abschnitte des Dünndarms beobachtet.

Im Dickdarm wird unter den Gegebenheiten von Darmträgheit das osmotisch gebundene Wasser zusammen mit Elektrolyten und sauren Stoffwechselprodukten entzogen. Bei langsamem Durchgang wird allmählich auch das lose gebundene Quellwasser nicht fermentierter Anteile der Ballaststoffe entzogen, so daß im stark eingedickten Stuhl nur fest gebundenes Wasser übrigbleibt bei fast neutralem pH. Im Gegensatz dazu ist der voluminöse Stuhl primitiver Völker sauer und enthält noch osmotisch gebundenes Wasser.

Blähungen

Gemessen an ihrer Bedeutung als einer der häufigsten Ursachen körperlichen Mißbehagens sind die Gase des Magen-Darm-Traktes beim Menschen nur sehr begrenzt und am Rande erforscht worden. Dabei bereiten Blähungen nicht nur allgemeines Unwohlsein; bisweilen rufen sie sogar kolikähnliche Schmerzen hervor, pressen die Lungen zusammen und üben einen lebensbedrohenden Druck auf das Herz aus. Die sprichwörtlich gute Bekömmlichkeit von Brot kann unter bestimmten Umständen Einschränkungen erfahren, die sich vor allem durch Blähungen unangenehm bemerkbar machen. Wenn man solchen Beschwerden nachgeht, läßt sich feststellen, daß häufiger Roggenbrote, an ihrer Spitze Roggenschrot- und feuchte Roggenvollkornbrote, seltener Weizenvollkorn- und Mischbrote und noch seltener Weizenweißbrote Anlaß geben. Praktisch frei von solchen Beschwerden sind Knäckebrote, insbesondere die Delikateßknäckebrotsorten, die ohne Hefe oder Sauerteig gelockert werden.

Blähungen sind die Folge überhöhter Bildung von Gärgasen, insbesondere von Wasserstoff, die durch bakterielle Umsetzungen im Dickdarm entstehen. Gärgase in geringem, nicht störendem Umfang sind Teil des normalen Bakterienstoffwechsels und tragen zur Lockerung und Volumenausdehnung des Speisebreies bei, was für peristaltische Impulse von großer Bedeutung ist. Sie sind bei fleischarmer Kost im allgemeinen frei von üblen Gerüchen.

Blähungen nach Brotverzehr können im Dickdarm durch bakteriellen Abbau von Kohlenhydraten entstehen, die im Dünndarm nicht resorbiert wurden. Dabei kann es sich um Stärke handeln, die erst nach Abbau von Zellwänden durch Enzyme der Darmbakterien freigelegt wird, oder um vergärbare Zukker, die durch Adsorption oder Einschluß in Zellulosespiralen der Ballaststoffe der Resorption im Dünndarm entzogen wurden. Eine objektive Ursache für „subjektive" Blähungen herauszufinden ist nicht einfach, da je nach Einzelfall sehr verschiedene Ursachen in Frage kommen:

1) unverdauliche Zucker der Randschichten des Getreides (Raffinose, Stachyose),
2) das Zusammenballen der Krume von frischem Brot,
3) zu dichte oder klebende Krume von fehlerhaftem Roggenbrot,
4) Folgen einer Kostumstellung: ballaststoffarm in ballaststoffreich,
5) leichtverdauliche Zucker in der Beikost,
6) individuelle Konstitution der Verdauungsorgane,
7) Nahrungsmittel aus stickstoffüberdüngtem Anbau.

Blähungen werden hauptsächlich auf bakterielle Gärprozesse im Dickdarm zurückgeführt. Sie wurden bisher genauer bei Bohnen wissenschaftlich verfolgt (105).

Zu 1): In den Randgeweben des Weizenkornes wurden geringe Mengen von Stachyose und Raffinose, zwei Zuckern, die zu den galaktosidischen Oligosacchariden gehören, gefunden (112). Sie sind wasserlöslich, aber unverdaulich. Daher gelangen sie bei der Verdauung in die Bereiche des Dickdarmes, wo sie von Bakterien unter Gasbildung vergoren werden. Bei den Gasen handelt es sich vorwiegend um Wasserstoff, ferner um Kohlendioxid und Methan, die zum Teil über die Atemwege den Körper verlassen. Der Weizenkeimling enthält 30% Zucker, davon sind 40% Raffinose; die Randschichten (Aleuronschicht) enthalten 6% Zucker, davon sind 20% Raffinose und 3% Stachyose. Da der Keimling mengenmäßig aber nicht ins Gewicht fällt, geht der Haupteinfluß von der Aleuronschicht aus. Im Roggen soll der Gehalt an diesen Zuckern größer sein. In ähnlichem Sinne wie Stachyose und Raffinose werden auch andere wasserlösliche, aber unverdauliche Pentosane und Pektine der Randschichten als Ursachenfaktoren für Blähungen in Betracht gezogen (106). Da Roggen an diesen wasserlöslichen, aber unverdaulichen Ballaststoffen reicher ist, kann darin eine Erklärung für das häufigere Auftreten nach Roggenbrot gesehen werden.

Zu 2): Altbackenes Brot gibt seltener Anlaß zu Klagen. Das ist so zu erklären: Im frischen Brot ist die Oberfläche der Krumenporen infolge des Niederschlages von Wasserdampf beim Abkühlen nach dem Backen etwas feucht und neigt beim Zusammendrücken zum leichten Zusammenkleben. Die Krume wird dann während des Kauens nicht zu einem homogenen, schluckreifen Brei aufgelöst, sondern bleibt teilweise in einzelnen kleinen Klumpen, die den Verdauungssekreten den Zugang erschweren. Passieren einige solcher Klumpen die weiteren Darmabschnitte und gelangen in den Dickdarm, werden ihre verdaulichen Nährstoffe dort durch die Bakterien unter Gasbildung verstoffwechselt.

Während der Brotlagerung trocknet die feuchte Oberfläche der Krumenporen ein, so daß im abgelagerten Brot und in Knäckebrot diese Voraussetzungen entfallen.

Zu 3): Die eben genannten Eigenschaften von frischem Brot können bei fehlerhaftem Roggenbrot auftreten, wenn infolge zu dichter Krume oder zu schwacher Säuerung oder anderer backtechnischer Mängel die Krume infolge ihres wesentlich größeren Gehaltes an löslichen Nährstoffen dauernd klebrig oder nicht genügend elastisch bleibt, so daß sie beim Kauen ballt bzw. zusammenklebt.

Zu 4): Der Übergang von einer jahrelang gewohnten ballaststoffarmen auf eine ballaststoffhaltige Kost oder auch nur auf die Aufnahme einzelner ballaststoffhaltiger Lebensmittel bedeutet eine große Umstellung für die ganze Verdauungsarbeit einschließlich ihrer Helfer, der Darmbakterien. Denn der ganze Verdauungsapparat hat sich an die ihm jeweils gebotene ballaststoffarme Kost über lange Zeiträume gewöhnt, die ihm weniger Arbeit abverlangte, und auf diese Tätigkeit ist er eingestellt. Demgegenüber erfordert eine ballaststoffreiche Kost mehr Mitarbeit beim Kauen, bei der Sekretion von Verdauungssäften, beim Transport des Speisebreies durch Darmbewegungen, bei Reaktionen infolge des Anwachsens, Ausdehnens und Umgruppierens der Darmbakterien. Das führt zu einer Störung des eingefahrenen Verdauungsablaufes einschließlich der bakteriellen Besiedlung, bei dem sich Gasbildung im Anfang nicht vermeiden läßt (siehe Abb. 5).

Durch Ballaststoffe verändertes Nährbodensubstrat im Dickdarm

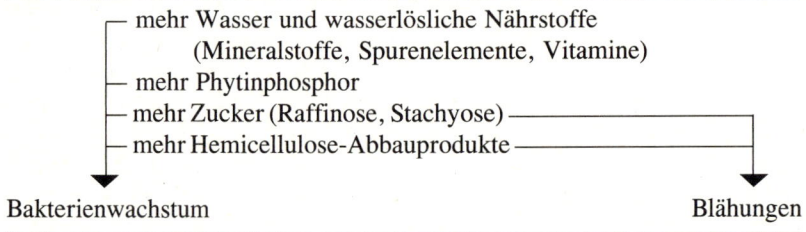

Abb. 5: **Einfluß von Ballaststoffen auf das Bakterienwachstum**

72

Wird dieses Wechselspiel längere Zeit fortgesetzt, d. h., wird eine ballaststoffarme Kost beibehalten und nur gelegentlich durch Vk-Nahrung unterbrochen, dann dauert es länger, bis sich der Körper an die neue Ordnung seines Verdauungsablaufes gewöhnt. Ernährungsumstellungen brauchen Zeit. Hat sich der Körper an eine ballaststoffhaltige Kost gewöhnt, verlieren sich die Beschwerden von selbst, in der Jugend schneller als im Alter (siehe auch Kap. 7.5).

Zu 5): Von Zellulose können Zuckermoleküle adsorbiert bzw. eingeschlossen werden und in den Dickdarm gelangen, um dort von Bakterien unter Gasbildung vergoren zu werden. Da sich die Darmflora nur sehr langsam an das veränderte Nährbodensubstrat einer ballaststoffreichen Kost anpassen kann, sind fürs erste zuckerhaltige Begleitspeisen zu meiden (siehe Kap. 7.5).

Zu 6): Die individuelle Konstitution spielt bei allen Fragen einer störungsfreien Verdauung eine große Rolle. Für Personen mit empfindlichen oder durch Ballaststoffarmut geschwächten Verdauungsorganen gilt nicht der gleiche Maßstab des Normalverbrauchers. Bei geschwächter Sekretion z. B. kann u. U. die Resorption im Dünndarm beeinträchtigt sein, so daß auf diese Weise im Dickdarm oder bereits im unteren Ende des Dünndarms bakterielle Gärprozesse anlaufen. Magen-Darm-Kranke verfügen oft über eine ungenügende Kohlenhydratverdauung, so daß mehr vergärbares Material den Bakterien zugeführt wird.

Das sollte Anlaß sein, die Hauptursache empfindlicher Verdauungsorgane gerade in einer oft zu großen Schonung durch Entwöhnung von ballaststoffhaltiger Kost zu erkennen. Um solche Folgen zu ersparen, empfiehlt es sich, bereits in frühester Jugend die Verdauungsorgane an eine ballaststoffhaltige Kost zu gewöhnen.

Es soll nicht unerwähnt bleiben, daß durch Anwesenheit von Brotgewürzen die Neigung zu Blähungen gemildert werden kann. Dies gilt für Kümmel, Anis, Fenchel u. a.

Interessant ist in diesem Zusammenhang die Beobachtung eines belgischen Brotherstellers. Solange sein Vollkornbrot mit Hefe oder Trockensauer hergestellt wurde, gingen von einzelnen Personen Klagen über Blähungen ein. Erst nach Umstellung auf eine Natursauerführung blieb das aus. Man könnte daraus schließen, daß die üblicherweise aus Melasse gezüchtete Preßhefe weniger bekömmlich ist als die im Natursauer angesiedelten säureunempfindlichen Hefen.

Tab. 23: **Einflußnahme der Ballaststoffe des Getreides auf Verdauungsvorgänge** (265)

Ort	Wirkung der Ballaststoffe	
Mund	Erhöhen	Kauaufwand, Kaudauer, Speichelfluß
Magen	Verlängern	Verweilzeit
	Erhöhen	Pufferkapazität
Duodenum	Verstärken	Sekretion
	Erhöhen	Gallenfluß
Dünndarm	Verstärken	Motilität und Sekretion
	Verzögern	Resorption
Dickdarm	Vergrößern	Darmflora
	Verkürzen	Passagezeit
	Verhindern	Stau und Verhärtung des Stuhles
	Adsorbieren	Stoffwechselprodukte und Gallensäuren
	Vermindern	Schadstoffrisiken
Mastdarm	Vergrößern	Stuhlvolumen
Organe gesamt	Vergrößern	Gewicht und Resistenz

Ausnutzung

Weil Vollkornbrot größere Stuhlmengen erzeugt als Weißbrot, wurde früher daraus eine schlechtere Ausnutzung von Vollkornbrot gefolgert. Voreilige, kurzfristige Untersuchungen unter einseitigen Kostbedingungen schienen das zu bestätigen. Sie bildeten das Rückgrat für die experimentell belegte Aussage, Weißbrot sei dem Vollkornbrot vorzuziehen, weil es vom Menschen besser ausgenutzt werde. Grundlage dieser einfachen Berechnung der Ausnutzung bildete die Differenz zwischen Nahrungsaufnahme und -ausscheidung.

Eine erhöhte Ausscheidung beruht aber nicht auf unverdauten Nährstoffen, sondern auf mehr Schleimen, Sekreten, Bakterien, abgeschilferten Schleimhautfetzen und Wasser, d. h. aus „Arbeitsabfällen" erhöhter Darmtätigkeit. Unter Berücksichtigung dieser Erkenntnis konnten in einer allerdings aufwendigeren Versuchsanstellung nur 0 - 5% höhere Ausnutzungsverluste durch Vollkornbrot gegenüber Weißbrot analytisch nachgewiesen werden. Zur Begründung dieser Auffassung trugen bei:

1. Stärke wurde aus rohem Hafer, Bananen und Erdnüssen allein durch Speichel und Duodenalsaft voll herausgelöst, allerdings langsamer als aus gekochten Vergleichsprodukten (109).
2. Verdauungssäfte lösen ohne mechanische Zerstörung die Inhaltsstoffe aus intakten Aleuronzellen von Weizenkleie, ohne daß der Inhalt der dickwandigen Zellen dem mikroskopischen Auge verändert erschien (29; 120; 287).
3. Ein Vergleich zwischen Weizenkleie unterschiedlichen Feinheitsgrades brachte weder im Tier- (120) noch im Humanversuch (170) Unterschiede in der Ausnutzung.
4. Verzehr von Weizen mit hohem (13,5%) und niedrigem (8,3%) Proteingehalt brachte keine Änderung im Faeces-Stickstoff in Abhängigkeit von der zugeführten Proteinmenge, sondern nur in Abhängigkeit vom Ausmahlungsgrad (147).
5. In elektronenmikroskopischen Untersuchungen vor und nach der Körperpassage wurde eine Abnahme des Durchmessers der Mittellamelle von Zellwänden aus dem Mehlkörper festgestellt und die Schlußfolgerung gezogen, daß der Aufschließung kleiner Pflanzengewebe eine Pektinverdauung vorangehen muß (291).
6. Die Faeces einer zu 90% aus Weizenvollkornbrot bestehenden Versuchskost ergaben bei einer Gesamtverdaulichkeit von 88%, daß Eiweiß vollständig bzw. fast vollständig resorbiert wurde und daß der in den Faeces gefundene Stickstoff vollkommen aus Sekret- und Bakterienstickstoff bestand (175).
7. Eine Zunahme des Stuhlgewichtes verläuft in Abhängigkeit von der Aufnahme unverdaulicher oder schwer verdaulicher Nahrung. Dazu tragen Ballaststoffe des Vollkorns, aber auch die dickere und schwerer verdauliche Rinde von Vollkornbrot bei. Für 20 - 50 g Trockenstuhl sind ungefähr 1 g Darmstickstoff in Abzug zu bringen (110).

Verdauungsverluste haben vielfältige Ursachen, die die quantitative Höhe nach oben wie nach unten vorübergehend verändern können. Alle Inhaltsstoffe einer Nahrung, welche die Aktivität der Verdauungsenzyme fördern oder beeinträchtigen (Inhibitoren), enzymresistenter sind oder die Sekretion oder Motilität schwächen oder anregen, sowie personenindividuelle Konstitution, Gesundheit der Verdauungsorgane und die Trainiertheit bzw. Gewöhnung der Verdauungsorgane spielen eine Rolle dabei. Zusammen hat das für den Vollkornverzehr zur Folge, daß darmeigene Ausscheidungen an Stickstoff zunehmen und in der Bilanz höhere Verluste anzeigen. Daß dabei Stickstoffverluste aus der Nahrung gelegentlich nicht völlig auszuschließen sind, läßt sich allein dadurch erklären, daß einige Komponenten der Ballaststoffe unresorbierbare Glykoproteide enthalten.

Bilanzmäßig gesehen bleibt also bei Vollkornverzehr oder, allgemeiner gesagt, bei ballaststoffreicher Kost eine Einschränkung in der Ausnutzung einiger Inhaltsstoffe unserer Nahrung im Bereich des Möglichen. Aber dieser Verlust ist nur bedingt auf schlechte Ausnutzung, sondern hauptsächlich auf stärkere Beanspruchung der Verdauungsorgane zu verbuchen. Ihre vermehrte Tätigkeit einschließlich des Anwachsens der Darmbakterien sind die Hauptverursacher erhöhter Verluste.

Hier spitzt sich das Problem auf die Frage zu: Entweder Weißbrot mit etwas besserer Ausnutzung von Eiweiß — an dem in der zivilisierten Ernährung allerdings weder Mangel noch Interesse besteht — oder Vollkorn mit stärkerer Beschäftigung der Verdauungsorgane, was ihrer gesundheitlichen Entwicklung nur förderlich sein kann. Denn viele Stoffwechselkrankheiten des zivilisierten Menschen nehmen ihren Ausgang an geschwächten bzw. zu sehr geschonten Organen im Verdauungsbereich.

Zu berücksichtigen ist noch, daß — wenn experimentell meßbare Verluste festgestellt wurden — diese Verluste mit zeitlichem Abstand kleiner wurden und zu einer ausgeglichenen Bilanz zurückführten. Das stimmt damit überein, daß in der Ernährungspraxis bei Gewöhnung an ballaststoffreiche Kost keine negativen Bilanzen für Stickstoff und die anderen Hauptnährstoffe festgestellt wurden. Das kann u. a. auf eine erhöhte Verfügbarkeit bakteriell erzeugter Aminosäuren zurückgeführt werden, mit als Folge der enormen Stimulierung der Darmbakterien. Das ganze Verdauungssystem einschließlich Darmflora paßt sich den veränderten Verhältnissen im Darm an, braucht aber dafür eine gewisse Anpassungszeit.

Selbst die früher als Ausnutzungsverluste angegebenen Zahlenwerte erscheinen auf den ersten Blick recht groß, weil sie auf den Gesamteiweißgehalt bezogen sind. Eine fünfprozentige Ausnutzungsminderung bedeutet praktisch, daß statt 10 g Eiweiß nur 9,5 g pro 100 g Vollkorn aufgenommen werden. Diese Wertminderung wird aber, was oft übersehen wird, dadurch aufgewogen, daß der Eiweißgehalt im Korn vom inneren Mehlkörper nach außen zunimmt, so daß er im vollen Korn etwas höher ist als im Mehlkörper, d. h. das ausnutzbare Eiweiß ist als Folge des höheren Eiweißgehaltes des vollen Kornes und des höheren Biologischen Wertes von Keimling und Aleuron größer und hochwertiger als im Mehlkörper. Die höhere Biologische Wertigkeit des Randschichteneiweißes (Keim und Aleuron) besagt, daß von ihm geringere Mengen erforderlich sind, um gleichen Ersatz für Körpereiweiß zu gewährleisten.

Da Versuche über die Ausnutzung der einzelnen Nährstoffe teilweise zu recht widersprüchlichen Ergebnissen geführt haben, soll noch einmal unterstrichen werden, daß der Grad der Ausnutzung multifaktoriell beeinflußt wird. Rohe Stärke wird infolge größerer Enzymresistenz langsamer und durch Anwesenheit von Enzymhemmern etwas (1 bis 3%) geringer ausgenutzt. Eine etwas geringere Ausnutzung ist für die Ernährungssituation des zivilisierten Menschen mit Neigung zu Übergewicht eher als günstig anzusehen.

Erhöhte Fettausscheidungen im Stuhl nach Ballaststoff-Mitverzehr resultieren aus unverdaulichem Wachs und Cutin von pflanzlichen Oberhautgeweben.

Die Verdaulichkeit von Ballaststoffen schwankt in weiten Bereichen in Abhängigkeit von der Pflanzenart, -gewebeteil, -alter, aber auch von der Beikost und der individuellen Gewohnheit. Im übrigen sind bei der Ausnutzung von Ballaststoffen umgekehrte Maßstäbe anzusetzen; denn hoch ausnutzbare Ballaststoffe verlieren an Wirkung zur Aktivierung der Verdauungsorgane. Die wenigen Ballaststoffe von Mk-Brot werden besser ausgenutzt als die vielen von Vk-Brot. Sie sind daher weniger verdauungsstimulierend.

Ausnutzung von Wirk- und Schadstoffen

Der größere Ballaststoffgehalt des Vollkorns führt ein erhöhtes Adsorptions- und Ionenaustauschvermögen herbei. Diese Eigenschaften sind Ursache, daß aus dem Speisebrei wahlweise bestimmte Nahrungsbegleitstoffe gebunden und auf Grund der Unverdaulichkeit der Ballaststoffe aus dem Körper hinausbefördert werden. Das kann Stoffe betreffen, deren sich der Körper vorteilhafterweise entledigen will. Z. B. sollten Gallensäuren vor einer Rückresorption im Dünndarm in das Körperinnere bewahrt werden, um eine zusätzliche Erhöhung des Lebercholesterinspiegels zu verhindern (101). Das kann gelegentlich aber auch Stoffgruppen betreffen, deren Verminderung nicht beabsichtigt ist, wie Vitamine, Mineralstoffe oder Medikamente, doch haben sich bei längerer Beobachtung keine negativen Folgen abgezeichnet.

Überraschend konnte bei der Prüfung der Folgen der Adsorptionseigenschaften der Ballaststoffe festgestellt werden, daß auch die Aufnahme unerwünschter Schadstoffe wie Aflatoxin auf diese Weise vermindert werden kann (81). Im Tierversuch konnte eine tödliche Dosis des hochgiftigen Amaranthes durch Zugabe von 10% Ballaststoffen in das Futter unschädlich gemacht werden (73).

Phytin

In bilanzmäßigen Untersuchungen an Mensch und Tier war schon zu Beginn der wissenschaftlichen Ernährungslehre die Behauptung aufgestellt worden, daß einige Mineralstoffe, insbesondere Kalzium, im Vk-Brot schlechter ausgenutzt würden als im Weißbrot. Das war Anlaß, um kriegsbedingtes Auftreten von Rachitis und Anämie der vorübergehend heraufgesetzten Ausmahlung des Getreides zuzuschreiben.

Da Getreide bzw. Brot selbst relativ wenig Kalzium enthält, wurde der Verdacht laut, daß Kalzium auch aus der Begleitnahrung der Resorption entzogen würde. Der Stoff, der hierfür verantwortlich gemacht wurde, ist Phytinsäure. Außer Phytinsäure haben aber auch, wie später festgestellt wurde, Ballaststoffe und neben ihnen begrenzt sogar auch Stärke und Eiweiß die Eigenschaft, die Ausnutzung von Mineralstoffen bedingt einzuschränken. Es handelt sich also um ein sehr komplexes Geschehen mit vielen sich überschneidenden Einflußfaktoren.

Zur Verzerrung des Bildes von der Ausnutzung trug auch bei, daß das mehrfach höhere Angebot des vollen Kornes an Mineralstoffen oft übersehen wurde, indem nur die unterschiedlichen Verlustzahlen miteinander verglichen wurden. Darin liegt aber gerade ein Hinweis, daß in der Beschränkung auf den weißen Mehlkörper keine Lösung dieses Problems liegen kann. Denn im Mehlkörper ist nur 1/4 bis 1/3 vom Kalzium und anderen Mineralstoffen des ganzen Kornes enthalten. Die Kalziumverluste sind daher durch Abtrennen der Randschichten bei der Herstellung von hellen Mehlen zwangsläufig größer als die Kalziumverluste durch schlechtere Ausnutzung des vollen Kornes!

Was ist Phytinsäure bzw. Phytin?

Phytin ist der in vielen pflanzlichen Samen anzutreffende Phosphorspeicherstoff. Phosphor wird zur Aktivierung vieler Steuerungsvorgänge im Betriebsstoffwechsel von Pflanze, Tier und Mensch benötigt. Der Mensch speichert Phosphor in seinen Hartgeweben, die Pflanze in einem Stoff, der Phytin heißt. Er ist bei Getreide in den Randschichten, d. h. in der Aleuronschicht und im Keimling konzentriert. Kleie ist daher besonders phosphorreich. Im Phytin liegt Phosphor als Phosphorsäure an Inosit gebunden vor und ist in dieser Form inaktiv, neutral.

Chemisch wird unter der Bezeichnung Phytin eine Reihe von Salzen des Hexaphosphorsäureesters des Mesoinosites einschließlich ihrer Abbaustufen verstanden. Inosit stellt eine organische Ringverbindung dar, die im Pflanzen- und Tierreich weit verbreitet ist. Während die freien Phosphorsäureester auf Grund ihrer Fähigkeit, H-Ionen abzuspalten, im allgemeinen als Phytinsäure bezeichnet werden, sind unter „Phytin" die in der Natur vorkommenden K-, Na-, Ca- und Mg-Salze zu verstehen. Mit Kalzium bildet Phytinsäure ein schwer lösliches Kalziumphytat. Etwa 1 g Phytinphosphor kann 1 g Kalzium binden.

In Gegenwart von Phytinsäure können theoretisch also verschiedene Metalle sowohl aus Getreide als auch aus der begleitenden Nahrung gebunden und dadurch der Ausnutzung entzogen werden.

Getreide enthält knapp 1 % Phytinsäure in der Trockensubstanz, d. h. mit 100 g Vollkornbrot dürften 0,5 - 0,6 g Phytin aufgenommen werden. Phytinsäure liegt hauptsächlich als K- und Mg-Salz vor. Ihr anionischer Charakter, ihre Affinität zu mehrwertigen Kationen und die geringe Löslichkeit des gemischten Phytinsäure-Mineral-Komplexes kennzeichnen sie als einen potentiellen Hemmer der Mineralresorption.

Über das praktische Ausmaß sich daraus ergebender Resorptionseinbußen lassen sich aber keine allgemeingültigen Aussagen machen, weil verschiedene Möglichkeiten einer hydrolytischen Spaltung während der Zubereitung und im Verdauungskanal bestehen, und zwar durch:

— eine variable Substratlöslichkeit, abhängig vom pH, Konzentration der Phytinsäure und Konzentration mehrwertiger Kationen, der Pufferkapazität der Begleitkost und der Anwesenheit von Gallensäuren,
— korneigene Phytaseaktivität, abhängig von pH, Temperatur, Zeit und Ausmahlungsgrad,
— Intestinalphytase in Form von Isoenzymen alkalischer Phosphatasen im Dünndarm, abhängig von der Nahrungsgewöhnung und vom subjektiven Alter,
— mikrobielle Phytase, abhängig von der Zusammensetzung und dem Umfang der Darmflora.

Vergleichenden Tier- und Humanversuchen kann entnommen werden, daß die täglich aufgenommene Menge Phytinsäure anscheinend ohne Einfluß auf die Hydrolyserate im praktischen Ernährungsgeschehen bleibt (196; 232; 71).

Speziell die Verfügbarkeit von Eisen und Zink wird nicht nur von der Hydrolyse der Phytinsäure des Getreides, sondern wesentlich auch von der Zusammensetzung der Begleitkost, ihren fördernden und hemmenden Faktoren beeinflußt.

Phytinsäure kann einerseits Nahrungszink gebunden halten und dadurch der Resorption entziehen, andererseits aber auch die Rückresorption von sezerniertem Zink behindern. Vom Gleichgewicht im Zinkhaushalt ist bekannt, daß er nicht nur durch Phytinsäure, sondern auch durch Ballaststoffe, Metalle wie Kupfer und Selen und toxische Metalle wie Cadmium und Quecksilber beeinflußt wird. Die Verfügbarkeit von Zink kann daher nicht vom Gehalt an Phytinsäure allein abgeleitet werden. Größerer Einfluß ist dem Phytinsäure-Zink-Molarverhältnis, d. h. der Relation zwischen Phytinsäure und Zink in der Nahrung, sowie dem Gehalt an Kalzium und anderen Zinkquellen einzuräumen.

Phytin kann durch starke Hitzebehandlung teilweise zerstört oder durch begleitende Inhaltsstoffe wie Eiweiß, Ballaststoffe, phenolische Substanzen, Saponine, Ascorbinsäure u. a. in seinen Reaktionsmöglichkeiten beeinflußt werden. Diese Stoffe können Phytinsäure eventuell abfangen, aber auch synergistisch wirken.

Die korneigene Phytase, die ebenfalls in den Randschichten konzentriert ist, wird insbesondere im sauren Milieu durch Einweichen, Ankeimen, Hefe oder Sauerteig aktiviert. Darin liegen Hinweise für die praktische Zubereitung von Vollkorn, um Mineralverlusten vorzubeugen. Bei Manitobaweizen wurde ein Phytase-Optimum bei einer Temperatur von 55 Grad und pH = 5,25 ermittelt. Ihre Aktivität wurde durch Milchsäure, weniger durch Essigsäure, unterstützt und durch Fluor, Zink und Magnesiumsulfat gehemmt (210).

Tab. 24: **Verteilung von Phytase im Weizenkorn in %** (210)

Gewebe	Anteile vom ganzen Korn	Prozentuale Verteilung der Phytase
ganzes Korn	100,0	100,0
Mehlkörper	82,5	34,1
Keim	1,0	2,9
Skutellum	1,5	15,3
äußere Schichten	4,5	1,9
Testa und Querzellen	3,5	4,8
Aleuronschicht	7,0	39,5

Durch Temperaturen über 60 Grad, also durch Kochen, wird Phytase inaktiv. Im Weizenteig können bei längerer Führung bis etwa 50% durch Hefe, im Sauerteig über 70% der Phytinsäure aufgespalten werden (154). Das zeigt, daß eine nennenswerte Verschlechterung der Kalziumresorption nach herkömmlicher Teigführung nicht zu befürchten ist. Aber selbst mit Aufnahme größerer Phytinmengen vermag sich der menschliche Organismus ins Gleichgewicht zu setzen, ohne Kalzium- und Eisenverluste zu erleiden (286). Ein verbleibender Rest kann einer partiellen Aufspaltung durch Magensäure und Gallensäuren (146) oder durch Darmbakterien (9) unterliegen. Wenn für diesen Effekt früher unterschiedliche bis widersprüchliche Werte gefunden wurden, ist das darauf zurückzuführen, daß der Gewöhnung nicht Rechnung getragen wurde. Ballaststoffreiche Kost erfordert intensivere Verdauungsleistungen, an die sich die Organe anpassen müssen.

In Weizenkleie sind die wasserlöslichen Ballaststoffe stärker eisenbindend als die unlöslichen (238).

Aus Anlaß der Heraufsetzung des Ausmahlungsgrades in Südafrika während des Krieges wurde festgestellt, daß unmittelbar nach einer Umstellung von Mk- auf Vk-Brot die Kalziumresorption zurückging, daß aber nach einer Zeit der Anpassung die Werte wieder anstiegen und die frühere Höhe erreichten (286; 56).

Für die Zubereitung ergibt sich, daß durch längeres Einweichen von Frischkorn oder Schrot vor dem Verzehr bzw. bei der Brotbereitung durch längere Gärzeit oder saure Teigführung verschiedene Chancen zum Vermeiden von Resorptionsverlusten gegeben sind. Davon wird in der Praxis im allgemeinen Gebrauch gemacht. Vollkornteige werden schon aus geschmacklichen Gründen in längeren Teigführungen zubereitet und erfordern auch längere Backzeiten.

Zieht man noch den mehrfach höheren Gehalt an Mineralstoffen und Phytase im Vollkorn in Betracht, dann sind die Voraussetzungen für eine genügende Versorgung einschließlich Ausnutzung durch das volle Korn besser als durch den weißen Mehlkörper. Anhaltspunkte für den immer wieder geäußerten Verdacht einer stärkeren rachitogenen Wirkung des Phytins durch Vollkorn- als durch Mk-Verzehr konnten daher im Versuch am Menschen und Tieren nicht gefunden werden (63; 146; 224; 7), es sei denn, in der Zubereitung oder Beikost würden Fehler liegen.

Bei der Vielseitigkeit der einflußnehmenden Faktoren darf der mögliche Einfluß der jeweiligen Begleitkost nicht außer acht gelassen werden. Außer Getreide können andere Nahrungs- und Genußmittel durch höhere Konzentration einzelner Inhaltsstoffe wie Phosphor oder Fluor die Verfügbarkeit bestimmter Mineralstoffe beeinträchtigen. Tee z. B. ist in Abhängigkeit von seinen Gerbstoffen in der Lage, Eisen aus der Nahrung zu binden und dem Körper zu entziehen (44). Haben sich gar unglückliche Kostzusammenstellungen oder Fehler in der Zubereitung eingebürgert, wie das Beispiel vom Iran mit Zinkmangel bei hohem Getreideverzehr zeigt, können gesundheitliche Nachteile nicht ausgeschlossen werden. Aber selbst in diesen Fällen liegt die Abhilfe nicht im Verzicht auf die Wirkstoffe des vollen Kornes, sondern in der Änderung von Zubereitung und Begleitkost.

Ähnliches gilt auch für den geringen Anteil von nur 20% Getreide in der Direktversorgung der zivilisierten Menschheit, so daß hier einem negativen Einfluß durch Phytin oder Ballaststoffe als Folge von Vollkornverzehr für die Gesamtbilanz überhaupt keine Bedeutung beigemessen werden kann. Hier dem Nichtvollkorn das Wort zu reden, heißt, das Risiko einer Mangelversorgung mit vielen anderen essentiellen Stoffen zu erhöhen.

Denn der weiße Mehlkörper besitzt nur Bruchteile von Phytin, aber auch nur Bruchteile von Phytase und nur Bruchteile von über 30 essentiellen Stoffen und keine für ein gesundes Funktionieren des Verdauungssystems ausreichende Mobilisierungskapazität durch Ballaststoffe.

Selbst in einer hinreichend gemischten Kost mit einem höheren Getreideanteil kann daher kein Anlaß zu Befürchtungen eingeschränkter Mineralstoffversorgung gesehen werden. Von Menschen früherer Jahrhunderte ist bekannt, daß sie teilweise sogar zu 70 - 80 % von Getreide und Brot gelebt haben. Ihr Getreide wurde infolge primitiverer Vermahlungstechnik schalenreicher und angesichts häufiger Mißernten höher ausgemahlen als heute. Rachitisschäden großen Ausmaßes sind nicht bekannt geworden. Gleiches kann auch auf Grund neuer epidemiologischer Untersuchungen über die Ernährung von Bevölkerungsgruppen gesagt werden, die eine ballaststoffreiche und damit getreidereiche Kost gewöhnt sind (274).

Unter Hinweis auf Personengruppen, die sich l e b e n s l a n g unbeschadet mit hoch ausgemahlenen Getreideprodukten ernähren, besteht daher kein Anlaß, Vollkornnahrungsmittel bei richtiger Zubereitung für Mangelsymptome als Folge eingeschränkter Mineralstoffausnutzung verantwortlich zu machen.

3. Die Vielfalt der Getreidearten

3.1 Getreide als Rohstoff

Unter Getreide werden die reifen, mehr oder weniger trockenen Samenfrüchte bestimmter Gräser verstanden, die mengenmäßig überwiegend Kohlenhydrate in Form von Stärke und Quellstoffen enthalten. Sie unterscheiden sich von ihren in natürlicher Wildbahn wachsenden Artverwandten durch größere Körner.

Zum Getreide zählen die einsamigen Früchte von Weizen, Roggen, Gerste, Hafer, Mais, Reis und Hirse und auf Grund ähnlicher Zusammensetzung, Größe und Struktur gelegentlich auch Buchweizen, der botanisch nicht zu den Gräsern, sondern zur Familie der Knöterichgewächse (Fagopyraceae) gehört.

Getreide paßt sich mit der Vielzahl seiner Gattungen, Arten und Sorten den verschiedensten Klima- und Bodenverhältnissen weitgehend an, so daß es in fast allen Teilen der Erde, die einen landwirtschaftlichen Anbau zulassen, erzeugt wird. 75% der Ackerfläche der Erde und 70% in der Bundesrepublik Deutschland dienen dem Getreideanbau. Getreide bildet damit bis auf wenige Ausnahmen die Grundlage der Ernährung fast aller Menschen und darüber hinaus die Futtergrundlage für die Nutztierhaltung zum Erzeugen von Milch, Eiern und Schlachtfleisch. Lediglich kleine Gruppen von Nomaden oder Urwaldbewohnern sind keine regelmäßigen Korn- und Brotesser.

Die reifen Früchte einiger Getreidearten sind von Spelzen umschlossen (Hafer, Gerste, Hirse, Reis). Sie müssen vor der Verarbeitung zu Nahrungsmitteln von den Spelzen befreit, d. h. geschält werden (Schälgetreide). Nackthafer und Nacktgerste unter der Bezeichnung „Sprießkorn" sind das Ergebnis besonderer Züchtungen, deren Anbau sich auf kleine Areale beschränkt. Die Früchte von Weizen, Roggen und Mais fallen im erntereifen Zustand aus den Spelzen heraus und brauchen nicht entspelzt zu werden (Nacktgetreide).

Spelzen sind der Entstehung nach eingetrocknete Blüten- bzw. Kelchblätter, die zur Zeit der Blüte grün und saftig, jedoch unscheinbar sind. Die Blüte des Getreides ist nicht wie die vieler Pflanzen gefärbt, da beim Getreide wie bei allen Gräsern die Befruchtung durch den Wind erfolgt und ein Anlocken von Insekten durch Farbe nicht erforderlich ist. Das einzelne Getreidekorn selbst ist der nach Windbefruchtung in ca. 40 Tagen ausgewachsene einsamige Fruchtknoten.

Einige Getreide sind Selbstbefruchter. Dazu gehören die bei uns angebauten Sorten des Weizens, der Gerste und des Hafers. Andere sind Fremdbefruchter, zu ihnen gehören Roggen, Mais, Hirse und Reis.

3. 2 Getreide — Basis der Welternährung

Im Getreide sind im Durchschnitt vorhanden: 10—14% Eiweiß, geringe Mengen hochwertigen Öles mit wertvollen Eiweiß-Fett-Verbindungen, fast alle essentiellen Mineralstoffe, Vitamine vorwiegend der B- und E-Gruppe. Leicht verdauliche Kohlenhydrate in Form von Stärke bilden mit über 50% den mengenmäßig überwiegenden Teil, leicht schleimende Ballaststoffe mit aufsaugenden Eigenschaften sind Gewähr für gute Bekömmlichkeit.

Getreide unversehrt und frisch, d. h. ohne Entzug des Keimlings und der Schalen, gehört auf Grund seines Nährstoffreichtums zu den wenigen natürlichen Lebensmitteln, die fast alle zur Erhaltung der Lebensvorgänge wichtigen Nähr- und Wirkstoffe für den Erwachsenen enthalten. Darin kommt zum Ausdruck, daß es möglich ist, mit vollwertigem Getreide als einziger Nahrungsquelle relativ lange zu überleben. Zu den wenigen essentiellen Stoffen, die Getreide selbst nicht oder nicht ausreichend enthält, gehören die Vitamine C und A sowie Kalzium.

Unter den Wirkstoffen des Getreides befindet sich eine große Anzahl solcher, die laut Ernährungsbericht 1984 der Bundesregierung mit der Kost des zivilisierten Menschen zu wenig aufgenommen werden. Vollkorngetreide bietet daher eine billige Chance, sich den Risiken einer Mangelversorgung zu entziehen.

Für die Beurteilung des Wertes eines Nahrungsmittels ist aber nicht nur der Nährstoffgehalt ausschlaggebend, sondern in mindestens ebenso großem, wenn nicht größerem Umfang auch die Nährstoffwirkung, d. h. der Nähreffekt. Getreide bietet hierfür besonders gute Voraussetzungen. Es schließt die Inanspruchnahme aller wichtigen Verdauungsorgane ein. Ihre volle Einschaltung und Mitarbeit — und nicht ihre Schonung — sind eine bessere Gewähr für ihre gesunde Entwicklung und erhöhten Schutz vor verbreiteten Verdauungs- und Stoffwechselkrankheiten des zivilisierten Menschen.

Die Abweichungen der einzelnen Getreidearten untereinander in ihrem Nährwert sind von mäßiger Bedeutung. Daß wir heute alle Getreidearten zugleich nebeneinander zur Verfügung haben, ist nur der technischen Entwicklung von Handel und Verkehr zu danken, die sie aus allen Erdteilen herbringen. Der Hauptanbau einer Getreideart war früher auf bestimmte Erdteile begrenzt und hauptsächlich klimatisch bedingt: Reis auf Süd- und Ostasien, Hirse auf Afrika, Mais auf Amerika, Roggen auf Europa usw. Denn die einzelnen Getreidearten waren und sind an bestimmte Klimavoraussetzungen gebunden und z. T. auch an bestimmte Bodenverhältnisse. Für fast jedes Klima, das überhaupt Ackerbau erlaubt, haben sich eine oder mehrere Getreidearten besonders bewährt. Von den kalten zu den warmen Breitengraden ergibt sich eine ungefähre Reihenfolge der Anbaueignung von Gerste über Hafer, Roggen, Buchweizen, Weizen, Mais, Hirse bis zum Reis. Getreide deckt den Energiebedarf der Menschheit zu fast genau 50%, im weiten Abstand vor allen anderen pflanzlichen und tierischen Nahrungsmitteln (Tab. 25 und 26). Ebenso hält Getreide die Spitze in der Welteiweißversorgung mit 45%, vor allen tierischen Produkten wie Fleisch, Eier, Fisch und Milch (Tab. 25).

Tab. 25: **Welt-Bezugsquellen der menschlichen Ernährung**
pro Tag pro Person 1977 (77)

Bezugsquelle	Energie		Eiweiß	
	kcal	%	g	%
Getreide	1278	49	31,2	45
andere pflanzl. Produkte	858	34	13,6	20
pflanzl. Produkte zusammen	2136	83	44,8	65
tierische Produkte zusammen	435	17	23,9	35

Tab. 26: **Anteil des Getreides an der Nährstoffversorgung der Weltbevölkerung (in %) 1977** (77)

Nährstoff	Anteil in %
Protein	45,3
Fett	8,6
Kohlenhydrate	63,6
Kalzium	15,5
Eisen	39,2
Vit. B_1	43,5
Vit. B_2	21,7
Niacin	41,4
Energie (kcal)	49,5

Der Anteil des Getreides in der Direkternährung einzelner Länder schwankt zwischen 70 und 20%. Rechnet man das Getreide, das zu Futterzwecken für die Erzeugung tierischer Nahrungsmittel verbraucht wird, dazu, dann ist Getreide mit fast 60% an der Welteiweißversorgung beteiligt (Tab. 27).

Tab. 27: **Welt-Protein-Erzeugung 1981** (78)

Proteinquelle	Produkt-Erzeugung in Mio t	Protein-gehalt in %	Protein-Erzeugung in Mio t	Protein-Erzeugung in % relativ
Proteine gesamt	—	—	344,2	100
Pflanzliche Proteine	—	—	288,4	83,8
Cerealien	1663,8	10—14	199,3	57,9
Weizen	458,2	12,0	55,0	—
Mais	451,7	13,2	59,6	—
Reis	413,8	9,2	38,0	—
Ölsamen	205,3	—	58,5	17,0
Hülsenfrüchte	42,4	20—37 (Soja)	10,7	3,1
Knollen und Wurzeln	561,6	2—3	9,4	2,8
Tierische Proteine	—	—	55,8	16,2
Fleisch u. Fleischprodukte	142,3	20	24,2	7,0
Milch u. Milchprodukte	471,6	4 (Milch)	15,3	4,4
Fisch	74,8	17,0	12,7	3,7
Eier	29,6	12,1	3,6	1,1

In Deutschland wie in vielen Industriestaaten werden etwa 70% des Erntegetreides verfüttert. Rechnet man den Verbrauchszahlen in der Bundesrepublik Deutschland die Einfuhren und die bei der Vermahlung in der Mühle anfallende Kleie hinzu, dann entfallen rund 80% des Getreideverbrauches auf Futtermittel und nur 20% auf den Direktverzehr als Brot und Nährmittel (Tab. 28).
Es wird deutlich, daß täglich 800 g — d. h. fast ein Kilo Getreide pro Kopf — in den Futtertrog wandern, um die hohe Nachfrage nach Schlachtfleisch zu befriedigen.

Tab. 28: **Getreideverbrauch** in der Bundesrepublik 1981 in Mio t (245)

für **Ernährung** aus		für **Futter** aus	
Inland-Erzeugung	5,44	Inland-Erzeugung	13,74
		Einfuhren	+2,57
abzüglich 22 % Kleie	−1,2 →	Kleie	+1,2
Verbleiben als Mehle	4,24	Zusammen	17,51
Verbrauch pro Kopf			
kg/Jahr	68,8	kg/Jahr	292
g pro Tag	ca. 188	g pro Tag	ca. 800

3.3 Getreideanbau und Kultur

Anfänge des Getreideanbaues

Die Pflege des Getreideanbaues ist alt und läßt sich als Schrittmacher jeglichen Ackerbaues über Jahrtausende zurückverfolgen. Der frühest nachweisbare Anbau von Getreide gilt als ein Zeichen für das Seßhaftwerden des vorher vorwiegend vom Sammeln, Hegen, Weiden und von der Jagd lebenden Menschen und bildet die Voraussetzung für den Beginn höherer Kultur.
Die Vorstufe des Getreideanbaues ist das Lagern gesammelter Früchte wildwachsender Gräser gewesen. Gelegentliches Ausfallen der Samen auf den damaligen „Hegeplätzen" und Aufgehen dieser unbeabsichtigten Saat in der Nähe der Siedlungen dürfte vielfältig den Weg zu einem systematischen Anbau gewiesen haben. Je nach herrschenden Klima- und Vegetationsverhältnissen, die in vorgeschichtlicher Zeit nicht mit den heutigen gleichzusetzen sind, dürfte der Getreideanbau an verschiedenen Orten zu unterschiedlichen Zeiten zur Entwicklung gekommen sein.
Vorgeschichtliche Funde, die auf die Kultur des Getreides hinweisen, gibt es für China aus der Zeit um 3 000, für Ägypten aus der Zeit um 4 000 und für das Land der Sumerer um 5 000 v. Chr. (284). Einzelne Funde liegen noch weiter zurück, z. B. in der Ebene Konya (Südanatolien) aus der Zeit um 6 700 und als Mahlsteine und Körner von Gerste, Roggen und Einkorn bei Tell Abu Hureyra am oberen Euphrat und Funde von Maispollen unter der Stadt Mexiko aus der Zeit um 12 000 Jahre vor Chr. (siehe Kap. 7.1).
Einige Getreidekörner und Steingeräte, mit denen in der Vorzeit Getreide

gemahlen wurde, wurden in der Nähe von Assuan in Oberägypten gefunden. Fachleute schätzen, daß diese Hinweise auf den frühen Getreideanbau sogar 18 000 Jahre alt sein können. Bisher war allgemein angenommen worden, daß die Verarbeitung von Getreide frühestens vor 10—11 000 Jahren ihren Anfang genommen habe.

Ackerbau, lateinisch „cultura", ist die Basis menschlicher Kulturen, und alles prähistorische und erst recht das historische Geschehen sind an das Getreide und seine Erzeugung gebunden (142). Unter den Wildgräsern fand der Mensch im Laufe langer Zeiträume jene Arten, mit denen er eine Lebensgemeinschaft eingegangen ist. Wenn er sie nicht pflegt, verliert er eine wichtige Lebensgrundlage als Voraussetzung für die Entwicklung geistiger Kulturen (142).

Geobotanische Forschungen haben ergeben, daß die Urformen der Getreide mit Wahrscheinlichkeit in den Hochregionen der Gebirge entstanden sind. Mit Ausnahme von Mais, der in den tropischen Gebieten der Anden Südamerikas heimisch sein soll, stammen alle heutigen Getreide aus der Alten Welt. Ihre Grenzen decken sich weitgehend mit den Gebieten der ältesten Kulturen.

Zu den ältesten Kulturformen von Getreide gehören: Emmer, eine alte Weizenart, Weizen, Gerste und Hirse. Gerste und Hirse waren als besonders robust und ertragreich bekannt. Zwischen 6 000 und 3 000 v. Chr. breitete sich der Getreideanbau sehr stark aus, und etwa 1 000 Jahre später tauchte dann der Roggen erstmalig in Mitteleuropa auf.

Getreideanbau heute

Im Laufe der Jahrhunderte haben sich bestimmte Getreidearten an örtliche Boden- und Witterungsverhältnisse durch menschliche Auslese- und Kultivierungsmethoden anpassen können, so daß auf etwa 80 % der zum Ackerbau geeigneten Flächen der Erde heute Getreide mit großem Erfolg angebaut wird.

Der kleinbäuerliche Getreideanbau vor dem technischen Zeitalter erforderte mühsame körperliche Arbeit. Als Saatgut dienten über Jahrhunderte bewährte Sorten, bei deren Auswahl neben der Ertragshöhe vor allem Standfestigkeit gegenüber Witterungseinflüssen und Resistenz gegenüber Schädlingen gehörte. Gedüngt wurde mit verrotteten Küchen- und Pflanzenabfällen und den Exkrementen der Tierhaltung.

Unter dem Einfluß der Industrialisierung traten Maschinen an die Stelle handwerklicher Geräte. Die industrielle Herstellung von künstlichen Düngemitteln und die Erfindung der Ammoniaksynthese erlaubten den theoretisch vorbereiteten Gedanken zum gezielten Ersatz der vom Pflanzenwachstum dem Boden entzogenen mineralischen Nährstoffe Wirklichkeit werden zu lassen. Mineralische Düngung, Mittel zur Unkraut- und Schädlingsbekämpfung wie Herbizide, Fungizide, Pestizide, Halmverkürzungsmittel (CCC = Chlorcholinchlorid) u. a. und die neu gezüchteten Weizensorten erlaubten es, auf den Wechsel im Anbau zu verzichten und auf Monokulturen überzugehen.

Das Zusammenwirken aller Maßnahmen zusammen hat zu großen Veränderungen in der Erzeugung von Getreide geführt:

1. Vergrößerung des Einzelkornes durch Züchtung und mineralische Düngung. Das Tausend-Korngewicht von Weizen ist innerhalb von 30 Jahren um ca. 40% gestiegen (270).
2. Steigerung der Erträge um das Vierfache innerhalb von 100 Jahren (siehe Tab. 29).

Tab. 29: **Durchschnittliche Ernteerträge (dt/ha)** (245)

	Weizen	Roggen
1881—83	12,9	9,9
1929—33	23,8	19,3
1957—61	31,9	25,9
1977	45,8	36,4
1982	54,7	40,3

3. Mechanisierung von Anbau und Ernte mit Einsparung von Arbeitskräften. Die Zahl der in der Landwirtschaft Beschäftigten ist um 2/3 auf weniger als 1/3, das sind 2—3% der Gesamtbevölkerung, zurückgegangen.
4. Die Verbesserung der Backeigenschaften gestattete es, die Abhängigkeit von der Einfuhr kleberreicher Weizen zu mindern.

Die großen Erfolge in der Ertragssteigerung und Arbeitserleichterung werden jedoch von Folgeerscheinungen begleitet, deren Nachteile erst mit steigender Intensivierung aller Landbaumaßnahmen zusammen spürbar wurden:

1. Die sehr große Ertragssteigerung pro Flächeneinheit bedeutet für sich allein eine beachtliche Erhöhung der Produktion von Nahrungsenergie. Sie ist aber gekoppelt mit erhöhtem Verbrauch an Primärenergie (Wärme-Energie z. B. als Heizöl, Strom usw.) für die industrielle Produktion von Mineraldünger und Schädlingsbekämpfungsmitteln, so daß nicht mehr von echtem Energie-Gewinn gesprochen werden kann.
2. Die Zunahme des Verbrauches an Pflanzenbehandlungsmitteln in der Bundesrepublik Deutschland innerhalb eines Jahrzehnts stieg von 4 000 t

im Jahr 1969 auf 24 000 t 1979 (165). Von der Biologischen Bundesanstalt Braunschweig waren 1977 1 649 Pflanzenschutzmittel zugelassen, von denen die Mittel gegen Unkräuter (Herbizide) den weitaus größten Teil einnahmen.

3. Die Schädlingsbekämpfung richtet sich nicht gegen Ursachen, sondern nur gegen Symptome. Mit ihr werden nicht nur Schädlinge, sondern auch Nützlinge vernichtet. Die Zahl der vom Ausrotten bedrohten Tier- und Pflanzenarten ist im Steigen und hat bedrohliche Ausmaße erreicht.

4. Der steigende Verbrauch an chemischen Hilfsmitteln sowie die unvermeidbare Belastung mit ihren Rückständen hat eine aufwendige Kontrolle zur Folge. Umfang und Kosten der hierfür erforderlichen Labor- und Personaleinrichtungen sind so gewachsen, daß sich diese Kontrolltätigkeit vorläufig auf Stichprobenuntersuchungen beschränken muß.

5. Die auf die Ackerflächen ausgebrachten Dünge- und Pflanzenschutzmittel werden von den Pflanzen nur zum Teil aufgenommen. Ein nicht unerheblicher Teil wird mit dem Regenwasser ausgeschwemmt und gelangt in Flüsse und Meere. Dort kommt es über die sogenannte Eutrophierung (Überernährung von Algen u. a.) zum Aussterben der lebenden Pflanzen- und Tierwelt sowie zu regional unterschiedlichem Ansteigen des Nitratgehaltes in manchen Grund- und Oberflächenwassern.

Auf diese Weise läßt es sich nicht vermeiden, daß manche unerwünschten Schadstoffe über Fische und Fischmehlfütterung an Schlachttiere bis in die Nahrung des Menschen gelangen.

Diese ökologischen Versäumnisse des intensiven Landbaues sind geeignet, besorgte Fragen an die Zukunft aufzuwerfen, für die bis heute keine befriedigende Antwort gefunden werden konnte. Diese Situation ist Veranlassung, nach Auswegen zu suchen. Das ist ein Hauptanliegen des „alternativen Landbaues", der nicht mit Naturgesetzen in Widerstreit liegen will. Alternative Anbaumethoden versuchen, die Voraussetzungen für höhere Widerstandskraft der Kulturpflanzen und qualitativ hochwertige Nahrung zu schaffen. Was sie nicht verhindern können: Sie unterliegen den gleichen Einflüssen der Umweltkontamination wie heute jedes Lebewesen. Dennoch können sie als Vorteil für sich verbuchen, daß der Verzicht auf Schädlingsbekämpfungsmittel und Mineraldünger zu verringerten Schadstoff-Rückständen auf Lebensmitteln und zur Verringerung der Produktion dieser Stoffe in chemischen Fabriken beiträgt.

Ihre Erträge sind etwas geringer, der Arbeitsaufwand größer, aber ihre Produkte zeichnen sich im allgemeinen durch besseren Geschmack und bessere Haltbarkeit aus. Ihre gesundheitliche Überlegenheit konnte mit den üblichen analytischen Methoden nur andeutungsweise nachgewiesen werden, doch konte der umgekehrte Beweis, nämlich daß sie nicht besser wären, auch nicht erbracht werden.

Der häufig zu hörende Einwand, daß alternativer Anbau teurer sei, ist nicht stichhaltig. Es werden ja nicht nur die Kosten für Düngemittel, Herbizide, Insektizide usw. eingespart, sondern auch die Kosten zur Sanierung von Luft, Trinkwasser, toten Flüssen, vom Aussterben bedrohten Tieren und zur Untersuchung auf Rückstände an Fremdstoffen gesenkt. Diese hohen Kosten schlagen sich nicht in der Landwirtschaft und deren Produkten nieder, sondern gehen zu Lasten ganz anderer Ressorts wie Umweltschutz, Hygiene, Pflanzen- und Tierschutzbehörden usw., um letztlich doch vom Steuerzahler finanziert zu werden. Würden diese Kosten anteilmäßig den Verursachern in Rechnung gestellt, dann würde das konventionell erzeugte Getreide auch im Erzeugerpreis erheblich teurer sein.

3.4 Bearbeitungstechniken historisch

Die Art der Verarbeitung der Getreidekörner zu einem genußfertigen Nahrungsmittel hat im Laufe der Menschheitsentwicklung verschiedene Wege genommen. Sie führten über den Aufguß, die Suppe, den Brei bzw. die Grütze, den auf Steinen angerösteten Brei, den angebackenen Fladen, den gegorenen Fladen und das gelockerte Fladenbrot zum gelockerten Laibbrot. Technische Hilfen bildeten dabei: Rösten, Stampfen, Trennen der Spreu vom Korn mit Hilfe des Windes, Einweichen und Quellen, Reiben, Mahlen, Sieben, Gären, Backen oder Kochen.

Anfangs wurden die Körner mit Reibsteinen oder Mörsern zu Schrot grob zerkleinert und mit Wasser, Milch und Fett zu einem Brei verrührt. In Ägypten soll es bereits im 5. Jahrtausend v. Chr. neben nomadisierenden Hirten seßhafte Bauern gegeben haben, die Fladenbrot aus Gerste und Emmer herstellten (282).

Während eingeweichte Körner anfangs als Zukost gegessen wurden, liegen Funde vor, nach denen schon in der jüngeren Steinzeit (4 000—2 000 v. Chr.) Handmühlen aufgekommen waren. Gemahlene Körner konnten zu Brei angefeuchtet und auf heißem Stein geröstet werden (62). Zwischen 5 000 und 4 400 v. Chr. wurden im Alten Orient bereits Backöfen benutzt (284). In Ägypten gab es schon vor 5 300 Jahren neben primitiven Fladen höher entwickeltes Backwerk. Um 3 000 v. Chr. waren Fladenbrote in Kreta bekannt, 3 400 v. Chr. gab es bereits runde Fladenbrote, die in Asche gebakken wurden (281).

Der Aufguß, eine Art Getreidesuppe, die auch schon frühzeitig zur Bereitung alkoholischer und milchsäurehaltiger Getränke verwendet wurde, wies den Weg zum Brei, der hauptsächlich aus Hirse, Buchweizen, Mais und Reis bereitet wurde, Breiarten, die auch heute noch verzehrt werden. Knapp 2/3 der Weltbevölkerung sind Breiesser, denn die meisten Getreidearten eignen sich schlecht zur Brotbereitung.

Während das ungelockerte, steinzeitliche F l a d e n b r o t als sogenanntes Ur-brot eigentlich einen gebackenen Getreidebrei darstellt, bildet das durch Gärung gelockerte Fladenbrot den Übergang zum heute noch üblichen Fladenbrot, wie es in Schottland unter dem Namen Oatcakes, in Indien als Chappatis und in der jüdischen Bezeichnung als Matzen im Handel ist (149). Noch heute kommen in Sardinien Gerstenfladen zum Verzehr. Sie sind bis zu 3 Monaten haltbar und werden mit wenig Hefe, teilweise aber auch aus ganz ungesäuertem Teig hergestellt (126).

Brei und Fladenbrot haben zum Seßhaftwerden der Menschen beigetragen und sie in gemeinsamer Arbeit verbunden. Sie haben das Zusammenleben der Menschen gefördert und eine neue soziale Ordnung und Kultur ermöglicht.

Die Einführung des Getreidebaues in prähistorischer Zeit und der damit verbundene Übergang vom nomadisierenden Jäger zum Bauern bildete die Voraussetzung zur Entstehung von Kulturen, wie sie im Zweistromland oder am fruchtbaren Nildelta zu hoher Blüte gelangten. Der Mensch brauchte sich nicht mehr ausschließlich der Beschaffung von Nahrung zu widmen, da er im Getreide bzw. im Brot ein Nahrungsmittel gefunden hatte, das nicht schnell verdirbt und in mannigfacher Form der Zubereitung wohlschmeckend ist.

B r e i s p e i s e n sind in Süd- und Osteuropa heute noch weit verbreitet, z. B. Maisbrei bei den Italienern unter der Bezeichnung Polenta. Bewußt oder unbewußt ist die Bedeutung des Breies als uralte Kraftnahrung geblieben. Anstelle der alten Breiarten, insbesondere des Hirsebreies, sind bei uns feinere Breispeisen getreten wie z. B. Griesbrei, Griesschmarren, Reisbrei, Reisauflauf, Haferbrei usw. Doch kann nicht übersehen werden, daß heute auch in breiessenden Ländern steigendes Interesse für Brot zu verzeichnen ist. Weißes Weizenbrot gilt weltweit als erstrebenswert, weil es den Lebensstandard des weißen „Erfolgsmenschen" in der technischen Welt repräsentiert, und das fördert wiederum das Vordringen des Weizens auf der ganzen Erde.

Neben Brot eignet sich Getreide zur Herstellung von feinen Backwaren wie Kuchen und Keks, zu Nährmitteln wie Teigwaren, Grieß, Grütze, Flocken, Knödel, Pudding usw. sowie nach industrieller Verarbeitung zu Malzkaffee, Traubenzucker, Glukosesirup u. v. a. Auch bildet es den Rohstoff für die Herstellung von alkoholischen Getränken wie Bier, Schnaps, Whisky, Wodka u. a. und ist wichtigstes Futtermittel für die Erzeugung von Schlachtfleisch, Milch und Eiern.

Fast keine Art der vielfältigen Zubereitungs- und Verarbeitungstechniken bleibt ohne Einfluß auf den Nährwert und den Nähreffekt. Schälen und Abtrennen der Randschichten ist mit großen Wertminderungen verbunden, Kochen und Backen dagegen mit erheblich geringeren.

3.5 Die einzelnen Getreidearten und ihre Besonderheiten

Allen Getreidefrüchten ist ein hartes, wasserarmes Korn von relativ ähnlicher Zusammensetzung der Inhaltsstoffe gemeinsam, das als kleinkörniges Gut für den Handel und Transport angenehme Füll- und Fließeigenschaften besitzt. Seine Kultur in bezug auf Anbau, Ernte, Lagern und Zubereiten sind von jedermann erlernbar. Der von den Menschen auf der ganzen Erde hochgeschätzte Nährwert des Getreides beruht auf:

1. der Nährstoffdichte: Das einzelne Korn besteht zu 85% und mehr aus Nährstoffen gegenüber 10—20% bei den meisten anderen Lebensmitteln (Kartoffeln, Gemüse, Früchte, Fleisch),
2. der durch den geringen Wassergehalt bedingten guten Haltbarkeit und Lagerfähigkeit,
3. der Vielzahl seiner Nähr- und Wirkstoffe, unter denen alle wichtigen Nährstoffgruppen vertreten sind.

Tab. 30: **Analysenwerte verschiedener Getreide und von Buchweizen**
Mittelwerte, g/100 g (240)

	Stärke	wasserunlösl. Ballaststoffe	Eiweiß	Wasser	Fett	Mineral-stoffe
Weizen	58,5	7,9	11,7	13,2	2,0	1,8
Roggen	52,6	6,4—7,3	11,6	13,7	1,7	1,9
Gerste, spelzfrei	56,0	5,8	10,6	11,7	2,1	2,3
Hafer, spelzfrei	60,0	4,0—5,3	12,6	13,0	7,1	2,9
Mais	63,8	7,8—10,3	9,2	12,5	3,8	1,3
Reis, spelzfrei, unpoliert	72,7	2,7	7,4	13,1	2,2	1,2
Hirse, geschält	58,1	4,9—5,6	10,6	12,1	3,9	1,6
Grünkern = Dinkel	56,0	—	11,6	12,5	2,7	2,0
Buchweizen, geschält	52,0	4,0	9,8	12,8	1,7	1,7

Alle Getreidefrüchte sind durch einen hohen Gehalt an Ballaststoffen ausgezeichnet, die durch ihre quellenden, schleimenden und absorbierenden Eigenschaften die wohl wichtigste Voraussetzung für die sprichwörtlich gute Bekömmlichkeit von Brei und Brot in aller Welt sind. Schleimaufkochungen besonders von Reis, aber auch von Hafer und Gerste sind seit Urzeiten bekannt für ihre ordnungschaffende Wirkung im Verdauungsbereich. Getreideschleime beruhigen gereizte Schleimhäute, binden toxische Stoffwechselprodukte, beherrschen kindliche Durchfallerkrankungen, bessern Schleimhautdefekte und -geschwüre und tragen zum Wachstum und zur Sanierung der Darmflora bei.

In der qualitativen Zusammensetzung der verschiedenen Getreidearten, d. h. also in der Anzahl der in jeder Art anzutreffenden Inhaltsstoffe, bestehen keine bemerkenswerten Unterschiede, so daß man sagen kann: Alle Getreidearten haben die gleichen Inhaltsstoffe, nur in verschiedenen Mengen! Aber auch diese Unterschiede sind nicht erheblich und beschränken sich mehr auf einzelne Wirkstoffe als auf die mengenmäßig vorherrschenden Nährstoffe, die der Energiegewinnung, also der Sättigung dienen. Dennoch besitzt jede Getreideart eine für sie charakteristische Zusammensetzung, aus der sich ihre besonderen Eigenschaften und besonderen Wirkungen ableiten lassen.

Anhaltspunkte für Nährwertunterschiede sind in vergleichenden Untersuchungen gewonnen worden. Wurden im Tierversuch Cerealien als einzige Eiweißquelle gegeben, dann war bei im übrigen gleicher Futterzusammensetzung folgende Gewichtszunahme (als PER = Protein efficiency ratio = Eiweiß-Wirkungs-Wert) in Gramm pro verfüttertes Getreideprotein (4,5%) festzustellen (128):

Mais	1,42
Gerste	1,55
Weizen	1,7
unpolierter Reis	1,92
Haferflocken	2,23
Roggen	2,26

Auf der Basis solcher und anderer Versuchsanstellungen wurde die biologische Qualität des Eiweißes bestimmt, wobei der prozentuale Anteil zum Wert des Volleies = 100 zum Ausdruck gebracht wird (Tab. 31).
Die biologische Eiweißqualität zählt zu markanten Unterschieden im Nährwert einzelner Getreidearten; Roggen, Buchweizen und Reis sind durch höhere Werte gekennzeichnet.

Tab. 31: **Biologische Eiweißwertigkeit verschiedener Getreide und von Buchweizen** (76)

Getreideart, spelzfreies Vk	Biologische Wertigkeit (% vom Vollei)
Roggen	76
Buchweizen	73
Reis	73
Sorghum-Hirse	73
Hafer	65
Weizen	65
Mais	59

In jedem Getreidekorn ist eine Vielzahl von Wirk- und Funktionsstoffen in Form von Ballaststoffen, Mineralstoffen und Vitaminen vorhanden, die als Unterstützung bei der Aktivierung und Erhaltung optimaler Verdauungs- und Stoffwechselvorgänge unersetzliche Dienste leisten.

Mit dieser Reichhaltigkeit des Nährstoffangebotes halten nur wenige andere Nahrungsmittel mit, so daß man, um der Bedeutung des Getreides für die Ernährung des Menschen gerecht zu werden, eher von einem Universallebensmittel sprechen kann als von einem Kohlenhydratlieferanten, wie das selbst in der Fachliteratur nicht selten gesagt worden ist.

Weizen

Der Weizen zählt zweifellos zu den ersten vom Menschen kultivierten Nahrungspflanzen. Die ältesten archäologischen Funde stammen aus der Zeit von 7 000—8 000 vor Chr. aus Westasien. In alten ägyptischen Pharaonengräbern fand man noch äußerst gut erhaltene Körner des Emmer, und den Römern scheint ein bestimmter kleinkörniger Nacktweizen schon bekannt gewesen zu sein.

Klimaeinflüsse, Ernährungsbedingungen, spontane Fremdbefruchtung, Mutationen und eine gewisse Auslese durch den Menschen hatten zur Folge, daß im Laufe von rund 10 000 Jahren aus den ursprünglichen Wildformen inhalt- und ertragreiche Weizensorten entstanden. Aus den damals üblichen Spelzweizen und Wildformen entwickelten sich mannigfaltige Nacktweizensorten mit guter Anpassungsfähigkeit, hohen Ertragsleistungen und guten Verwendungsmöglichkeiten als Nahrungsmittel. So wurde Weizen neben Reis zur heute wichtigsten Nahrungspflanze der Welt mit der größten Anbaufläche. In der Weltwirtschaft hat der normale Saatweizen (Triticum aestivum), das eigentliche Brotgetreide, die größte Bedeutung, gefolgt von dem in wärmeren Regionen angebauten Hartweizen (Triticum durum).

Die inzwischen weltweit ausgedehnte Verbreitung des Weizens bringt es mit sich, daß zu jeder Zeit des Jahres irgendwo auf der Welt Weizen geerntet wird.

Die wichtigsten Anbauländer für Weizen sind die UdSSR, China, USA und Indien sowie mit etwas Abstand Frankreich, Türkei und Kanada. Weizenüberschuß- und somit Exportländer sind die USA, Kanada, Argentinien, Australien und Frankreich.

Weizen stellt hohe Anforderungen an den Boden, verlangt zum Aufgehen der Saat viel Wasser und zur Reifung ausgedehnte Sommerwärme. Unter kontinentalem Klima werden die besten Backqualitäten geerntet, kanadischer Weizen hält die Weltspitze. Die dort angebauten Sorten stammen von zwei Ursorten, die einstmals von der Weichsel eingeführt wurden.

Weizen ist Selbstbefruchter und daher durch Züchten relativ leicht zu beeinflussen, so daß es heute sehr viele Weizensorten gibt, die für relativ beschränkte Klima- und Bodengebiete gezüchtet wurden. Zu den Hauptzuchtzielen gehören Ertrag und gute Backeigenschaften. Letztere erstrecken sich auf ein optimales Maß an Dehnbarkeit und Elastizität des Klebereiweißes als Voraussetzung für eine weite Ausdehnung des Teigstückes durch Gärgase zwecks Erzielung eines großen Volumens. Großes Volumen, d. h. stark gelockertes Weizenweißbrot, das zu 1/6 aus Weizen und zu 5/6 aus Luft besteht, macht Eindruck auf den Käufer.

Hochgezüchtete Sorten sind aber anfälliger gegen Schädlingsbefall und Krankheiten. Ihre hohen Erträge werden oft nur durch ständig schützende Maßnahmen und chemische Mittel der Schädlingsbekämpfung, Unkrautvernichtung und Halmverkürzung ermöglicht.

Weizen bildet heute die Nahrungsgrundlage für fast 1 Milliarde Menschen und deckt 20% des Welthungers. Seine Erträge konnten von 7 bis 10 dt/ha in der Mitte des vorigen Jahrhunderts auf 40 dt und bei intensivem Anbau bis auf 80 dt Durchschnittsertrag mit Hilfe von gezielter Mineralstoff- und später Stickstoffdüngung und vielen anderen begleitenden Schutzmaßnahmen auf früher nie geahnte Gipfelhöhen gebracht werden.

Die mengenmäßige Zusammensetzung des Weizenkornes unterscheidet sich nicht wesentlich von allen anderen Getreiden. Weizen nimmt eine Mittelstellung ein. So liegt der Eiweißgehalt bei ca. 12—14%, die begrenzende Aminosäure ist Lysin. Die Biologische Wertigkeit des Weizeneiweißes wird mit knapp 65 angegeben und gilt als ausreichend für den Erhaltungsstoffwechsel des Erwachsenen, d. h. mit Weizen als einziger Proteinquelle kann der Proteinbedarf des Erwachsenen voll gedeckt werden (182). Erforderlich ist nur, daß die quantitativen Empfehlungen für die Proteinzufuhr — z. Z. 0,8 g/kg Körpergewicht — beachtet werden. Da Weizen meist im Rahmen einer Mischkost mit anderen Lebensmitteln, die lysinreicher sind, kombiniert wird, ist er eine wertvolle und wichtige Eiweißquelle.

An Vitaminen liefert Vollweizen große Mengen aller B-Vitamine und Vit. E. Durch Ankeimen kann der Gehalt an einigen Vitaminen erhöht werden (siehe Kap. 5.6).

Keimling und Aleuronschicht des Korns enthalten ein relativ hochwertiges Öl, das reich an Öl- und Linolsäure ist.

Was dem Weizen eine Sonderstellung unter den Getreiden verleiht, ist die Qualität seines Eiweißes im Mehlkörper. Denn aus Weizenmehl läßt sich — im Gegensatz zu Mehlen anderer Getreide — das Eiweiß durch Ausschwemmen der Stärkekörner (siehe Abb. 1, Kap. 2) als eine zusammenhängende, elastische, klebrige Masse unter dem Namen Kleber isolieren. Unter Kleber versteht man die Weizeneiweißbestandteile Gliadin und Glutenin, zusammen Gluten genannt. Dieses Klebereiweiß kann Wasser bis zum Dreifachen seines Gewichtes binden. Durch diese besonderen Eigenschaften ergibt Weizen Mehle von außerordentlich guter Backqualität, denn beim Gären des Teiges wird die freigesetzte Kohlensäure von den elastischen Klebersträngen zurückgehalten. Das ist Voraussetzung für gute Porenbildung, Lokkerung, Volumen und einwandfreie Krume. Die Weizenteigführung ist daher relativ einfach und risikofrei, so daß sie heute nicht nur mechanisch, sondern sogar vollautomatisch betrieben werden kann.

So erklärt sich, daß Brot und Backwaren in der ganzen Welt bevorzugt aus Weizen hergestellt werden. Erleichternd kommt noch hinzu, daß für die Weizenverarbeitung eine große Zahl von Backhilfsmitteln und Frischeverlängerungsmitteln entwickelt wurden, um die Backwaren aus Mk-Mehl noch attraktiver zu machen.

Teigwaren werden bevorzugt aus Hartweizengrieß oder -dunst gemacht. In Indien, Pakistan und im Iran ißt man weiche Fladen (Chappatis), die aus schlecht backfähigem Hartweizen gebacken werden.

Weizen dient außerdem als Rohstoff der Stärkegewinnung, Mälzerei und Kaffee-Ersatzherstellung. Weizen wird weltweit fast ausschließlich zu Nicht-Vollkornmehlen verarbeitet. Dabei fallen größere Mengen Kleie und Keime an, die ein seit langem geschätztes hochwertiges Viehfutter abgeben. Heute ist ihr Wert auch für die menschliche Ernährung erkannt, und sie werden unter erhöhten Hygieneanfordeungen als Speisekleie, Keimöl usw. als relativ teure Ergänzungsnahrungsmittel auf den Markt gebracht.

Dinkel

ist eine Weizenart, nahe verwandt mit dem verbreiteten Weich- oder Saatweizen, jedoch mit dem Unterschied, daß er beim Dreschen nicht als nacktes Korn aus der Ähre fällt, sondern von Spelzen fest umschlossen bleibt. Daher auch seine Bezeichnung: Spelzweizen.

Dinkel wird nur vereinzelt in Süddeutschland und wärmeren Gebieten angebaut. Seine Erträge sind begrenzt, da er auf moderne Düngung und Intensivmaßnahmen wenig anspricht. Unreifer, in der Milchreife geernteter Dinkel muß infolge hoher Feuchtigkeit schnell getrocknet werden. Durch Darren auf Holzfeuer bietet er als Grünkern pikante Geschmacksreize. Die Spelzen werden nach dem Darren entfernt.

Dinkel zeichnet sich durch Anspruchslosigkeit an den Boden, Wetterfestigkeit, insbesondere Winterhärte, und hohen Backwert aus. Ausgereifter Dinkel ist glasig und besitzt auf Grund seines hohen Klebergehaltes gute Backeigenschaften.

Roggen

Roggen ist eine erst in der Bronze- und Steinzeit auftretende Kulturpflanze, deren Heimat im Gebiet zwischen Kleinasien und Persien zu suchen ist. Erstmals kultiviert wurde er in Südrußland und Turkestan.

Roggen soll in grauer Vorzeit störendes Unkraut im Weizenanbau gewesen sein. Unter extremen Anbaubedingungen, wie in Trockengebieten oder Höhenlagen, konnte er sich gelegentlich besser durchsetzen als die angebaute Hauptfrucht.

Roggen ist die typische Getreideart des kälteren und gemäßigten Klimas. Sein Anbau ist weltweit gering und im wesentlichen auf Sandgebiete in Nord- und Osteuropa beschränkt. Dort war er allerdings die wichtigste Getreideart. Er verträgt tiefere Temperaturen, weshalb sein Anbau sich sowohl nach Norden bzw. auch nach der Höhe weiter ausdehnt als der des anspruchsvolleren Weizens.

Wie bei Weizen und Gerste wird zwischen Winter- und Sommerroggen unterschieden. Winterroggen ist die wichtigere Brotgetreideart, da sie geringere Ansprüche an Boden und Witterung stellt. Je nach Anpassung an besondere Standortbedingungen unterscheidet man z. B. zwischen Moorroggen, Gebirgsroggen und Sandroggen. Letzterer ist sehr dünnschalig und auf Sandböden dem Weizen im Ertrag überlegen.

Roggen ist Fremdbefruchter. Das schränkt die Züchtung und den Anbau von örtlichen Klima- und Bodenverhältnissen angepaßten Sorten ein, weil die

Windbestäubung alle Sortierungsbemühungen schnell zugrunde macht. Daher gibt es keine große Sortenauswahl.

Die Erträge des Roggenanbaus sind 10—20% niedriger als die des Weizens. Roggen hat außerdem den Nachteil, leichter zum Auswuchs zu neigen, was die Backeigenschaften beeinträchtigt.

Roggenanbau war noch im vorigen Jahrhundert besonders in Mittel- und Nordeuropa, selbst in England, weit verbreitet, und das Roggenbrot bildete die Grundlage der Ernährung. Weizen konnte damals nur in kleinen Mengen angebaut werden. In den klimatisch ungünstigeren Gebieten des Nordens hatte er keine Ertragssicherheit. Dennoch war er wegen der helleren Farbe und größeren Zartheit seiner Backwaren schon damals sehr beliebt, und sein Brot war das Brot der gehobenen Schichten. Seitdem ist der Roggenanbau ständig zurückgegangen. Seine wesentlichen Areale beschränken sich heute auf Deutschland, Polen und Rußland. Der größte Teil seiner Ernte dient als Futter.

Aus backtechnischen Gründen zieht auch der Bäcker den Weizen vor, weil seine Teigführung bequemer und risikoärmer ist und Weizengebäcke beim Verbraucher mehr Eindruck machen.

Die Zusammensetzung der Hauptnährstoffe des Roggens ist derjenigen des Weizens ähnlich. Weizen hat zwar etwa 20% mehr Eiweiß, aber beachtlich ist, daß Roggen 30% mehr Lysin, bezogen auf Gesamtprotein, enthält. Der biologische Wert von Roggeneiweiß ist daher höher als der von Weizeneiweiß. Roggen enthält außerdem mehr unverdauliche Zucker (Stachyose, Raffinose), die unter bestimmten Bedingungen im Verdauungskanal vermehrt Blähungen verursachen können.

Im Vergleich mit Weizen hat Roggen

mehr   ca. 25% essentielle Aminosäuren Lysin, Threonin und Valin, Eiweiß von höherer Biologischer Wertigkeit,
ca. 70—100% Pentosane (Schleimstoffe),
ca. 20% Vitamin B_2 und Vitamin E,
ca. 50% Kalzium,
ca. 50% Fluor,

weniger
ca. 10% Eiweiß,
ca. 10% Fett,
ca. 25% Linolsäure und 50% fettlösliches Phosphatid,
ca. 25% Vitamin B_1
75% Niacin.

Roggen ist mit 0,64 mg/100 g kalziumreicher als Weizen mit 0,44 mg/100 g. Ähnliches gilt für Fluor. Bei Verwendung des Roggens als Brotmehl kommt

Tab. 32: **Bemerkenswerte analytische Unterschiede zwischen Weizen und Roggen** (240)

		Weizen	Roggen
Korngewicht		0,04	0,03
Eiweiß	(g/100 g)	12 und mehr	ca. 11 und weniger
Lysin	"	0,32	0,47
Pentosane	"	6	9
Vitamin B$_1$	(mg/100 g)	0,48	0,35
Vitamin B$_2$	"	0,14	0,17
Niacin	"	5,1	1,8
Magnesium	"	173	140
Kalium	"	502	530
Kalzium	"	43,7	64,0
Silicium	"	120	60
Fluor	"	0,09	0,15

hinzu, daß die Versorgung mit Mineralstoffen durch die bei Roggen übliche höhere Ausmahlung und durch die bessere Verfügbarkeit von Kalzium, Eisen, Zink und Chrom infolge längerer und gesäuerter Teigführung größer ist als bei Weizen (263).

Vergleichende Untersuchungen über den Nähreffekt von Weizen und Roggen für den Menschen sind nicht bekannt. Vergleichende Tierversuche mit Ziegen und Schweinen erbrachten keine Unterschiede in Körpergewicht und Körpermasse, wohl aber in der Haltung und der Fellausbildung. Die mit Roggen ernährten Tiere zeigten glänzendes und glattes Haar, lebhaften Blick und gute Körperhaltung, Eigenschaften, die in diesem Umfang von den „Weizen"-Tieren nicht erreicht wurden (290).

Ausschließliche Verfütterung von Roggen wirkte jedoch ungünstig auf Appetit und Futteraufnahme der Tiere. So wurden Wachstumshemmungen, Lähmungen u. a. beobachtet. Ursache ist ein fettlösliches Resorcin in den Randschichten, das im Roggen in doppelt so großer Menge vorkommt wie im Weizen (siehe Kap. 2.4).

Roggen hat zwar auch den für Weizen so typischen Kleber, doch werden seine teigphysikalischen Eigenschaften durch das Dazwischentreten der stark quellenden Ballaststoffe (Pentosane) unterbunden. Pentosane sind im Roggen in größerer Menge und günstigerer Zusammensetzung als im Weizen. Sie geben dem Roggenbrot seinen frisch-saftigen Geschmack. Roggenteige lassen sich in Gegenwart von Säure durch Oberflächenspannung der Gärblasen zwar nicht so gut wie Weizenteige, aber dennoch ausreichend lockern. Die Säuerung ist für den Geschmack von Roggenbrot ohne Nachteil. Sie ergänzt das Brotaroma in angenehmer Weise, schließt aber die Verwendung für Feinbackwaren aus.

Roggen-Sauerteig-Brot schmeckt saftig frisch und fühlt sich beim Betasten mit der Zunge feucht an. Weizenbrot wirkt demgegenüber relativ trocken. Sauerteigbrot hat im Vergleich zu anderen Broten zudem den Vorteil der natürlichen Frischhaltung, da die Säure zu einer weitgehenden Selbstkonservierung des Brotes führt (234; 235).

Diese Art der Brotherstellung gewährleistet gleichzeitig eine bessere Verwertung der wichtigsten Mineralstoffe des Roggens. In saurer Umgebung und mit der längeren Sauerteigführung wird die Aktivität der Phytase gesteigert, die dafür sorgt, daß zweiwertige Mineralstoffe resorbierbar bleiben (siehe Kap. 2.5). In der Ernährung findet Roggen fast ausschließlich als Brotgetreide Verwendung; er ist aber auch gut für den Frischkornverzehr geeignet. Ein geringer Teil dient zur Bereitung von Kornbranntwein, Kaffee-Ersatz und Nährmitteln.

Triticale

Triticale ist ein Bastard aus der Kreuzung von Hart- bzw. Weichweizen mit Roggen. Ziel dieser Kreuzung ist, wesentliche Vorzüge der beiden Getreidearten zu kombinieren, also u. a. die Anspruchslosigkeit an den Boden und die höhere Proteinqualität des Roggens mit dem höheren Ertrag und den guten Backeigenschaften des Weizens. Trotz jahrzehntelanger Bemühungen in verschiedenen Pflanzenzuchtinstituten ist die Kreuzung zwar gelungen, der Eiweißgehalt ist etwas höher, aber der Lysingehalt liegt nur zwischen Weizen und Roggen, und die an den Weizenkleber gebundenen Qualitätsmerkmale sind nur schwach ausgeprägt. Da die Oberfläche seiner Körner schrumpelig ist, mit tiefen Einbuchtungen der Aleuronschicht, eignet er sich nicht für helle Mehle, und da er keinen Kleber bildet, nicht für voluminöses Laibbrot. Die Hauptbedeutung liegt daher vorläufig in der Futterverwertung (298). Darüber hinaus kann er als Vollkorn für Flachbrot und Teigwaren sowie in der Brennerei Verwendung finden.

Hafer

Ähnlich wie für Roggen wird auch für Hafer angenommen, daß er von seinem Ursprungszentrum in Asien aus als Unkraut mit dem Weizen (Emmer) gewandert ist und sich dabei allmählich von der Wildform zur Kulturform entwickelt hat. Der älteste Nachweis von Saathafer (avena sativa) stammt aus der Bronzezeit. Beim Vordringen des Getreideanbaus nach Norden fand der Hafer in den feuchteren Gebieten besonders günstige Klimaverhältnisse, wo er an die Stelle des Weizens trat. Über viele Jahrhunderte war er als Brei oder Mus das Hauptnahrungsmittel der ärmeren Bevölkerungsschichten in den küstennahen Gebieten Europas. Im 16. und 17. Jahrhundert setzte er sich auch in Nordeuropa gegen Roggen und Gerste durch. Nur 100 Jahre später änderte sich diese Vormachtstellung allerdings nachhaltig durch die Einführung der Kartoffel und ein Absinken der Preise für Brotgetreide. Hafer wurde nach und nach zum Futtergetreide degradiert und hat sich nur noch in wenigen Regionen als übliches Lebensmittel behaupten können, z. B. in Schottland als Porridge. Versuche, den Hafer in Deutschland als Hauptgetreidefrucht zu propagieren, blieben ohne Erfolg, vor allem wegen der fehlenden Backfähigkeit.

Heute wird Hafer hauptsächlich in maritimen Klimagebieten von Nordeuropa, Nordasien, Amerika sowie den Mittelgebirgslandschaften der gemäßigten Zonen (Schottland, Polen, Tschechoslowakei) angebaut, und zwar als Sommerhafer.

Hafer ist ein Spelzgetreide, d. h. das Korn fällt beim Dreschen nicht aus der Spelze heraus wie beim Nacktgetreide (Weizen und Roggen), sondern bleibt von einer relativ dickwandigen Spelze eingehüllt. Die Spelze macht etwa ein Drittel des ganzen Korngewichtes aus. Da sie nicht mit dem Haferkern verwachsen ist, kann sie durch technische Verfahren (Schälen auf dem Fliehkraftschäler oder Gummiwalzen) entfernt werden, so daß die nackten Kerne fast spelzfrei sind. Das war bei den früher üblichen Verfahren des Stampfens oder des Mahlens auf dem Unterläufergang nicht möglich.

Die entspelzten Haferkerne sind schmale, behaarte Körner, die an beiden Enden spitz zulaufen und nur eine geringe Bauchspalte aufweisen. Sprießkornhafer (= Nackthafer) ist das Ergebnis einer besonderen Züchtung, bei der der Haferkern spelzfrei geerntet werden kann. Da er im Ertrag um ca. 30 % unter dem Spelzhafer liegt, besitzt er als Nackthafer nur eine geringe wirtschaftliche Bedeutung. Sein besonderer Vorzug ist, daß er unerhitzt zum Verzehr verwendet werden kann. Mit Spelzhafer ist das nicht ohne weiteres möglich. Beim Entspelzen können nämlich leicht mechanische Beschädigungen am Haferkern auftreten, wodurch eine schnelle enzymatische Oxidation des hohen Fettgehaltes ausgelöst wird und somit ein ranziger oder bitterer

Geschmack entsteht. Zum nativen Verzehr muß Spelzhafer deshalb sehr vorsichtig geschält und sorgfältig aussortiert werden.

Um dem Ranzigwerden vorzubeugen, wird Spelzhafer vor dem Entspelzen als Rohhafer einem Dämpf- und Darrprozeß unterworfen, was in der Fachsprache „Präparieren" heißt. Erst dann erfolgt das Abtrennen der Spelzen. Der entspelzte Hafer ist also bereits einmal erhitzt worden, und bei der Flockenherstellung erfolgt eine zweite Erhitzung, d. h. hitzelabile Wirkstoffe können etwas geschädigt sein. Besonders diese zweite Hitzebehandlung verleiht der Haferflocke den angenehmen nußartigen Geschmack.

In Bezug auf seine Inhaltsstoffe nimmt Hafer unter allen Getreidearten eine Spitzenstellung ein. Er enthält mehr Fett, Eiweiß, Mineralstoffe und Vitamine als alle anderen Getreide und dazu heilsame Schleimstoffe. Der Fettgehalt des spelzfreien Hafers ist mit ca. 7% zwei- bis dreimal höher als bei Weizen und Roggen. An Fettsäuren sind darin in erster Linie Linolsäure und Ölsäure enthalten sowie geringere Mengen an Palmitinsäure, was zu einem äußerst günstigen Verhältnis der ungesättigten zu den gesättigten Fettsäuren führt. Zur Fettfraktion gehören außer Lecithin auch Phytosterine.

Hafer ist mit 12—20% Eiweiß das proteinreichste Getreide. Sein Eiweiß besteht nur zu ca. 10% aus dem relativ lysinarmen Prolamin (Avenin), jedoch zu 55% aus dem lysinreichen Glutelin, außerdem zu 15% aus Globulin und zu 20% aus Albumin. Bei anderen Getreidearten, z. B. dem Weizen, ist der Gehalt an Prolamin zu Lasten des Glutelins erhöht. Deshalb besitzt Hafereiweiß im Vergleich zu anderen Getreidearten eine höhere Biologische Wertigkeit. Trotzdem ist auch im Hafer Lysin die begrenzende Aminosäure (239).

Mit einem Verzehr von 100 g Haferflocken kann bereits der tägliche Bedarf von sechs der acht essentiellen Aminosäuren gedeckt werden. Mit durch Stickstoffdüngung zunehmendem Eiweißgehalt kann, im Gegensatz zu anderen Getreidearten, die Biologische Wertigkeit des Eiweißes sogar noch gesteigert werden (146).

Von großer diätetischer Bedeutung sind die Ballaststoffe des Hafers. Anders als bei den übrigen Getreiden sind im Hafer wasserlösliche und wasserunlösliche Beta-Glukane als Hemizellulose enthalten. Die wasserlöslichen, früher als Lichenine bezeichnet, bilden die Grundlage der diätetischen Vorzüge des Hafers und sind in einer Menge von 3g/100 g Hafer enthalten. Sie sind sehr quellfähig, aber unverdaulich, so daß sich ihre guten Wirkungen des Adsorbierens von überschüssiger Magensäure, Schadstoffen oder Bakterien bis in den Dünndarm erstrecken. Sie lassen frühzeitig ein Gefühl der Sättigung wachwerden. Dies führt zu hervorragender Verwendung bei Magen-Darm-Störungen von Erwachsenen und Durchfallerkrankungen von

Kleinkindern (272). Unterstützt werden diese Effekte durch andere Schleimstoffe, z. B. Xylan und Araban.

Die Wirkung des Hafers auf die Verdauungsorgane wird durch zwei entgegengesetzte Komponenten gekennzeichnet:

1. „durch einen peristaltikfördernden, den Transport des Darminhaltes beschleunigenden, also abführenden Effekt der schleimbildenden Ballaststoffe,
2. durch eine Schutzwirkung der schleimbildenden Beta-Glukane, die die Darmwand gegenüber Reizungen durch Nahrungsbestandteile und Infekte abschirmen und so einer Durchfallneigung entgegenwirken." (146).

Haferglukane sind empfindliche Substanzen, die durch ein hafereigenes Enzym, die Laminarinase, schnell abgebaut werden. Haferschleimsuppen sollten daher frisch verzehrt werden.

Außerdem enthält Hafer abweichend von allen anderen Getreidearten in seinem Mehlkörper beachtliche Mengen eines aus Fruchtzucker aufgebauten Polyfructosans (Avenarin). Da Fructose im menschlichen Körper ohne Mitwirkung von Insulin abgebaut wird, wurde daraus auf eine blutzuckersenkende Wirkung des Hafers geschlossen, von der in der Diätetik des Diabetes gern Gebrauch gemacht wird.

Hafer hat als einzige Getreideart einen cholesterinsenkenden Effekt. Hierfür werden nicht nur der hohe Gehalt an Linolsäure, sondern auch die Anwesenheit zahlreicher Phytosterine, die den Übergang von Cholesterin aus dem Darm in das Körperinnere blockieren können, sowie wasserunlösliche Ballaststoffe (Glukane der Randschichten) durch Bindung von Gallensäure aus dem Darminhalt verantwortlich gemacht. Möglicherweise tragen auch die im Hafer enthaltenen Polyphenole in Form von Ferula- und Kaffeesäure dazu bei.

Ein Vergleich der Mineralstoffe des Hafers mit allen anderen bei uns angebauten Getreiden ergibt höhere Werte bei Hafer für Kalzium, Eisen, Mangan, Silizium und Zink. Kalzium und Eisen ist etwa doppelt so hoch wie bei Weizen. Phosphor liegt, wie bei allen Getreiden, vor allem als Phytinsäure vor, die mit vielen Metallen unlösliche Verbindungen eingehen kann. Im Gegensatz zu allen anderen Getreidearten konnte in Hafer Phytase nur in sehr geringen Mengen nachgewiesen werden. Daraus wurde die unbewiesene Schlußfolgerung gezogen, Hafer wäre für Kalk- und Eisenmangelkrankheiten verantwortlich. Eine rachitogene Wirkung von Hafer und anderen Getreidevollkornprodukten konnte aber — soweit sie den Menschen betreffen — experimentell niemals nachgewiesen werden (146). Sie beruht hauptsächlich auf dem ungünstigen Verhältnis von Kalzium zu Phosphor in allen Getreidearten, d. h. Getreide ist relativ arm an Kalzium und reich an Phosphor (siehe auch Kap. 2.5).

Bei den Vitaminen ragt der Thiamingehalt (= Vitamin B_1) mit 0,7 mg/100 g Hafer heraus. Er ist so hoch, daß 100 g Hafer allein etwa 40% des Tagesbedarfs decken können. Auch Vitamin E ist überdurchschnittlich vorhanden, bedingt durch den hohen Fettgehalt des Hafers.

Hafer löst bei Mensch und Tier eine gehobene, zu Aktivitäten drängende Stimmung aus. Für das Zustandekommen dieses Effektes sind offenbar gewisse endogene Wirkstoffe vom Typ der Weckamine verantwortlich zu machen (146). Hier liegt die Ursache für das bekannte Sprichwort: „Ihn sticht der Hafer!". Daß Hafer auf Denkvollzüge einschließlich Aufmerksamkeit und Gedächtnis von förderlichem Einfluß ist, konnte in einem Versuch mit 33 minderbegabten Kindern gezeigt werden, die 2 1/2 Monate lang ein Hafermüsli als Frühstück erhielten (166).

Hafer hat sich bei sportlichen Dauerleistungen und erhöhten körperlichen Strapazen oder bei Arbeiten unter erschwerten Umweltbedingungen als leistungssteigernd bewährt. Aber obwohl er sich für die menschliche Ernährung vorzüglich eignet, ja sich auf Grund des höchsten Wirkstoffreichtums unter allen Getreidearten und seiner darmfreundlichen Eigenschaften als die ideale Getreidenahrung fast aufdrängt, wird er heute hauptsächlich als Viehfutter verwendet. Nur ein geringer Teil dient als Industriehafer zur Herstellung von Nährmitteln, insbesondere Flocken. Daneben werden gewisse Mengen Hafermehl (fein zerkleinerte Haferflocken) für Kinderfertigbreie, haferhaltige Spezialbrote und Hafercereals hergestellt. Die verschiedenen Hafererzeugnisse — vor allem Flocken — werden vorwiegend als Frühstückskost in Form von Müsli oder Porridge verzehrt. Sie finden wegen ihres spezifisch angenehmen Geschmackes und der leichten Verdaulichkeit jedoch auch bevorzugt in der Kinder- und Krankenernährung Verwendung.

Haferkörner werden unter feuchter Hitze zu Flocken gepreßt. Die zweimalige Erhitzung durch das Präparieren (s. o.) und das Zerquetschen verursacht zwar eine Teilschädigung einiger hitzelabiler Inhaltsstoffe. Dennoch sind Haferflocken zu den wertvollsten Nährmitteln zu rechnen, besonders unter Berücksichtigung der schleimenden Eigenschaften von Haferabkochungen und -lösungen (84).

Der Verbraucher kann bei Haferflocken wählen zwischen den Vorteilen der groben, bißfesten, sog. kernigen Großblattflocken, den zarten Kleinblattflocken und der guten und raschen Löslichkeit von Instantflocken oder Schmelzflocken (188).

Hafer empfiehlt sich für den Verzehr im Frischkornmüsli, als Brei, süß oder salzig, als Schleim, Brotzugabe, Gemüsebeilage, Backwerk u.v.a.m.

Hafer bietet also ein breites Spektrum für viele Störungen im Verdauungskanal. Er ist natriumarm und daher für Bluthochdruck- und Nierendiät geeignet. Er hat viel Fruktose und ist daher auch für den Diabetiker geeignet. Und der Struktur seiner Ballaststoffe ist seine cholesterinsenkende Wirkung zuzuschreiben, die ihn zum Vorbeugen gegen Gefäßerkrankungen, Arteriosklerose und Herzinfarkt geeignet machen.

Für die Zubereitung von Hafer gilt noch mehr als für andere Getreidearten: Nach dem Schroten von Nackthafer für das Frischkornmüsli ist für schnelle Verwendung zu sorgen, denn der beim Hafer als einziger Getreideart erheblich höhere Ölgehalt ist über das ganze Korn verteilt und nimmt bei Berührung mit Luftsauerstoff schnell ranzigen oder bitteren Geschmack an.

Gerste

Gerste ist bereits aus dem alten Babylon, also seit mehr als 6 000 Jahren, bekannt und zählt daher zu den wohl ältesten Kulturgetreidearten. Sie hat unter allen Getreiden die kürzeste Vegetationszeit, d. h. sie braucht vom Beginn des Keimens bis zur erntereifen Ähre nur drei Monate. Das macht sie besonders geeignet für Gebiete mit kurzem Sommer. Sie kann daher weit im Norden angebaut werden, wo andere Pflanzen nicht mehr reifen würden, ebenso auch in Gebirgslagen.

Gerste tritt in einer Reihe verschiedener Formen auf. Sie ist in der Mehrzahl ihrer Formen Spelzgetreide, die Spelze macht ca. 15 % des Korngewichtes aus und ist fest mit dem Korn verwachsen. Das Entfernen der Spelze ist ohne Verletzung des Kornes und ohne Verlust des Keimlings kaum möglich. Durch züchterische Maßnahmen ist es gelungen, spelzfreie Nacktgerste zu erzeugen, deren Erträge allerdings gegenüber den bespelzten Sorten zurückstehen. Sie ist für Brauereizwecke ungeeignet, wegen ihrer Anfälligkeit gegen Schimmelbefall beim Keimen. Nacktgerste ist für die Bereitung von Nährmitteln geeigneter, weil sie ohne Schälverluste als wirkliches Vollkorn verwendet werden kann.

Je nach Anzahl und Lage der Ähren an der Ährenspindel gibt es 2, 4 oder 6-zeilige Formen. Die Wintergerstensorten sind vorwiegend vier oder sechszeilig, die Sommergerste eher zweizeilig.

Ebensogroß wie die Formenvielfalt der Gerstensorten ist ihre Variabilität in der Zusammensetzung des Kornes. So gibt es Sorten für Brauerei und Mälzerei mit niedrigem Proteingehalt und vorwiegend zweizeilige für Futter- und Nahrungsmittelzwecke mit hohem Proteingehalt. Dabei deckt sich die zweizeilige Wintergerste mit dem hohen und die sechszeilige Sommergerste analog mit dem niedrigen Proteingehalt.

Zum Entfernen der angewachsenen S p e l z e n bedienten sich unsere Vorfahren des Stampfens. Das Korn wurde angefeuchtet, in halbkugelig offene Gefäße geschüttet und durch Stampfen mit gestielten langen Keulen aneinandergerieben, wobei sich die Spelzen zum größten Teil lösten. Im Wind wurde dann die getrocknete Spreu vom Korn getrennt. Daß keine hundertprozentige Spelzenbeseitigung auf diese Weise möglich war, störte angesichts der relativ dünnen Spelzen nur wenig, Keimling und Randschichten blieben jedenfalls weitgehend erhalten.

Die moderne Technik verrollt die Körner zwischen zwei rotierenden Zylindern mit rauhen Wänden, wobei zuerst die herausragenden Kornenden, darunter der Keimling, dann auch die Kornbreitseiten abgeschliffen werden und ein Endprodukt ähnlich einer rundgeschliffenen Kugel entsteht. Nur in der Bauchfurche ist noch ein Rest von Spelze geblieben. Für diese rundgeschälten Gerstenkörner hat sich in Deutschland die Bezeichnung „Graupen" eingebürgert. Durch weitere Zerkleinerung entstehen sogenannte Perlgraupen oder durch Zerschneiden die Grütze. Gerstennährmittel bildeten noch am Anfang dieses Jahrhunderts ein wichtiges, billiges Nährmittel. Mit steigendem Lebensstandard sind Gerstennährmittel kaum noch gefragt.

Gerste ist reich an Schleimstoffen von besonders hohem Quellvermögen. Davon abgesehen ist sie in ihrer Nährstoffzusammensetzung dem Weizen recht ähnlich. Ihr Eiweißgehalt schwankt je nach Sorte zwischen 9 und 16%. Charakteristisch und technologisch von großer Bedeutung sind ihre leicht aktivierbaren Diastaseenzyme. Durch sie wird, wenn das Korn keimt, Stärke zu niedermolekularen Zuckern wie Maltose und Glukose abgebaut. Daraus ergibt sich die Bevorzugung von Gerste in der Brauereitechnologie. Der entstehende Zucker wird zu Alkohol vergoren.

Neben der Verarbeitung zu Nährmitteln und Bier findet Gerste hauptsächlich in der Futtermittelindustrie Verwendung. Mit einem kleinen Marktanteil behauptet sich bei uns auch noch der Malzkaffee, der aus gekeimten Gerstenkörnern hergestellt wird. Die gemälzten Körner werden geröstet und geschrotet und ergeben so das an Bohnenkaffee erinnernde Pulver.

Die früher auch in Deutschland gelegentliche Verwendung von Gerste als Brotfrucht erfolgte mehr aus Not zur Streckung knapper Vorräte und soll sich in nordischen Ländern bis heute erhalten haben. Die Krume von Brot aus Gersten-Mk-Mehlen ist zäh und leicht trocken. Deshalb wird Gerste bei uns höchstens in geringen Mengen bis zu 10% der Gesamtmehlmenge, als sogenanntes Streckmehl, zugesetzt. Schließlich ist noch die Verwendung von Gerste als Beigabe zu Kindernährmitteln und als Gerstenflocken zu erwähnen.

Gerste eignet sich gut für Suppen und Eintopf. Durch ihre schnelle Enzymaktivierung bietet sie sich für die haushaltsmäßige Herstellung von angekeimten Körnern an, die sich durch angenehm süßen Geschmack und leichten Bißwiderstand auszeichnen und eine vielseitige Verwendung in Frischkostgerichten erlauben.

Mais

Mais liegt neben Weizen und Reis an vorderster Stelle der Weltgetreideproduktion. Sein Ursprungsland ist Zentralamerika. Die ältesten Funde sind jetzt 7 000 Jahre alt. Er war dort Haupt- und Grundnahrungsmittel der Mayas und Azteken. Kolumbus war es dann, der 1492 den Maisanbau auf Kuba entdeckte und Körner mit nach Europa brachte, wo sich der Anbau vor allem in Mittelmeerländern schnell verbreitete.

Mais braucht ein Mindestmaß an Wärme und kann dank seiner Pfahlwurzel Regen lange entbehren. Das für ihn passende Klima wird oft als Weinklima bezeichnet.

Mais liefert, bei relativ geringen Ansprüchen an Boden und Klima, ohne aufwendige Bearbeitung mit 26—60 dt/ha relativ hohe Hektarerträge unter allen Getreiden. So wird heute fast die Hälfte der Welt-Mais-Produktion in dem kalt-gemäßigten Gürtel von Dakota bis Ohio angebaut.

Hinsichtlich Form, Farbe und Beschaffenheit des Mehlkörpers lassen sich hauptsächlich folgende Varietäten unterscheiden:

> Zahnmais (Zea indentata),
> Hartmais (Zea indurata),
> Zuckermais (Zea saccharata),
> Puffmais (Zea everta).

Mais unterscheidet sich von anderen Getreiden dadurch, daß seine zahlreichen großen Körner an einem dicken Stamm (Kolben) sitzen, und zwar in acht Reihen als breites, flach gewölbtes Korn und in 12 und 14 Reihen als schmal-längliches, prismatisches Korn. Der Kolben ist von vielen Hüllblättern (Lieschen) vollkommen umgeben. Das einzelne Korn und der ölreiche Keimling sind im Vergleich zu Weizen und erst recht zu Hirse relativ groß, etwa viermal so groß wie beim Weizen. Der Keim macht 30 Volumenprozent bzw. 12 Gewichtsprozent vom ganzen Korn aus. Der Ölgehalt des ganzen Kornes beträgt 4—5%. Maiskeimöl ist ein begehrtes Diätetikum auf Grund seiner hohen Anteile an ungesättigten Fettsäuren und Fettbegleitstoffen.

In Bezug auf den ernährungsphysiologischen Wert steht Mais etwas hinter den anderen Getreiden zurück. Das Hauptprotein des Maises heißt Zein, welches relativ wenig Lysin und Tryptophan enthält. Deshalb ist die Biologische Wertigkeit die geringste aller Getreidearten. Dieser Umstand ist dafür verantwortlich, daß bei einseitig überwiegender Maisernährung, wie es bei der armen Bevölkerung Mittel- und Südamerikas oft der Fall ist, Mangelsymptome auftreten. Sie sind aber nicht nur auf das Protein, sondern auch auf den Mangel an Niacin, einem B-Vitamin, zurückzuführen. Zusammen sind sie für das massenhafte Auftreten einer Vitamin-Mangelkrankheit, der

Pellagra, verantwortlich. In neuerer Zeit versucht man dieses Manko durch bevorzugte Züchtung lysinreicher Sorten (Opaque-2) auszugleichen (121).

Das Vitamin Niacin kommt im Mais fest gebunden vor und kann deshalb nicht vom Menschen verwertet werden. Dadurch steigt bei den oft schon durch Proteinmangel gefährdeten Menschen das Pellagra-Risiko. Daß das aber nicht sein muß, zeigen die Mexikaner. Für ihre Tortillas erhitzen sie die Körner zunächst in Kalkwasser. Dadurch wird die Bindung des Niacins gelöst und das Vitamin biologisch verwertbar. Zugleich wird dadurch der Kalziumversorgung gedient. Gelber Mais enthält als einziges Getreide nennenswerte Mengen der Carotinoide, als Provitamin-A wirksam. Die Werte schwanken zwischen 0,1—0,8 mg%.

Mais besitzt keine guten Backeigenschaften. Sein Eiweiß hat bei der Teigführung keine genügende Bindefähigkeit und Dehnbarkeit zum Ausdehnen durch Gärgase, weil es frei von Gluten ist. Glutenfreie Mehle sind andererseits für die Ernährung von Zöliakiekranken von Bedeutung, die Gluten nicht vertragen. Mais wird dadurch zusammen mit Reis zum wichtigsten Getreide in der glutenfreien Diät.

Im Gegensatz zum Reis dient Mais weltweit zu 70% als Viehfutter, und zwar als ganze, frische oder silierte Pflanze. Dies macht in der Bundesrepublik 2,1 Millionen Tonnen aus. Die restlichen 0,9 Millionen Tonnen werden in der Brennerei und Brauerei sowie in der Nahrungsmittel- und Stärkeproduktion verarbeitet.

In der Brennerei wird Mais als ganzes Korn oder geschrotet nach Hitzebehandlung und anschließender enzymatischer Verzuckerung alkoholisch vergoren. Der abdestillierte Alkohol wird zu Whisky oder anderen Branntweinen zugefügt. Die Brauindustrie außerhalb Deutschlands (Reinheitsgebot) setzt Maisgrieß zu 20—30% der normalen Gerstenmalzmaische zu. Ähnliche Grieße werden bei der Snackherstellung zur Erzeugung von Erdnußflips, Zwiebelringen und dergleichen verwendet.

Maismehl wurde in Mangeljahren, z. B. nach dem 2. Weltkrieg, zur Streckung von Weizen und Roggen zusammen mit Kartoffelstärke verarbeitet, war jedoch nicht besonders beliebt. Heute hat der Mais als Rohstoff für Knabbergebäck, Frühstückscerealien, Instantprodukte u.v.a. neue Absatzmärkte auf dem Lebensmittelsektor gefunden.

Die bei der Herstellung anfallenden Keime und Schalen dienen — wie die meisten wertvollen Getreidebestandteile — als Viehfutter. Aus Maiskeimen wird das linolsäurereiche Maiskeimöl gewonnen.

Die Produktion von Stärke stützt sich weltweit auf vier Hauptrohstoffe: Mais, Weizen, Kartoffeln und Tapiokawurzeln. Der Körnermais ist dabei die wichtigste Komponente. Er wird zerkleinert, nach Abtrennung von Schalen und Keimen zu einem Brei aufbereitet und zentrifugiert. Dadurch trennt sich die Stärke vom verbleibenden Maiseiweiß, welches ebenfalls überwiegend den Tierfuttermischungen zugesetzt wird. Aus dieser Stärke wird Glukose hergestellt, die in Marmeladen, Schokolade, Getränken und verschiedenen Backwaren Verwendung findet. Aus 100 kg Mais lassen sich 66 kg Stärke oder 83 kg Stärkesirup oder 52 kg Glukose gewinnen.

Das haushaltstechnische Verwendungsspektrum für Mais reicht von der Breiherstellung (Polenta) über Fladen (Tortillas) und Popcorn bis zum Zumischmehl für Backerzeugnisse. Hinzu kommt die Verwendung ganzer, frischer Kolben als Gemüsemais oder einzelner, meist dosenkonservierter Körner. Maiskleie ist besonders ballaststoffreich (197).

Reis

Reis ist die wichtigste Kulturnahrungspflanze der Menschheit, denn fast die Hälfte der Erdbevölkerung lebt vom Reis als Grundnahrungsmittel. Die Anbaufläche des Weizens ist zwar weitaus größer, und auch der Gesamtertrag liegt leicht über den ca. 400 Millionen Tonnen des Reises. Jedoch werden viel größere Mengen des Weizens als Viehfutter und für industrielle Zwecke verwendet als vom Reis, der nur zu ca. 10% nicht der direkten Ernährung dient. Nur 5% der Reisernte werden auf dem Weltmarkt gehandelt. 90% des Anbaus und der Verwertung beschränken sich auf Südostasien, dem bevölkerungsreichsten Gebiet der Erde.

Die ältesten Funde und schriftlichen Aufzeichnungen über Reis kommen aus China und stammen aus der Zeit um 3 000 v. Chr. Im Jahre 1 000 v. Chr. waren den Indern bereits verschiedenartige Reissorten bekannt. Von dort wurde der Reisanbau dann langsam zu den Persern und an die afrikanischen Küsten überliefert, von wo aus ihn die Mauren um ca. 1 000 n. Chr. auch nach Europa brachten. So wird seit dem 15. Jahrhundert in der Po-Ebene Reis angebaut. Durch die Spanier und Portugiesen gelangte er dann auch nach Mittel- und Südamerika, ehe er schließlich im 17. Jahrhundert von dort nach Nordamerika exportiert wurde.

Der Anbau von Reis ist an zwei Grundbedingungen geknüpft: heißes Klima und sehr viel Wasser. Reis verlangt in der Blütezeit Temperaturen von 30 bis 35 Grad C, und für die Erzeugung von einem Kilogramm Reis werden 3 000 bis 10 000 l Wasser gebraucht. Neben diesem „Sumpfreis" gibt es auch Sorten, die in feuchter Luft auf trockenem Boden wachsen und bevorzugt an Berghängen gedeihen. Sumpfreis hat einen höheren Ertrag als Berg-, Land- oder Trockenreis, der dafür geschmackliche Vorteile bietet. Insgesamt sind über 8 000 verschiedene Reissorten bekannt geworden. Vorrangiges Ziel in der Reiszüchtung war in den letzten Jahrzehnten die Entwicklung hochertragreicher Sorten, sog. high yielding varieties (z. B. IR8). Der Nachteil im Anbau dieser Sorten liegt jedoch in der größeren Anfälligkeit und den erhöhten Ansprüchen an Wasser und Düngung.

Im Handel der industrialisierten Länder unterscheidet man drei Grundtypen: Langkorn, Rundkorn mit wenig Amylose, leicht klebend und das nicht sehr verbreitete Mittelkorn.

Weitere Unterscheidungsmöglichkeiten bietet der Bearbeitungsgrad. Paddy ist der rohe Reis mit 20 % ungenießbarer Spelze, die beim Braunreis entfernt worden ist. Braunreis entspricht unserem Begriff Vollkorn. Er wird im Handel unter der Bezeichnung „Vollreis" oder „Naturreis" angeboten. Eindeutiger wäre die Bezeichnung Vollkornreis. Dem hellen Mehlkörper des Weizens entspricht der geschliffene und polierte Weißreis, dem das vitamin-, mineral- und ballaststoffreiche Silberhäutchen entzogen wurde.

Das längliche Reiskorn hat keine Einkerbung (Bauchspalte) wie Weizen und Roggen, sondern ist mit je zwei Längsrippen auf der Flachseite versehen und wird mit der Spelze geerntet. Um die Spelzen zu entfernen, wird das Reiskorn geschliffen. Das entspelzte Korn ist wie das nackte Weizen- oder Roggenkorn von einer bräunlich-silbrigen Schale umgeben, die beim Reis „Silberhäutchen" genannt wird.

Beim Schleifen lassen sich Verletzungen der vorstehenden Kernrippen und der Silberhaut nicht vermeiden. Verletzte Stellen sind vom Silberhäutchen befreit und lassen den weißen Mehlkörper teilweise durchblicken. Das Korn sieht dann scheckig aus; weil dies kein freundlicher Anblick ist und das beschädigte Silberhäutchen schnell ranzig wird, wird bei der Weißreisherstellung auch das Silberhäutchen durch Schleifen und Polieren restlos entfernt. Es entsteht das weiße Reiskorn, wie es bei uns im Handel überall anzutreffen ist. Es entspricht dem von Randschichten und Keimling befreiten weißen Mehlkörper bei Weizen und Roggen. Um den geschliffenen und polierten Reis äußerlich noch attraktiver zu machen, wurde er zeitweise mit verdünntem Ultramarinblau und mit 2 % Talkum in Traubenzuckerlösung behandelt. Die Körner sehen dann glänzend weiß aus. Da in Talkum Asbestfasern vorkommen können, ist derartig glasierter Reis seit 1975 in der Bundesrepublik verboten.

Mit dem Beseitigen des Silberhäutchens und des Keimlings werden alle darin enthaltenen Wirkstoffe entfernt, darunter das für die Verstoffwechselung von Stärke benötigte Vitamin B_1. Da Reis in Südostasien ein Grundnahrungsmittel darstellt, das oft mehr als 50 % der Tagesnahrung ausmacht, war der Mangel der in Silberhäutchen und Keimling enthaltenen Wirkstoffe die Ursache für eine dort weit verbreitete Vitaminmangelkrankheit, die Beri-Beri, die für Millionen Menschen mit dem Tode geendet hat.

Wird Braunreis gedämpft und erst dann geschliffen, entsteht der parboiled Reis. Er nimmt eine Mittelstellung zwischen Braun- und Weißreis ein, weil durch das Dämpfen ein bemerkenswerter Teil der Vitamine und Mineralstoffe des Silberhäutchens ins Korninnere wandert und beim Schleifen erhalten bleibt. Dieses Prinzip ist schon seit 500 Jahren in Asien bekannt. Dort wurde der Reis eingeweicht und anschließend langsam in der Sonne trocken gedarrt, um ihn keimunfähig, aber haltbar zu machen.

Schnellkochreis ist vorgekochter Weißreis, der dann im Haushalt nur kurze Zeit gekocht werden muß. Neuerdings wird auch vorgekochter Naturreis im Handel angeboten.

Puffreis wird aus gequollenem Weißreis durch Dämpfen bei Überdruck und plötzlichem Entspannen hergestellt. Dabei platzt das Reiskorn auf und vergrößert sein Volumen um ein Vielfaches.

Reis enthält nur 6—8% Protein, nur 1% Fett, aber fast 70% Stärke. Er ist also im Vergleich zu Weizen fett- und eiweißarm und dementsprechend kohlenhydratreicher. Der Biologische Wert des Reiseiweißes übertrifft den des Weizens. Reis hat etwa 50% mehr von den essentiellen Aminosäuren Lysin, Methionin und Threonin. Reisstärke besteht aus sehr kleinen Körnern. Reis ist an schleimbildenden Substanzen reich, die sich in der Diät bei Verdauungsstörungen durch ihre vielseitig ausgleichenden Eigenschaften selbst in der Säuglingskost ausgezeichnet bewährt haben.

Der Mineralstoffgehalt ist im Vergleich zu anderen Getreiden relativ gering. Reis hat wie eigentlich alle Getreide wenig Natrium (2 mg/100 kcal), was ihm eine besondere Wertschätzung in der Diät Nierenkranker verleiht.

Die Verteilung seiner Inhaltsstoffe im Korn enspricht weitgehend der des Weizens. Keimling und Aleuronschicht machen nur 8% des Gewichtes aus, enthalten aber fast 80% des Thiamins (Vit. B_1) und anderer Wirkstoffe.

Parboiled Reis enthält bis zu 70—80% vieler, aber nicht aller essentieller Wirkstoffe des Silberhäutchens, u. a. keine Ergänzung von Vitamin B_2.

Infolge des Schleifens und Polierens fehlen ihm wie dem Weißreis die Ballaststoffe. Größere Verluste an B-Vitaminen kann es geben, wenn Reis lange gewässert oder gewaschen wird, oder wenn er mit überschüssigem Wasser gekocht wird, das dann weggeschüttet wird.

Der Mehlkörper des Reiskornes ist je nach Sorte etwas unterschiedlich zusammengesetzt. Langkornreis enthält relativ viel Amylose, Rundkornreis mehr Amylopektin. Dementsprechend ist Langkornreis hart, glasig, weiß, festkochend und nicht klebrig, während Rundkornreis weich, mehlig, milchig und klebrig ist. Man nennt ihn deswegen auch Milchreis, Klebreis oder Süßreis. Die bekannteste Langkornsorte ist der Patna-Reis.

Der natriumarme und kaliumreiche Reis wirkt entwässernd und wird daher auch in der Diätetik verschiedener Erkrankungen eingesetzt.

Reis hat zwar keinen Kleber; er kann deshalb nur zu Fladen gebacken werden, aber er schleimt auf Grund seines hohen Pentosangehaltes relativ gut. Das macht ihn für Menschen mit Krankheiten der Verdauungswege wertvoll, aber auch für die Breiernährung von Kleinkindern. Die diesbezüglich außerordentlichen Qualitäten des Hafers werden vom Reis allerdings nicht erreicht. Glutenfreier Reis ist Diät-Getreide für Zöliakie.

Reis wird weltweit überwiegend als ganzkörnige Breimahlzeit gegessen. In westlichen Ländern, wo der Reis nicht als Grundnahrungsmittel dient, wird er auch in Form von Frühstückscerealien, Reisflocken, Reiscrispies und Puffreis angeboten. Sie werden vorwiegend mit Zucker „angereichert" und aus Weißreis hergestellt.

Wird Getreide in die Ernährung des Kleinkindes eingeführt, so geschieht dies meist mit Schleimen aus Reismehl und später mit Reisgrieß in Fertigmahlzeiten. Seine problemlose Verträglichkeit und gute Verdaulichkeit prädestinieren ihn hierfür.

Weil Reisstärke sehr feinkörnig ist, wird sie außer in der Lebensmittelindustrie in der Kosmetik als Pudergrundlage verwendet und in der Textilverarbeitung für Glanzstärkeappreturen. Das bei der Stärkegewinnung anfallende Reiseiweiß wird in der Lebensmittelindustrie für Speisewürzen und Würzsoßen verwendet. Reisstroh gilt als der beste Rohstoff für Zigarettenpapier.

In den asiatischen Ursprungsländern werden auch verschiedene Gärungsprodukte aus Reis hergestellt. Die bekanntesten sind wahrscheinlich der Reiswein Sake und Reisschnaps Arrak, die aus vergorenem Reis unter Zusatz von gerbstoffreichen Betelnüssen, Arekanüssen, Zuckerrohr, Palmsaft sowie Blütenkolben der Kokospalme gewonnen werden.

Ein in Indien verbreitetes Reisgericht unter der Bezeichnung Idli wird durch Fermentieren eines Breies aus gemahlenem Reis und Mungobohnen hergestellt, der erhitzt zum Verzehr gelangt. Analog wird durch leichtes Angären von feuchtem Roh-Reis in Süd- und Mittelamerika ein sogenannter Gelbreis oder Sierra-Reis gewonnen.

Der Vorteil dieser enzymatisch bearbeiteten Produkte liegt in ihrem höheren Gehalt an den Vitaminen B_1 und B_2, der besseren Mineralstoffverwertbarkeit, der Erhöhung der Eiweißwertigkeit und einer geschmacklichen Aufwertung durch die Entwicklung spezifischer Aromen.

Für die Vollwerternährung empfiehlt sich in allererster Linie die Verwendung von Braunreis, d. h. Vollkornreis mit Silberhäutchen, aber ohne Spelzen. Seine Verwendungsmöglichkeiten sind ebenso vielfältig wie beim weißen Reis: als Beilage zu Gemüse oder Fleisch, als Brei, süß oder pikant, als Salatgrundlage oder als Schleim aus selbstgemahlenem Vollreis in der Kinderernährung.

Der Verzehr von Weißreis, wie er hauptsächlich vom Handel angeboten wird, dient der Energieversorgung, nicht jedoch der gesundheitlichen Vorsorge. Dem kann auch durch Parboiled Weißreis nur unvollkommen entsprochen werden. Vollreis oder Braunreis bedarf längerer Zeit zum Ausquellen, um eine allzu lange Kochzeit zu vermeiden. Sein Geschmack ist ausdrucksvoller und inhaltsreicher als der recht fade Geschmack von Weißreis. Freilich zu jeder geschmacklichen Umstellung gehört eine Zeit der Eingewöhnung.

Wildreis ist mit 15—17% Eiweiß gegenüber Sumpf- und Bergreis erheblich eiweißreicher. Da er auch fast doppelt soviel Lysin und B-Vitamine als Weizen und erst recht als Weißreis hat, verdient er besondere Beachtung. Er gewinnt in den USA und Kanada an ökonomischer Bedeutung, weil er in Feuchtgebieten anbaufähig ist, in denen normaler Reis noch nicht, anderes Getreide aber nicht mehr gedeiht. Sein Aufkommen ist gering, so daß er vorerst mehr in der Rolle einer seltenen Delikatesse für Feinschmecker gesehen werden muß (5).

Hirse

Hirse als Sammelbegriff steht für eine Reihe von Getreidesorten, welche verschiedenen botanischen Gattungen angehören. Allen gemeinsam sind kleine gelbe bis braune, bespelzte Körner, die in Rispen heranwachsen. Nur Kolbenhirse macht eine Ausnahme. Ihre Blüten und Früchte sitzen stiellos rund um eine Achse. In ihren übrigen Eigenschaften sowie in der Verbreitung ihrer Anbaugebiete weichen die einzelnen Arten allerdings erheblich voneinander ab. Botanisch handelt es sich hauptsächlich um folgende Gattungen:

— Panicum miliaceum   Rispenhirse, Common Millet, unsere normale Speisehirse,

— Setaria italica   Kolbenhirse, Borstenhirse, bekanntes Vogelfutter,

— Pennisetum americanum   Negerhirse, Perlhirse, wichtigste Pflanze für Breie in der Bevölkerung von Sudan und Vorderindien,

— Andropogon sorghum   Mohrenhirse, Kaffernhirse, Durra, Dari, Milokorn, am weitesten verbreitet (Afrika, USA), Nutzung für Breie, Futter und als Industrierohstoff.

Für einen Anbau in Europa kommen nur die beiden ersten in Frage. Hirse war früher die wohl am weitesten verbreitete Nahrungspflanze der Welt. Mit zunehmender Industrialisierung und Intensivierung der Landwirtschaft verlor sie an Bedeutung. Anfälligkeit gegenüber Vogelfraß, vorzeitiger Samenausfall sowie der gegenüber Weizen oder Mais geringere Ertrag sind Ursachen für diesen Verdrängungsprozeß. Im Norden Europas wurde Hirse durch die Kartoffel und im Süden durch den Mais ersetzt. Dennoch ist sie auch heute noch in Form von Brei und Fladen Hauptenergie- und Eiweißquelle für Millionen von Menschen in Afrika und Asien. Ihr Anbau ist durch Anspruchslosigkeit an den Boden, Dürrefestigkeit infolge eines großen Wurzelwerkes, kurze Vegetationsperiode, hohe Keimungstemperatur und starke Frostempfindlichkeit gekennzeichnet. Diese Eigenschaften prädestinieren sie vor anderen Getreiden für einen Anbau in den warmen Regionen der Tropen und Subtropen. Hirse wird allerdings für Futter- und Industriezwecke auch in Europa und in den USA angebaut. Dazu kommen Importe vor allem des großkörnigen Milokornes.

Für die Verarbeitung zu Nahrungsmitteln muß das Hirsekorn zunächst von den umhüllenden Spelzen befreit werden. Das dann freigelegte kleine Korn ist rund und nicht länglich, hat aber im Prinzip die fast gleiche Zusammensetzung und den gleichen Aufbau wie alle Getreidearten (119).

Angesichts der großen Formenmannigfaltigkeit der vielen Hirsegattungen und -arten und ihrer Abhängigkeit von örtlichen Boden- und Klimaverhältnissen unterliegen alle Werte über die mittlere Zusammensetzung relativ großen Schwankungen. So schwankt der Eiweißanteil je nach Sorte und Bodenqualität zwischen 5 und 15 %. Die die Biologische Wertigkeit begrenzende Aminosäure ist Methionin, weil sie u. U. von den im Korn enthaltenen Polyphenolen (siehe unten) gebunden wird. Die Verdaulichkeit des Hirseproteins ist im Rohzustand gering. Das liegt u. a. an dem Vorhandensein von Trypsininhibitoren, die aber durch Hitzebehandlung ausgeschaltet werden können.

Daß das Eiweiß von Hirse biologisch nicht sehr hochwertig ist und daher einer Ergänzung durch andere Lebensmittel bedarf, zeigen einmal Tierversuche, in denen die Hirse in der Effektivität hinter Weizen zurückblieb (151), andererseits aber auch der mangelhafte Gesundheitszustand vieler Menschen, die an Proteinmangel erkranken, in Gegenden, wo Hirse mit mehr als 60—70 % der gesamten Energiezufuhr die Nahrungsgrundlage bildet.

Der Proteingehalt der Mk-Mehle schwankt zwischen 5 % (mehlige Körner) und 15 % (glasige Körner). Im Nährwert war die Kleie-Keimfraktion dem Mk überlegen. Durch Lysinanreicherung ließ sich im Rattenversuch eine Verbesserung des Nährwertes erreichen (236).

Im Fettgehalt nimmt Hirse mit ca. 3—4 % eine Mittelstellung zwischen Weizen und Hafer ein und liegt damit etwa gleich mit dem Mais. Am meisten Fett findet sich im Keimling. Etwa 80 % der Fettsäuren sind ungesättigt, wobei Linolsäure den größten Anteil ausmacht. Hirseöl enthält 8—10 mg/100 g Alphacarotin und 86—96 mg/100 g Tocopherol. Hirseöl ist demnach an Tocopherol reicher als die meisten Speiseöle und nähert sich diesbezüglich dem Maisöl oder dem Sojabohnenöl. Durch Raffinieren des Hirseöles geht sein Gehalt an Carotin fast ganz verloren, sein Tocopherolgehalt sinkt auf weniger als die Hälfte (231a).

Die Stärke der Hirse ist durch eine etwas höhere Verkleisterungstemperatur gekennzeichnet, die bei etwa 80—90 Grad C liegt. Die Stärke setzt sich aus ca. 20—25% Amylose und 75—80% Amylopektin zusammen. Ihre relativen Mengen beeinflussen, wie bei Langkorn- und Rundkornreis, die Kochfestikeit der Hirse, wobei die amylopektinreicheren Sorten mehr kleben.

Der Ballaststoffgehalt von Hirse ist wie bei den meisten Spelzgetreiden niedriger als bei den Nacktgetreiden und liegt bei 5—6%. Der Gehalt an Eisen ist mit 6—9 mg/100 g, an Silizium mit 200 mg/100 g und an Fluor im Vergleich zum Weizen beachtlich höher. Da Hirse, wie fast alle Samenfrüchte, phytinreich ist, empfiehlt sich für die Zubereitung ein Einweichen von mindestens 1—2 Stunden, um die Phytase zu aktivieren. Der Vitamingehalt von Hirse läßt gegenüber Weizen keine besonderen Abweichungen erkennen.

Abweichend von anderen Getreidearten wurden in verschiedenen Hirsesorten mehr Tannine gefunden, was sich geschmacklich nicht angenehm bemerkbar macht und daher nicht übersehen werden kann. Tannine, chemisch Polyphenole, sind allgemein als Gerbstoffe oder Gerbsäuren bekannt. Sie machen sich beim Verzehr durch eine adstringierende Wirkung auf die Mundschleimhaut bemerkbar, ähnlich wie bei Rhabarber und bei herbem Rotwein. Für diese Wirkung ist die Fähigkeit des Tannins verantwortlich, Eiweiß zu binden. Im Speichel des Mundes bindet es die für die Gleitfähigkeit sorgenden Glycoproteide und erzeugt auf diese Weise ein stumpfes, adstringierendes Geschmacksempfinden. Dieser Effekt führt aber auch zu einer geringfügig verminderten Ausnutzung des Eiweißes.

Die von der Natur zugedachte Bedeutung der Tannine scheint vermutlich in einer Erhöhung der Resistenz zu liegen. Hirse mit höherem Tanningehalt war bei Lagerungsuntersuchungen ungünstigen, insbesondere feuchten Bedingungen gegenüber wetterfester und lagerstabiler sowie gegen Vogelfraß besser geschützt (200).

Im Sudan wird aus Hirse durch Fermentieren bei 28—30 Grad, zwecks Abschwächung des adstringierenden Geschmacks, und einer Dauer von 18 Stunden ein fladenartiges Brot als Grundnahrungsmittel gebacken (72).

Tannine werden durch Säuren gespalten, so daß Hirse durch eine entsprechende Behandlung ihrer unangenehmen Geschmacksbeeinträchtigung weitgehend enthoben werden kann. Das meiste Tannin der Hirse wird allerdings schon beim Schälen der Spelzen, die von ihm ihre braune Farbe erhalten, entfernt.

In Gebieten mit großen Trockenzeiten ist Hirse die wichtigste Nahrungspflanze für Millionen Menschen. Nur in Notzeiten dehnte sich ihr Anbau auch bis in Trockengebiete von Europa aus. In den Industrie-Ländern ist sie Rohstoff für Alkohol, Traubenzucker, Dextrin, Speiseöl, Wachs und Stärke. Hirsenährmittel sind Flocken, Grieß, Graupen, Grütze und Mehl. Zwecks

Geschmacksverbesserung, Erhöhung der Haltbarkeit und Verkürzung der Kochzeit wird rohe Hirse meist hydrothermisch vorbehandelt. Trocken entkeimte Sorten mit niedrigem Fettgehalt werden dabei bevorzugt, haben aber keine Vollkorneigenschaften mehr. Hirseflocken werden durch Dämpfen und Quetschen von Hirsegraupen hergestellt. Sie tragen häufig auf Grund ihrer kleinen, muschelartigen Form die Bezeichnung „Flöckli". Besonders die sogenannten Wachshirsen, aber auch fast alle Normalhirsen zeichnen sich durch ein gutes Dickungsvermögen aus.

Hirse für sich allein besitzt keine befriedigenden Backeigenschaften. In technologischen Versuchen mit je 50% Weizen-Mk-Mehl und Sorghummehl konnte Brot mit gut gelockerter und elastischer Krume hergestellt werden.

Hirse als Breispeise paßt vorzüglich zu Obst und Gemüse, egal ob süß oder pikant. Sie läßt sich mit Reis vergleichen, eignet sich aber auch als Müslibeigabe sowie als süße Nachspeise oder als Auflaufgrundlage.

Diätetisch ist bemerkenswert, daß Hirsekleie nach Versuchen mit Sorghum vulgare einen guten Schutz gegen Gallensteine bieten soll (50).

Buchweizen

Buchweizen gehört nicht zu den Gräsern, wie die besprochenen Getreidearten, sondern ist ein Knöterichgewächs von ca. 40—60 cm Höhe. Da aber seine kleinen braunen, pyramidenförmigen, an Bucheckern erinnernden Früchte eine ähnliche Zusammensetzung wie Getreide haben, wird er im Handel meist als Getreide geführt. Buchweizen hat im Gegensatz zu den windbestäubten Gräsern farbige Blüten: „Ein blühendes Buchweizenfeld mit roten Stengeln, intensiv grünen Blättern und weißrosa Blüten bietet einen eigenartigen, stimmungsvollen Anblick" (Eckart).

Als Heimat des Buchweizens gilt Nepal. Buchweizen ist in Asien weit verbreitet, besonders in den Steppen von Turkestan, Südsibirien, Nordchina, UdSSR und Vorderindien. Durch Nomaden und Sarazenen wurde er nach Europa gebracht. In Deutschland wird Buchweizen unter den Namen „Tartarenkorn" und „Heidekorn" erstmals im 15. Jahrhundert erwähnt. Heute wird er vereinzelt noch in der Steiermark und der Lüneburger Heide — als „Heidemehl" — und in größeren Mengen wohl noch in der Sowjetunion angebaut.

Buchweizen ist eine an Boden und Klima anspruchslose Pflanze mit einer sehr kurzen Vegetationszeit von ca. 10—12 Wochen. Er zeichnet sich — jedenfalls bis heute — durch große Resistenz gegenüber Krankheiten und Schädlingen aus. Am besten gedeiht er auf leichten Sand- und Moorböden. Er ist aber sehr frostempfindlich und leidet schon bei Temperaturen unter +2 Grad. Mit dem Vordringen der Kartoffel hat er in Europa an Boden verloren. Buchweizen ist eine gute Bienenfutterpflanze und wird auch als Gründüngung gerne verwendet.

Nach Beseitigung seiner lederartigen braunen Fruchtschale, die 20—30% des Erntegewichts ausmacht, kann er als Korn, Grütze oder Mehl zu Suppen, Brei, Klößen oder zur Streckung von Brotmehl Verwendung finden.

Das geschälte Korn enthält:

Tab. 33: **Inhaltsstoffe des Buchweizens** (144)

	g/100 g		mg/100 g
Eiweiß	9,8	Kalzium	20
Kohlenhydrate	72,4	Eisen	3
Fett	1,7	Vitamin B_1	0,24
wasserunlösl. Ballaststoffe	4,0	Vitamin B_2	0,15
Kalium	0,32	Niacin	2,9
Phosphor	0,52	Vitamin E	3,7
Magnesium	0,02		

Im Biologischen Wert des Eiweißes übertrifft Buchweizen alle Getreidearten. Er ist 2—3mal reicher an den für die meisten Getreidearten begrenzenden Aminosäuren Lysin, Arginin und Tryptophan. Außerdem enthält er viel Lezithin. 70% der Fettsäuren sind ungesättigt.

Buchweizen hat in seinen Randschichten eine einreihige Aleuronschicht mit eiweißreichem Inhalt, ähnlich den Aleuronzellen der Getreide. Der Keimling ist im Inneren des Endosperms angelegt. Buchweizen ist glutenfrei und daher für die Verwendung in der Diät für Zöliakie und Sprue geeignet.

Nach Verfütterung größerer Mengen ganzer Pflanzen oder geschroteter Körner wurden hellhaarige Tiere überempfindlich gegen Sonnenlicht. Die Haut von Tieren mit weißer oder gescheckter Farbe zeigte Anschwellungen und Entzündungen mit blasigen und brandigen Stellen (Fagopyrismus). Verantwortlich wird ein roter fluoreszierender Farbstoff gemacht. Er soll sich in dem zarten roten Häutchen, das die Körner umgibt, befinden (129). Da sich dieser Farbstoff in heißem Wasser lösen läßt, wird für den Verzehr empfohlen, den Buchweizen heiß zu waschen bzw. den sich zu Anfang des Kochens bildenden roten Schleim abzuschöpfen.

4. Umgang mit Getreide im Haushalt

4.1 Auswahl des Rohstoffes

Getreide muß gesund sein; Kennzeichen von Gesundheit sind: reiner, arteigener Geruch, frei von störendem Fremdgeruch, insbesondere von Pilz- oder Dumpfgeruch; gut und gleichmäßig ausgebildete, unversehrte Körner, kein staubförmiger Abrieb zwischen den Körnern; frei von Besatz (siehe Kap. 4.3); über Besonderheiten der Getreidearten siehe Kap. 3.

Was am Getreide bei schneller Prüfung nicht festgestellt werden kann, sind nicht sichtbare Rückstände von chemischen Schadstoffen. Dabei kann es sich um verschiedene Wege einer Kontamination handeln: Um

— absichtlich auf das wachsende Getreide ausgebrachte Mittel zur Vernichtung von Unkräutern, Pilzwachstum, Insekten und anderen Schädlingen,

— Beeinflussung des Eiweißstoffwechsels der Pflanzen durch Wachstumsregulatoren (CCC = Chlorcholinchlorid),

— erhöhte Nitratgehalte als Folge überhöhter Stickstoffdüngung,

— Aufnahme von Schadstoffen über die Wurzeln aus dem Boden (Cadmium u. a.),

— Ablagerungen von Schwebstoffen aus der Luft, insbesondere von Schwermetallen, Blei, Quecksilber, Cadmium, aber auch Benzpyren,

— Rückstände von einer Schädlingsbekämpfung während der Kornlagerung oder des Transportes (Lindan, Methylbromid, Phosphorwasserstoff).

Nur die beiden letztgenannten Rückstandsrisiken beruhen auf möglichen Ablagerungen auf der Oberfläche des Kornes, die anderen Stoffe werden über Wurzeln und z.T. über Blätter aufgenommen, so daß auch der helle Mehlkörper nicht von ihnen verschont bleibt.

Da Wachstum und Heranreifen des eigentlichen Kornes in einer relativ kurzen Zeit von ca. 40 Tagen erfolgen und das Korn dabei von Deckspelzen umhüllt wird, sind mögliche Belastungen auf der Oberfläche als relativ gering anzusehen.

Unter Zugrundelegung eines Berichtes der Deutschen Forschungsgemeinschaft 1980 sind die für Schädlingsbekämpfungsmittel, PCB, Pilzgifte und Nitrat im Getreide gefundenen Rückstandswerte sehr niedrig und liegen, von wenigen Ausnahmen abgesehen, unter den tolerierbaren Höchstmengen. Eine Ausnahme ist Cadmium, nicht nur bei Getreide, sondern bei verschiedenen Nahrungsmitteln. Für Rückstände von Wachstumsregulatoren und Vorratsschutzmitteln steht eine endgültige Beurteilung noch aus (60).

Dennoch bleibt der Einwand eines größeren Risikos berechtigt, sobald das Getreide als ganzes Korn verzehrt werden soll, weil dann möglicherweise etwas schadstoffreicheren Randschichten mitverzehrt werden. Aber der naheliegende Ausweg, das Korn zu schälen und Mk-Produkten den Vorzug zu geben, stellt auch keine bessere Lösung dar (siehe Kap. 4.3).

Zu den Zielen, das Schadstoffrisiko im Bereich des Vermeidbaren klein zu halten, gehören die Bemühungen landwirtschaftlicher Erzeuger, die auf den Einsatz chemischer Hilfsstoffe verzichten und die ökologischen Voraussetzungen für natürliche Kreisläufe wieder herstellen wollen. Diesem Ziel dienen in der Bundesrepublik vor allem drei Gruppen, die unter folgenden Markenzeichen ihre Produkte anbieten:

Demeter = biologisch-dynamische Wirtschaftsweise,
Bioland = biologisch-organischer Landbau und
Anog = naturnaher Anbau.

(Über alternativen Anbau siehe auch Kap. 2.3)

Der häufig vorgebrachte Einwand, Produkte aus dem alternativen Anbau seien zu teuer, kann in manchen überzogenen Fällen durchaus berechtigt sein. Doch muß darauf hingewiesen werden, daß er zu einem guten Teil auch berechtigt ist. Denn was mehr Aufwand bei der Erzeugung erfordert, muß unweigerlich auch teurer sein. Und der alternative Anbau erfordert mehr Einsatz an körperlicher Arbeit und, da er ein Neuling, also ein selber noch Lernender und Erfahrungsammelnder ist, auch in geistiger Hinsicht.

Zu bedenken ist ferner, daß unsere Nahrung im Laufe zunehmender Prozeßtechniken immer billiger gemacht werden konnte. Die Ausgaben in der Bundesrepublik für die Ernährung in % vom Verdienst sind in den letzten 30 Jahren um 27% zurückgegangen (120a), ein wirtschaftlicher Erfolg durch Massenproduktion mit Hilfe von Rationalisierung, Mechanisierung und Automatisierung. Dabei gerieten allerdings manche Gesichtspunkte der Produktqualität ins Hintertreffen. Das betraf besonders die innere Produktqualität, zu deren Charakterisierung bis heute noch keine zuverlässigen Kontrollmethoden erarbeitet werden konnten. Wer nun zu der Einsicht kommt, daß die innere biologische Qualität für seine persönliche Lebensqualität und für die Mit- und Umwelt einen höheren Stellenwert hat und nicht übersehen werden darf, muß daher berechtigt auch wieder etwas tiefer in die Tasche greifen.

4.2 Lagern, Aufbewahren

Gesundes Korn ist eine lebende „Naturkonserve". Es unterhält eine ganz schwache Atmung. Daher darf das Korn nicht lange in vollkommen geschlossenen Behältern aufbewahrt werden. Luftaustausch muß gewährleistet sein. Das Hauptgebot für jede Lagerung von Getreide heißt: kühl und trocken! Das Korn selbst muß trocken sein, sein Wassergehalt darf 14 % nicht übersteigen. Vor jeder Befeuchtung durch Wasser oder feuchte Luft ist das Korn streng zu schützen. Die Temperatur des Lagerraumes ist niedrig zu halten, bei längerer Lagerung möglichst unter 15, besser unter 10 Grad. Gekühltes Getreide ist vor warmer Luft zu schützen, weil es sonst leicht zu einer Wasserkondensation auf der Oberfläche kommen kann.

Es ist nicht auszuschließen, daß trotz aufmerksamer Prüfung beim Einkauf dennoch Insekten zur Entwicklung kommen. Das ist verständlich, weil sich die Entwicklung des Kornkäfers im Inneren der Körner vollzieht bzw. die Eier der Getreidemotte so klein sind, daß sie leicht übersehen werden. Die Wahrnehmung eines Käfers oder einer Motte ist das sichere Zeichen, daß mit mehr Artgenossen zu rechnen ist, so daß möglichst zügig etwas zum Unterbrechen der weiteren Entwicklung getan werden muß.

Unter haushaltsüblichen Umständen bleiben da nicht viele Möglichkeiten. Sie sind von den Grenzen der Lebensfähigkeit der Insekten abzuleiten und heißen: extreme Kälte oder extreme Hitze! Das erstere würde bedeuten, den Kornvorrat in der Tiefkühltruhe unterzubringen, was die Weiterentwicklung unterbricht, aber nicht vernichtet. Das letztere würde bedeuten, die Körner chargenweise im Backofen oder auf der Bratpfanne zu erhitzen. Dabei müssen im Inneren der Körner Temperaturen von 50 Grad erreicht werden, damit die Insektenbrut sicher vernichtet wird. Beides sind keine angenehmen Vorschläge, aber in manchen Fällen besser, als den ganzen Kornvorrat zum Verfüttern wegzugeben.

Für den Nährwert sind tiefe Temperaturen ohne Nachteil, während bei Hitze mit Einschränkungen hitzelabiler Wirkstoffe gerechnet werden muß.

4.3 Reinigen

Getreide als kleinkörniges Gut ist niemals frei von Beimengungen, die in der Fachsprache „Besatz" heißen. Für den Getreiderohverzehr ist sorgfältig darauf zu achten, daß das Korn gründlich von Beimengungen aller Art gereinigt wird. Insbesondere ist auf die restlose Beseitigung von Unkrautsamen, unter denen auch einige giftige sein können, und von Mutterkorn zu achten.

Besatz

Zu den giftigen Unkräutern gehört die Kornrade. Sie wurde früher als Erreger der Lepra angesehen. Der Rückgang der Lepra in Europa wurde der Einführung sogenannter Trieure in der Mühlenreinigung zugeschrieben. Das sind Reinigungsmaschinen, die durch ihre spezielle Konstruktion eine gründliche, vollautomatische Entfernung fast aller Unkrautsamen ermöglichen (86).

Taumellolch ist der Samen eines Unkrautes, das auch zu den Gräsern zählt und hin und wieder im Roggen wächst. Seine Früchte haben Ähnlichkeit mit Hafer und Gerste, sind aber kleiner und vollkörniger. Sein Giftstoff „Temulin" bildet sich in den von einem Schlauchpilz Sklerotinia temulenta durchwucherten kleinen Früchten. Verzehr dieser Früchte kann Schwindel, Taumeln und Schläfrigkeit hervorrufen.

Mutterkorn

Mutterkorn entwickelt sich besonders in nassen Jahren auf Fruchtknoten junger Roggenblüten, aber auch gelegentlich auf Weizen-, Gerste- und anderen Gräserblüten. Das Mutterkorn des Roggens, offiziell als Secale cornutum bezeichnet, ist vom biologischen Gesichtspunkt aus die Dauerform eines Schlauchpilzes Claviceps purpurea zum Überstehen ungünstiger Jahreszeiten. Die in verschiedenen Tönungen vorwiegend violettbraun gefärbten und leicht gebogenen Mutterkörner, die sich anstelle eines normalen Roggenkorns entwickeln, fallen vor der Reife des Getreides infolge Überlänge aus der Ähre auf den Boden, wo sie überwintern. Im nächsten Frühjahr bei passender Witterung beginnen sie zu keimen. Dabei sich bildende Fruchtkörper platzen nach der Reifung auf, und ihr Sporeninhalt wird durch den Wind auf die Narben von Roggenblüten geweht. Auf den feuchten Narben keimen die Sporen aus, durchwuchern den Fruchtknoten und reifen zu einem neuen violettbraunen Mutterkorn heran.

Mutterkorn enthält mehrere giftige Alkaloide, derentwegen es in der Heilkunde seit über 200 Jahren sehr geschätzt wird (206). Ihre große Anwendung in der Pharmazie verdanken die Mutterkornalkaloide der Entdeckung ihrer spezifischen, zu Adrenalin antagonistischen Wirkung auf das vegetative Nervensystem. Bekannte Alkaloide des Mutterkornes sind Ergotoxin und Ergotamin. Sie können eine Kontraktion der glatten Muskulatur und auf diese Weise Blutdrucksteigerung, Uteruskontraktion u.a. bewirken.

Der Gehalt an Alkaloiden im einzelnen Mutterkorn schwankt zwischen 0 und 0,2% (246), ist also sehr unterschiedlich. Ein Besatz von 0,1% Mutterkorn wird als höchstzulässige Grenze angenommen (57). Das bedeutet, daß bei einem Gewicht von 0,03 g für ein Mutterkorn höchstens ca. 3 Mutterkörner in 100 g Getreide duldbar sein dürfen. Die US-amerikanischen Standards deklarieren Roggen erst mit über 0,3% als „ergoty rye". In Kanada gelten ähnliche Grenzwerte.

Im Mehl führt Mutterkorn zu bläulichen Verfärbungen. Im Brot ist es durch seinen Alkaloidgehalt bedenklich. Dagegen ist es als Besatz im rohen Getreide durch seine schwarzviolette Farbe leicht zu erkennen und durch Auslesen zu beseitigen.

Gelangt Ergotoxin über Futtergetreide oder Mehl in den Verdauungskanal von Mensch oder Tier, kommt es schon bei geringer Konzentration zu schweren Schäden des Nervensystems. Bewegungsstörungen, Sprachverlust, starker Juckreiz, Gliederschmerzen und Brandblasen sind die häufigsten Symptome. Sie konnten sich im Mittelalter als sogenannte Kribbelkrankheit oder Antoniusfeuer oft epidemieartig entwickeln, bis es dem französischen Landarzt Thullier gelang, die schwarzvioletten Roggenkörner als Ursache des Übels zu erkennen.

Über die Folgen des Verzehrs mutterkornhaltigen Brotes liegen verschiedene Berichte vor. So fielen 1929 in 15 hessischen Orten mit 2 500 Einwohnern ca. 500 Menschen dieser Vergiftung zum Opfer, 13 wurden geistesgeschädigt. In dem südfranzösischen Städtchen Pont-St.Esprit an der Rhône hatte 1951 der Verkauf von mutterkornvergifteten Broten mehrere Todesfälle zur Folge (189).

Bei den vielen Mutterkornepidemien, die im Mittelalter vor allen Dingen die Gebiete Mitteleuropas heimsuchten und denen viele Menschen zum Opfer fielen, nahm sich besonders die Hospitalbruderschaft der Antoniter der Pflege der an Ergotismus Erkrankten an. Seit jener Zeit wurde die Krankheit auch als St.-Antonius-Feuer bezeichnet.

Der Ergotismus trat meistens im Zusammenhang mit Krieg und Hungersnot auf. Wahrscheinlich ist der Ausbruch von Mutterkornepidemien nach nassen, für das Wachstum der Pilze günstigen Sommern, durch Unterernährung und eine gewisse Avitaminose armer Bevölkerungsschichten gefördert worden. Mit der allgemeinen Hebung der Ernährungslage, mit der Verbesserung des Ackerbaues und nach der Erkenntnis, die im 17. Jahrhundert erlangt wurde, daß mutterkornhaltiges Brot die Ursache des Ergotismus war, nahmen die Häufigkeit und das Ausmaß von Mutterkornepidemien ab.

Kontamination

Lebensmittel, die roh verzehrt werden, erfordern grundsätzlich eine höhere Beachtung ihrer hygienischen Reinheit. Denn die Barriere der Vernichtung von Keimen durch Kochen, Braten oder Backen entfällt. Daher ist Vorsicht geboten bei Körnern, die beschädigt oder überlagert sind oder Geruch aufweisen.

Waschen mit Wasser ist zwar nicht von Schaden, aber auch keine Gewähr für genügende Hygiene. Gewaschenes und feuchtes Korn ist nicht lagerfähig, sondern muß bald verbraucht werden, es sei denn, es würde schonend getrocknet.

Umweltkontaminanten als Ablagerungen von Schadstoffen aus der Umgebung auf der Oberfläche der Körner lassen sich durch bloßes Waschen mit Wasser nicht bzw. nur geringfügig beseitigen. Die der Außenschale des Korns aufgelagerte Wachsschicht ist fettig und hält Fremdstoffe fest. Selbst ein kurzes Waschen in heißem Wasser bringt nur eine Teilbeseitigung.

Durch Abschälen der äußeren hautartigen Fruchtschale, wie das im STEIN-METZ-Patent-Verfahren großtechnisch durchführbar ist, können einige an ihr anhaftende Fremdstoffe bis zu 50 % entfernt werden (siehe Kap. 7.8).

Dem Risiko einer gelegentlich überhöhten Schadstoffaufnahme kann sich in der modernen Industriegesellschaft weder Mensch noch Tier noch Pflanze entziehen, aber die zuweilen geäußerte Vermutung, randschichtenfreies, helles Mehl sei ein Ausweg, trifft auch nicht zu: Beim Vermahlen in der Mühle werden nämlich Randschichten und Mehl aus dem weißen Mehlkörper miteinander verwirbelt. Da Mehl ein großes Adsorptionsvermögen besitzt, werden Schadstoffe vom Mehl gebunden, so daß im allgemeinen nur eine Herabsetzung von Schadstoffen um ca. 50 % erreicht wird.

Diesem Teilvorteil steht aber der Nachteil gegenüber, daß durch das Entfernen der Randschichten über 30 verschiedene essentielle Wirkstoffe reduziert werden und daß diese Lücke — wenn überhaupt möglich — ersatzweise durch vermehrten Verbrauch industriell hergestellter Präparate wie künstliche Vitamine, isolierte Kleie u. a. geschlossen werden müßte.

Um leichteren Risiken einer erhöhten Schadstoffaufnahme zu begegnen bzw. um sie abzuschwächen, gibt es einige Schutzvorrichtungen, deren sich der Mensch bedienen kann:

1. Geruch und Geschmack sind die bekanntesten, einfachsten und billigsten Kriterien, um jedes Lebewesen vor gesundheitlichen Schäden durch seine Nahrung zu bewahren. Diese individuellen Prüfkräfte können allerdings eingeschränkt werden, wenn die Organe für Geschmacks- und Geruchswahrnehmungen laufend starken Reizen durch Salz, Zucker, Gewürze und Genußgifte ausgesetzt sind. Mild schmeckende Speisen ohne diese Zutaten erlauben ein besseres Wahrnehmen von abträglichem Geschmack oder Geruch.

2. Eine ausreichende Versorgung mit Wirkstoffen, damit alle Organe, die für Entgiftungsvorgänge in unserem Körper verantwortlich sind, ihre Aufgabe optimal erfüllen können. Das betrifft in erster Linie die Leber als zentrales Entgiftungsorgan. Mit der Zunahme von Schadstoffgefahren durch die Nahrung wächst daher die Bedeutung genügender Versorgung mit Wirkstoffen.

3. Die Aufnahme von Ballaststoffen, die auf verschiedenen Wegen in der Lage sind, bedrohliche Störwirkungen abzuschwächen durch

— Verdünnung des Speisebreies,
— schnelleren Transport durch den Körper,
— geringere Kontakte mit der Darmwand,
— kräftigere Entwicklung der Darmwandungen,
— mögliche Bindung von manchen Schad- und Giftstoffen, um sie dank ihrer Unverdaulichkeit aus dem Körper hinauszuschaffen (siehe Kap. 2.5).

Daraus geht hervor, daß eine weitgehend naturbelassene Kost bessere Chancen zur Verminderung schädlicher Wirkungen von Kontaminanten besitzt als eine verfeinerte, der diese Schutzfunktionen mutwillig entzogen wurden.

4.4 Haushaltsgetreidemühlen

Zum Zerkleinern von Getreidekörnern im Haushalt dienen hand- oder maschinenbetriebene Haushaltsmühlen, die der Handel unterschiedlich in Größe, Leistung, Lautstärke und Material der Mahlflächen anbietet. Erfolgt das Zerkleinern ganzer Getreidekörner in einem Durchgang, so nennt der Müller das Mahlprodukt „Schrot". Schrote sind nicht mehlfein, sondern grießigfaserig bis grob zerkleinerte Körner, je nach Größe des Mahlspaltes in der Mühle (300, 301).

Das Angebot des Handels an Haushaltsgetreidemühlen ist vielseitig und groß. Für den Kauf ausschlaggebend ist der Umfang des täglichen Bedarfs an Mahlprodukten und damit die Leistungsfähigkeit der Mühle. Weitere Unterschiede beziehen sich auf das Material der Walzen, ihre Umdrehungsgeschwindigkeit, Erwärmungsgrad usw. (53).

Wer keine eigene Mühle hat, kann zunächst einmal zu einer Kaffeemühle greifen, auch wenn sie für diesen Zweck nicht ideal ist. Für den Anfang ist es aber wichtiger, sich überhaupt erst einmal mit dem vollen Korn anzufreunden und sich an ballaststoffhaltige Kost zu gewöhnen als kostenaufwendige Spezialgeräte zu benutzen. Erst wer die Vorteile einer Vollkornernährung am eigenen Leib zu spüren bekommen hat, wird dem Kauf einer eigenen Mühle nähertreten.

Für den Frischkornbrei ist grober Schrot besser geeignet, weil er nach dem Einweichen noch über eine gewisse Bißfestigkeit verfügt. Mahlen ganzer Körner ohne Absieben oder Hinzufügen irgendwelcher Kornteile führt zu Vollkornmahlprodukten, die bei grober Zerkleinerung Vollkornschrot, bei mehlfeiner Zerkleinerung auch Vollkornmehl genannt werden. Wenn vor dem Mahlen ganzer Körner Keimlinge und Bärtchen entfernt werden, was bei Handelsprodukten meistens der Fall ist, liegt kein Vollkornprodukt mehr vor, sondern ein sogenannter Backschrot (siehe Kap. 7.2).

Für eine optimale Erhaltung der labilen Wirkstoffe des Getreidekornes während der mühlentechnischen Zerkleinerung kann die Ausrüstung der Mahlwerkzeuge mit Metall oder Stein eine Rolle spielen. Alle vor dem technischen Zeitalter gebauten Mühlen zerkleinerten das Getreide zwischen Mahlsteinen, und zwar bevorzugt zwischen einem harten und einem etwas weicheren, während moderne Großmühlen das Getreide zwischen geriffelten Metallwalzen zermahlen.

Beim Zerkleinern bzw. Zermahlen des Kornes wird der natürliche Schutz des Korns zur Erhaltung des biologischen Lebens- und Vollwertes aufgehoben: Sauerstoff, Licht, Reibungswärme und vielleicht elektrische Induktionen können zeitabhängig Anlaß zu einer Schwächung des biologischen Höchstwertes führen, wovon u.U. natives Eiweiß, Vitamine, ungesättigte Fettsäuren und andere Inhaltsstoffe betroffen werden. Der Verdacht ist nicht von der Hand zu weisen, daß durch Berührung mit Metall statt mit Stein derartige Vorgänge gefördert werden.

Metallmahlwerke aus Stahl bewirken eine mehr schneidende Zerkleinerung, so daß die Konsistenz des Mahlgutes einen mehr körnigen Charakter hat. Mahlwerke aus Stein bewirken dagegen eine mehr reibende Zerkleinerung, wodurch eine mehr flockige Konsistenz entsteht. Erfahrene Vollkornbäcker geben der flockigen Konsistenz den Vorzug, weil sie sich mit der Hand besser verarbeiten läßt und Lockerung und Volumen unterstützt (36). Vom Gesichtspunkt der Verdauungsanregung darf einer grobflockigen Konsistenz sicher der Vorzug eingeräumt werden (siehe Kap. 2.5). Da aber die Metallberührung sich auf Bruchteile von Sekunden beschränkt und — zumal bei grobem Zerkleinern — nur Teile des Korns mit dem Metall in innigere Berührung kommen, erscheint es geboten, diesen möglichen Nachteilen nicht zu große Bedeutung einzuräumen. Im Vergleich zu vielen anderen Geboten für eine vollwertige Ernährung kann diesem Einfluß nur eine sehr zweitrangige Bedeutung beigemessen werden.

Um diese zwar geringfügigen, aber dennoch möglichen Wertminderungen einzuschränken bzw. zu verhindern, ist auf folgendes zu achten:

— Stein ist dem Metall vorzuziehen,
— kurzer Aufenthalt im Mahlspalt,
— Vermeiden von zu großer Erwärmung des Schrotes,
— grobe, nicht zu feine Mahlprodukte, um die Berührung mit Luftsauerstoff gering zu halten.

Beim Vermahlen ganzer Maiskörner im Haushalt ist allerdings Vorsicht geboten. Wegen der besonderen Größe und Härte der Maiskörner ist es ratsam, das Zerkleinern in mindestens zwei Mahlgängen vorzunehmen, um die Mühle zu schonen. Dabei dient der erste Durchlauf der Körner nur zur groben Zerkleinerung. Elektrische Haushaltsmühlen mit Plastikschneckenförderung sind hier besonders gefährdet.

Mahlprodukte aus dem vollen Korn sind keine Stapelware, sondern möglichst „mühlenwarm" zu verbrauchen (siehe Kap. 4.5).

Kurzfristige Untersuchungen der Verdaulichkeit von Vollkornschrot, der auf verschiedenen Mühlentypen wie Steinmühle, Walzenmühle, Hammermühle u.a. gewonnen wurde, blieben ohne Unterschiede (15).

Wer keine Mühle zur Verfügung hat und keine Zeit zum täglichen Mahlen, kann entweder ganze Körner mehrere Stunden in Wasser einweichen und die gequollenen weichen Körner durch den Wolf quetschen oder Körner in zwei bis drei Tagen zum Keimen bringen (siehe Kap. 5.6), oder er hält sich an schonend behandelte käufliche Fertigprodukte des Handels (siehe Kap. 4.8).

4.5 Was gegen die Lagerung von Schrot spricht

Das ganze Korn ist gut lagerfähig, das vermahlene Produkt aber nicht! Mit dem Zermahlen des Kornes werden natürliche Schutzvorrichtungen, welche die Korninhaltsstoffe vor Verderb schützen, zerstört. Mahlprodukte halten das Doppelte ihres Volumens an Luft eingefangen. Der Luftsauerstoff allein bewirkt bei Berührung mit ungesättigten Fettsäuren einen ranzigen und bitteren Geschmack. Dieser Vorgang spielt sich in Vollkornmehlen infolge ihres größeren Öl- und Enzymreichtums wesentlich schneller ab. Besonders das Keimlingsöl in Vollkornschroten und Vollkornmehlen ist reich an Fettbegleitstoffen in Form von Phospholipiden und Lipoprotein, die als Bestandteil der Zellsubstanz und als physiologisch wirksame Stoffe vielseitigen zeitabhängigen Zerstörungen beim Lagern ausgesetzt sind. Bei den sich dabei abspielenden Veränderungen kann es sich um

— Denaturierung der Lipoproteide, allgemein mit Freisetzung von Fetten verknüpft,
— enzymatische Hydrolyse der Phospholipide durch Mikroorganismen oder spontane Zersetzung,
— Autoxidation ungesättigter Fettsäuren der Phospholipide, verbunden mit Spaltung, Bräunung, Polimerisation usw.,
— Fettbräunungsreaktionen zwischen freien Aminogruppen der Phospholipide und Aldehydgruppen von Zucker,
— Polimerisationsreaktionen innerhalb der Fettproteide, Aroma- und Carotinverluste

handeln (157).

In Abhängigkeit vom jeweiligen Wassergehalt wurde ein Rückgang von Vitamin B_1 beobachtet (55). Ratten, die mit 50 Tage abgelagertem Vollkornschrot gefüttert wurden, hatten eine geringere Lebensdauer und nahmen weniger an Körpergewicht zu als die Parallelgruppe mit frischem Schrot (213). Ein Vergleich zwischen frisch gemahlenen und zweieinhalb Monate gelagerten Roggenvollkornmehlen — sowie auch mit anderen Proteinquellen — ergab einen Glykogengehalt der Lebern, der bei den mit gelagertem Roggenvollkornmehl gefütterten Tieren um 25 % geringer war (23; 108).

Zwischen frischem und 14 Tage abgelagertem Vollkornschrot wurden in der ersten Generation nur scheinbar unbedeutende Unterschiede in der Körper- und Gewichtsentwicklung von Ratten festgestellt. Bei Fortsetzung des Versuches über weitere Generationen traten, abgesehen von einer Abflachung der Wachstumskurve, deutlichere Unterschiede und fast dramatische Störungen der Fortpflanzungsfunktionen im weiblichen Organismus zutage, so daß die Fortpflanzungsfähigkeit ab der vierten Generation aufhörte. Die Autoren schlossen daraus, daß im frischen Weizenvollkornschrot ein gegen Lagerung an der Luft, aber nicht gegen trockenes Erhitzen (Backen) empfindlicher Diätfaktor sein muß, welcher für optimales Wachstum und beim weiblichen Geschlecht für zeitgerechten Eintritt der sexuellen Reife, für normale Fruchtbarkeit (Wurfgröße) und für Erhaltung der Fortpflanzungsfähigkeit der ersten drei Folgegenerationen benötigt wird (147).

Die Feststellungen z u s a m m e n geben Anlaß zu der Empfehlung, Vollkornprodukte möglichst sofort, also o h n e L a g e r u n g sozusagen „m ü h l e n - w a r m" zu verzehren bzw. zu verbacken.

Soweit aus Überlieferungen früherer Kulturen bekannt ist, lagen Mühle und Bäckerei immer zusammen. Ausgrabungen in Pompeji bestätigen das z. B. für die Römerzeit. Die Erfahrung, daß Getreide nur als Korn, nicht als Schrot oder Mehl lagerfähig ist, kann demnach nicht als neu angesehen werden. Ein hoher Frischezustand des Schrotes wurde daher auch bei früheren Vollkorn-Werbe-Aktionen als die wichtigste Forderung angesehen (211). Nach Aussagen von Praktikern, die über jahrelange eigene Erfahrungen in der handwerklichen Herstellung von Vollkornteigen verfügen, bestehen spürbare Unterschiede beim Kneten in der Konsistenz und anderen plastischen Eigenschaften zwischen frisch vermahlenen und abgelagerten Schroten.

4.6 Darren

Älteren Berichten über die Behandlung und Aufbewahrung von Getreide ist zu entnehmen, daß ein Teil des Erntegetreides regelmäßig in einigen Ländern einer Trocknung unterzogen wurde. Berichte noch aus dem Anfang dieses Jahrhunderts aus dem Allgäu und der Steiermark besagen, daß u. a. auch der noch heiße Backofen nach Beendigung des Brotbackens dafür verwendet wurde. Diese Art der Behandlung mit trockener Hitze stellt einen Vorgang dar, der treffender mit dem Wort „darren" zu bezeichnen wäre. Das Darren von Getreide soll schon im Altertum üblich gewesen sein. Man erreichte dadurch eine bessere Haltbarkeit für die Lagerung, weil nicht nur Insekten, sondern auch Enzyme, welche die Haltbarkeit durch Sauerstoffanlagerung beeinträchtigen, vernichtet werden. Gleichzeitig wird der Geschmack des Kornes aromatischer.

Dem Darren wurde in früherer Zeit bei der Verarbeitung von Spelzgetreide, das früher in größerem Umfang zur Ernährung des Menschen diente, größere Bedeutung eingeräumt. Man denke an Dinkel, Emmer, Gerste und Hafer. Durch trockene Hitze werden die Spelzen spröder und brüchtiger und lassen sich durch Stampfen ganzer Körner oder auch nach dem Vermahlen leichter entfernen.

Wenn man das Darren als eine Verlängerung des Ausreifungsprozesses nachvollzieht, dürfen nicht höhere Temperaturen zur Anwendung gelangen als durch Sonnentrocknung bei leichter Belüftung. Wird die Hitzezufuhr beim Darren in solchen schonenden Grenzen gehalten, dann konnten bei der Prüfung gedarrter Körner im Wachstumstest an Ratten keine Nachteile im Vergleich zum nicht gedarrten Getreide festgestellt werden. Im Gegenteil, nach dreimonatiger Lagerzeit führte das gedarrte Korn zu besseren Werten als das ungedarrte nach der gleichen Lagerzeit (143).

Soll durch Anwenden von Koch- oder Darrhitze in bestimmten, diätähnlichen Fällen bei alten oder kranken Personen eine Erleichterung und Unterstützung der Verdauung und damit eine Erleichterung der Bekömmlichkeit erzielt werden, kann die Temperatur auch auf 100 Grad und mehr erhöht werden.

Darrgetreide ist nach dem Schroten länger einzuweichen, damit dem Phytinabbau durch die verbliebene Restphytase Zeit gegeben wird.

4.7 Einweichen

Das Einweichen von frischem Getreideschrot oder frischen -flocken dient dem Zweck, das wasserarme Nährstoffkonzentrat „Korn" durch Wasser zu verdünnen. Eine wasserreiche Ernährung scheint für den Menschen physiologisch besser angepaßt zu sein. Die meisten Nahrungsmittel des Menschen bestehen im verzehrfertigen Zustand zu 80—90% aus Wasser.

Gleichzeitig mit der Wasseraufnahme beginnen Eiweiß und Ballaststoffe zu quellen, Enzyme werden aktiviert, welche die spätere Verdauungsarbeit unterstützen. Unter ihnen erfolgt auch eine Aktivierung von Phytase, eines Enzyms, das die nachteilige Bindung von wertvollen Mineralstoffen durch den pflanzlichen Phosphorreservestoff Phytin zu hindern vermag. Das ist bedeutungsvoll, weil an Phytin gebundene Mineralstoffe nicht mehr resorbiert werden können.

Zum Einweichen werden Schrot oder gekaufte Flocken in einer Schale mit Wasser knapp bedeckt, d. h. man läßt nur soviel Wasser überstehen, wie nach kurzer Stehzeit aufgesogen wird. Unter der Voraussetzung, daß Schrot oder Flocken aus gesundem Getreide Verwendung finden, kann die Dauer der Einweichzeit zwischen 3 und 8 Stunden (über Nacht) und gegebenenfalls auch länger liegen. Die Dauer ist in erster Linie von der Temperatur abhängig; je kühler, umso länger kann das Einweichen ausgedehnt werden. Bei kurzer Zeit von 3—8 Stunden genügt Zimmertemperatur, bei Zeiten über 15 Stunden hinaus ist Kühlschranktemperatur unter 8 Grad anzuraten. Einweichen in Sauermilch kann die kühlen Temperaturen entbehrlich machen.

Die Dauer der Einweichzeit richtet sich auch nach der Körnung des Schrotes, die wiederum Einfluß auf die Konsistenz der eßfertigen Mischung hat. Daher sind in der Praxis individuelle Anpassung an Zeit und Temperatur statthaft, die bei umsichtiger Handhabung keine Gefahren in sich schließen. Wichtig ist nur, daß Schimmelbildung, Gärgeruch oder Schleimbildung an den Körnern, die am Keimling ihren Ausgang zu nehmen pflegen, unbedingt vermieden werden.

Getreide ist reich an Bakterien, Pilzen und Hefen. Die im Einweichwasser freiliegenden Nährstoffe des Kornes bilden einen idealen Nährboden für die Entwicklung dieser Kleinlebewelt. Daher ist der Frage nachzugehen, die oft gestellt wird: Kann das Einweichen auch gesundheitliche Gefahren einschließen?

Wir leben in einer Welt von Mikroben. Mit jedem Essen nehmen wir Milliarden von Mikroben unbemerkt auf, und eine halbe Stunde später ist der Magen wieder fast steril. Die Magensäure bildet die Hauptbarriere, um ein weiteres Eindringen in das Körperinnere zu verhindern. Der Mensch beherbergt allein in seinem Inneren mehr Mikroorganismen als eigene Körperzellen, aus denen sein Körper aufgebaut ist: ein bemerkenswertes Zeichen, daß Mikroganismen im Normalfall nicht als Feinde zu betrachten sind, sondern als Unterstützer gesunder Lebensverhältnisse.

Wie jeder Gegenstand und jedes Lebewesen ist Getreide auf seiner Oberfläche von einer unübersehbaren Vielzahl von Mikroorganismen in Form von Bakterien und Schimmelpilzen, darunter harmlose und schädliche, und Hefen besiedelt. Durch Zugabe von Wasser werden hervorragende Voraussetzungen für ihre Vermehrung angeboten. Ihre Entwicklung bis zum Vorherrschen einzelner Gruppen hängt von vielen ineinandergreifenden Faktoren ab, u.a. neben dem Wasser von der Temperatur und ferner von der Zahl kleiner Beschädigungen der Kornoberfläche. Solange das Getreide frischerntig, gesund und unverletzt ist, können sich schädliche Keime nur begrenzt entwickeln, so daß gesundheitliche Gefahren nicht zu befürchten sind. Die unschädlichen Keime überwiegen und engen die Entwicklungsmöglichkeiten schädlicher ein.

Tote Körner sind dagegen mit Leichen zu vergleichen, auf denen sich andere Mikroorganismen ansiedeln als auf lebenden. Die Erfahrung lehrt, daß tote Körner bei genügender Feuchtigkeit eher zur Quelle gesundheitsschädlicher Keime werden. Daher ist darauf zu achten, daß für Speisezwecke frisches, keimfähiges, also lebensfähiges Getreide zur Verwendung kommt.

Eine Prüfung der mikrobiologisch-hygienischen Qualität von 184 im Handel angebotenen Speisegetreidearten in Form von ganzen und geschroteten Körnern und Flocken hat ergeben (241), daß alle Proben weitgehend den Anforderungen an diätetische Lebensmittel gerecht wurden. Bemerkenswert war, daß nach STEINMETZ enthülste Schrote eine geringere mikrobielle Besiedlung aufwiesen.

Untersuchungen über Veränderungen der auf dem Getreide befindlichen Mikroflora während einer Einweichzeit von 18 Stunden führte bei Temperaturen von 5 Grad (Kühlschrank) zu unbedeutenden, bei Temperaturen von 20 Grad zu einem Anstieg des Keimgehaltes von mesophilen und coliformen Bakterien und fäkalen Streptokokken (242). Von dieser Zunahme waren die Dauerstadien der Sporenbildner sowie Schimmelpilze und Hefen nicht betroffen. Einweichen unter sauren Bedingungen bei einem pH = 4,5 (Sauermilch) unterdrückte die Vermehrung der genannten Bakterien. Dafür traten Schimmelpilze und Hefen stärker hervor. In keiner der untersuchten 10 verschiedenen Zubereitungen wurde eine Keimzahl von 10^5 Keimen je Gramm überschritten. Eine derartige Anzahl liegt im Bereich des Normalen.

Der Befürchtung einer Vergiftung durch Staphylokokken konnte entgegengetreten werden, daß selbst innerhalb längerer Zeit und höherer Temperatur, nämlich 24 Stunden bei 30 Grad während des Einweichens, bei gesundem Getreide keine Bildung von Enterotoxin A aufkam (278).

4.8 Fertigprodukte des Handels

Käufliche Getreidemischungen haben den Vorzug, als Flocken oder Schrot bereits zerkleinert zu sein, so daß eine Vermahlung entfällt. Durch die für die Gewährung einer Mindesthaltbarkeit erforderliche Vorbehandlung mit hoher Temperatur müssen Einschränkungen im Gehalt an einigen hitzeempfindlichen Wirkstoffen in Kauf genommen werden. Diese Einschränkungen können wiederum weitgehend ausgeglichen werden, wenn bei der Zubereitung frisches Obst verwendet wird. Es ist durch seinen Vitamin- und Enzymreichtum in der Lage, einen Ausgleich zu schaffen. Wurde die Hitzebehandlung schonend durchgeführt, dürfen die Denaturierungsfolgen als gering angesehen werden, wie das für Darrgetreide erläutert wird (siehe Kap. 4.6).

Haferflocken des Handels werden zum Vermeiden schnellen Ranzigwerdens mittels Dämpfen und Darren „präpariert", wie der Fachausdruck heißt. Dennoch konnte im Wachstumsvergleich keine Benachteiligung beobachtet werden (143).

Vielen getrockneten Fertig-Müsli-Mischungen ist Weißzucker zugegeben. Das hilft zwar, dem angewöhnten „Süß"-Bedarf Rechnung zu tragen, widerspricht aber dem Zweck einer Müslinahrung. Zugesetzter Zucker verringert die Chancen prophylaktischer Zielsetzungen (siehe Kap. 8.6) und verschlechtert darüber hinaus die Voraussetzungen für eine störungsfreie Bekömmlichkeit (siehe Kap. 2.5, Blähungen).

Wer auf die Zugabe von frischem Obst verzichtet und statt dessen Fertigmischungen mit Trockenfrüchten vorzieht, muß damit rechnen, daß diese Früchte mit Konservierungsstoffen behandelt sein können; wenn es sich bei Trockenfrüchten um unkontrollierte Herkünfte handelt, kommt ein Risiko von möglichen Rückständen von Pestiziden hinzu.

Diese Überlegungen führen zu der Empfehlung, den käuflichen Erwerb auf das Korn oder die Körnermischung zu beschränken und die Zutaten möglichst frisch entsprechend der jeweiligen Jahreszeit selbst beizugeben.

Aber selbst ganze Fertigmüslimischungen, welche den Idealwünschen an ein selbstgemachtes Müsli nicht entsprechen, sind nicht zu verachten und müssen als wichtige Brücke besonders für Personen angesehen werden, die mit dieser bisher ungewohnten Kost noch nicht vertraut sind und sich erst tastend auf ein neues Feld der täglichen Beköstigung begeben. Denn auch für sie gilt, daß Fertigmüsli immer noch den großen Vorzug gewährt, auf das althergebrachte Semmel-Marmelade-Frühstück von hohem Kaloriengehalt und geringem Prophylaxe-Wert zu verzichten und sich an dessen Stelle an eine belebende und gesündere Kost zu gewöhnen.

Grundsätzlich muß man sich darüber im klaren sein, daß jeder Eingriff aus Menschenhand oder Maschinen in ein gewachsenes, lebensfähiges Gebilde, wie es das Getreidekorn darstellt, mit einer Störung seiner schwachen und zarten Stoffwechselvorgänge verbunden ist, die die Lebensfähigkeit des Kornes gewährleisten. Einzelne Inhaltsstoffe werden dabei durch Berührung mit Luftsauerstoff, Licht, Metall oder durch Abtrennen von schützenden Begleitstoffen chemischen Reaktionen ausgesetzt, bei denen sie ihren ursprünglichen Höchstwert einbüßen.

5. Laß das Korn so natürlich wie möglich!

5.1 Frischkornmüsli — was ist das?

Frischkornmüsli ist ein Getreidegericht aus rohen, keimfähigen, d. h. nicht gekochten Körnern. Die Körner werden durch grobes Zerkleinern (Schroten oder Quetschen) und mehrstündiges Einweichen oder durch mehrtägiges Ankeimen genußfähig gemacht und nach individuellem Belieben mit weiteren Zutaten gemischt. Bevorzugt geeignet sind rohe Früchte (Obst, Nüsse, Samen) der Jahreszeit sowie Milch und Milchprodukte.

Die besonderen V o r z ü g e von Frischkornmüsli sind:
— hoher Gehalt essentieller Nähr- und Wirkstoffe, höher als im Vk-Brot,
— Anregung der Verdauungsorgane, stärker als durch Vk-Brot,
— erfrischender, abwechslungsreicher Geschmack,
— fett- und energie-(kalorien-)arm und dennoch sättigend,
— kaum Anzeichen von Ermüdung nach der Mahlzeit,
— sehr natrium- bzw. kochsalzarm.

5.2 Kann der Mensch rohes Korn vertragen?

Der Mensch besitzt an sich alle erforderlichen Voraussetzungen in seinem Verdauungsapparat, um die Nährstoffe des rohen Kornes zu verwerten. Das gilt sowohl für das harte, trockene Korn, das zu kräftigem Kauen und langem Einspeicheln zwingen würde, wie für das durch Einweichen in Wasser gequollene ganze oder geschrotete Korn. Allerdings erlaubt das Zerbeißen und Kauen roher, nicht aufgequollener ganzer Körner „infolge der vielleicht etwas unzureichenden Gestaltung der Kauflächen unserer Zähne nur ein grobes Zerkleinern, so daß dem Darm etwas mehr Arbeit bei der Aufschließung der Nährstoffe überlassen wird" (143).

Der einer harten Nahrung entwöhnte Mensch muß allerdings noch aus einem anderen Grund vor dem Verzehr des rohen, nicht gequollenen Kornes gewarnt werden. Es sind Fälle von gesundheitlichen Schäden durch Strahlenpilze, die auf der Kornoberfläche angesiedelt sind, bekanntgeworden. Beim Zerbeißen des ungewohnt harten Kornes sind beim zivilisierten Menschen Zahnfleischverletzungen möglich, über die eine Pilzinfektion ihren Einzug nehmen kann.

Normal ist, daß das rohe Korn eingeweicht oder frisch zerkleinert und eingeweicht zum Verzehr gelangt. Da das Einweichen eine gewisse Zeit erfordert, spielen sich dabei Vorgänge ab, die als Vorbereitung für die Verdauung recht vorteilhaft sind. Denn die Zeit von einigen Stunden des Einweichens ist ausreichend, um die Lebensvorgänge im Korn anzuregen und einige stoffliche Veränderungen einzuleiten.

Die Inhaltsstoffe des rohen Kornes sind zwar fast die gleichen wie die des gekochten. Der Unterschied liegt aber darin, daß die Hauptnährstoffe Stärke und Eiweiß sich in einem anderen physikalischen Zustand befinden. Rohe, d. h. unverkleisterte Stärke wird im menschlichen Verdauungstrakt langsamer abgebaut als verkleisterte. Der Abbau wird einerseits durch korneigene Enzyme unterstützt, andererseits durch korneigene Enzymhemmer, sogenannte Inhibitoren, beeinträchtigt. Die Folgen sind:

— ein langsameres Einströmen in die Blutbahn, was für weitere Stoffwechselvorgänge physiologisch angepaßter ist als ein schnelles,

— eine um ca. 0 bis 5 % geringere Ausnutzung, was angesichts der verbreiteten Neigung zu Übergewicht heute oft nur erwünscht sein kann.

Auch natives gequollenes Klebereiweiß verhält sich den Verdauungsenzymen gegenüber resistenter. Sein Abbau wird ebenfalls durch korneigene Enzyme unterstützt und seine Resorption durch korneigene Enzyminhibitoren gedrosselt. Die Bildung resorbierbarer Verdauungsendprodukte erfolgt langsamer als bei hitzedenaturiertem Eiweiß, die Ausnutzung kann bilanzmäßig etwas geringer sein, besonders in Abhängigkeit von der Gewöhnung.

Nun darf der Wert eines Nahrungsmittels nicht nur nach einem Gesichtspunkt betrachtet werden. Der etwas schlechteren Ausnutzung stehen Eigenschaften gegenüber, die für den zivilisierten Menschen mit wenig körperlicher Bewegung einen höheren Stellenwert haben: eine etwas stärkere Inanspruchnahme der Verdauungsorgane, was zu ihrer Kräftigung beiträgt.

Für den zivilisierten Menschen ist in Betracht zu ziehen, daß er mehr unter Mangel an Darmaktivitäten leidet als an Stärke und Eiweiß. Da die Ausnutzungsverluste im allgemeinen nach Eingewöhnung auf Rohverzehr kaum Unterschiede gegenüber Kochkost erkennen lassen, stehen sie, wirtschaftlich gesehen, in keinem Verhältnis zu Verlusten z.B. durch von Schulkindern weggeworfene Frühstücksbrote oder täglich anfallende Großküchenabfälle.

In einem Vergleich zwischen rohem und dampferhitztem Vollkornweizen wurde schnelleres Wachstum von Ratten als Folge des erhitzten Futters beobachtet (18). Der schnellere Gewichtsanstieg wurde auf das durch Kochen leichter angreifbare und schneller aufschließbare Eiweiß zurückgeführt, was sich aber auf Kosten einer Einschränkung hitzeempfindlicher Wirkstoffe abspielt. Schnellere Gewichtszunahme ist im allgemeinen mit kürzerer Lebenserwartung verbunden. Im Vergleich zwischen Fütterung von roher und gekochter Getreidestärke konnte durch Kochen keine Erhöhung des Nährwertes festgestellt werden. Eine Ausnahme macht außer Kartoffelstärke die Stärke von amylosereichem Mais, die roh weniger verdaulich ist (153).

Labortiere gediehen nach Verabfolgung von Futter mit roher Getreidestärke normal. Nur rohe Kartoffelstärke hatte verminderte PER-Werte zur Folge

(153). In einem anderen Versuch erzielten mit rohem Vollkornschrot gefütterte Ratten in drei Wochen eine bessere Entwicklung als die parallel mit Vollkornbrot gefütterte Gruppe. Der Körperfettgehalt war nach dem rohen Futter geringer als nach Brot (68). In einem Humanversuch, bei dem die Kost zu 50% aus Getreideerzeugnissen bestand, sank die scheinbare Verdaulichkeit der gesamten Nährstoffe von 89,1% bei Vollkornbrot auf 85,7% bei rohen Weizenflocken. Da es sich bei Beginn dieses Humanversuches um eine plötzliche Umstellung von einer fast ausschließlich gekochten auf eine zur Hälfte rohe Kost handelte, muß angenommen werden, daß bei längerer Anpassungszeit an die Frischkost die Verdauungsorgane einschließlich Darmflora sich an die veränderte Nahrung besser anpassen und daß dann der Unterschied gegenüber der Kochkost geringer sein würde.

Daß der Mensch über lange Zeiträume von rohem Getreide leben kann und dabei hohe Leistungsfähigkeit aufweist und oft sogar über bessere Gesundheit verfügt, beweisen viele Gruppen von Vegetariern und Reformern auf der ganzen Erde. Zu den ältesten bekannt gewordenen Völkern, die sich von rohem Getreide ernähren, zählen die Goralen, ein kleiner, aber sehr leistungsfähiger Volksstamm in den Karpaten (83).

Aus bestimmten Reaktionen kann sogar geschlossen werden, daß Frischkost für den Menschen zuträglicher ist als Kochkost. Das beruht auf der Zunahme weißer Blutkörperchen wenige Minuten nach der Aufnahme von Kochkost, eine Reaktion, die nach Frischkost nicht auftritt (144). KOUCHAKOFF berichtete als erster über eine Zunahme der Leukozyten um das 2 - 3fache und das Abklingen dieser Reaktion nach 1 - 6 Stunden, je in Abhängigkeit von der Dichte der weiteren Nahrungsfolgen und dem Grad der Zubereitung. Auf Grund dieser Untersuchungen wurde der Verzehr von Frischkost vor der Kochkost empfohlen, da dann diese Reaktion unterbleibt (141).

Diese von VIRCHOW als Verdauungs-Leukozytose bezeichnete Erscheinung hat zwar bisher keine einschränkenden Folgen für die Gesundheit erkennen lassen, so daß sie heute von der Schulmedizin kaum beachtet wird. Das schließt aber nicht aus, daß sie ein Hinweis sein könnte für wissenschaftlich vielleicht noch nicht erfaßte Eigenschaften von Frischkost. Denn es liegen viele Erfahrungen vor, daß durch Frischkost mehr oder weniger unspezifisch auf manche Stoffwechselabläufe ein günstiger Einfluß genommen werden kann, was durch analytische Unterschiede gegenüber der Kochkost allein bisher nicht genügend erklärt werden kann (257).

Die bei Frischkost ausbleibende Reaktion kann nicht darüber hinwegtäuschen, daß eine Vermehrung weißer Blutkörperchen grundsätzlich als eine Abwehrreaktion gegen etwas Anormales zu deuten ist. Sie berechtigt zu der Annahme, daß eine naturnahe, eben noch lebende Nahrung nicht als körperfremd abgewehrt wird, wohl aber eine durch Hitze denaturierte (141).

Bei der Suche nach den möglichen Ursachen wurde der Beobachtung Bedeutung geschenkt, daß der Darminhalt nach Frischkost sauerstofffrei sei, nicht aber nach Kochkost. Sauerstoffverbrauchende Enzyme wie Oxidasen und Peroxidasen von Frischkost wurden hierfür verantwortlich gemacht (141). Ein sauerstofffreier Darminhalt bietet bessere Voraussetzungen für die Entwicklung und Erhaltung einer gesunden Darmflora (24).

Bei Kochkost bleibt u. a. Sauerstoff in den Darmgasen bis in den Dickdarm erhalten. Er ermöglicht Vitaminverluste und eine aerobe Flora, während Frischkost eine Anaerobiose herbeiführt; sie schränkt die Oxidation der Gallenfarbstoffe ein, so daß der Stuhl hellgelb wie bei einem Säugling wird und erst an der Luft mit Eindringen des Sauerstoffes nachdunkelt (140).

Daß Raubtiere, die ausschließlich mit Kochkost gefüttert werden, eingehen, erscheint verständlich. Man denke an die berühmten Katzenversuche von POTTENGER, die sich über elf Generationen ausdehnten und schwere degenerative Folgen für das Überleben nach Kochkost erkennen ließen, und das, obwohl 1/3 des Futters aus roher Milch bestand, also keineswegs das ganze Futter erhitzt worden war. Daß aber auch Pflanzenfresser dabei eingehen, wie das mit Affen demonstriert wurde, gibt zu denken und ruft die Frage wach: Was ist die Ursache für im Tierversuch erwiesene schwerwiegende Folgen der Nahrungszubereitung durch Kochen? Was überall im Tierreich gilt, kann für den Menschen nicht ganz belanglos sein. Sicher ist der Vergleich mit Tieren nicht beweisfähig, aber er gibt Anhaltspunkte, die umso schwerer wiegen bei solchen Menschen, die sich heute fast ausschließlich von Gekochtem ernähren und Frisches oft schon gar nicht mehr vertragen. Sie sind in der zivilisierten Gesellschaft eher im Zu- als im Abnehmen begriffen.

5.3 Warum wird das Frischkornmüsli empfohlen?

Weil es eine der wenigen und doch verhältnismäßig leicht erschließbaren Quellen darstellt, zu einer durch technologische Maßnahmen weitgehend unveränderten Nahrung in der Kost des modernen Menschen zu gelangen. Denn Frischkornmüsli ist eine Kombination aus lebensfähigem Getreide mit ungekochten Früchten und Milchprodukten u.a. Für die Mischung bestehen keine festen Vorschriften hinsichtlich ihrer Zusammensetzung, sondern sie kann und soll beliebig nach individuellem Geschmack und der jeweiligen Jahreszeit angepaßt werden. Letzteres ist bedeutungsvoll, um Früchte im optimalen Reifezustand zu genießen. Unreif geerntete Früchte können die Säurebelastung erhöhen.

In der Behandlung modern ernährter, aber zivilisationsgeschädigter Patienten haben erfolgreiche Ärzte wie BIRCHER-BENNER, KOLLATH, BRUKER u.a. die Erfahrung gemacht, daß durch tägliche Verabfolgung von Frischkostbeigaben einschließlich Frischkornmüsli eine unspezifische Verbesserung im Allgemeinbefinden und in der Konstitution zu erreichen war. Diese Beobachtungen lassen die Deutung zu, daß die übliche zivilisierte Kost nicht über alle „Vital"-Stoffe ausreichend verfügt, die zur Stärkung körpereigener Selbsthilfekräfte notwendig sind. Medicus curat, natura sanat: Der Arzt rät, aber die Natur heilt!

Der Verdacht liegt nahe, daß technisch bewundernswerte Maßnahmen, die bei der Herstellung moderner Nahrungsmittel angewendet werden, den höchstmöglichen Gesundheitswert nicht genügend berücksichtigen und einschränken. Bequemlichkeit in der häuslichen Zubereitung und beim Essen, Prestigedenken, Werbung u. v. a. sind Anlaß, daß solche Nahrungsmittel vom Verbraucher dennoch besonders geschätzt werden. Verführerisch kommt hinzu, daß Mängel an vollwertiger Ernährung nicht schnell durch Schmerzen oder spürbare Nachteile, sondern erst sehr viel später in einer schleichenden Schwächung der allgemeinen Leistungsfähigkeit und der Widerstandskraft zur Abwehr von Krankheiten bemerkt werden, dann aber in einem Stadium, wo die verfeinerte Kost zur Gewohnheit geworden ist und sich nicht mehr leicht rückgängig machen läßt.

Hier liegt die große Chance für das Frischkornmüsli, denn es stellt eine schnell und einfach zuzubereitende, erfrischend schmeckende Mahlzeit von abwechslungsreichen Geschmackselementen dar, um die genannten Lücken in der modernen Ernährung auf eine angenehme Weise schließen zu helfen. Es ist ein Stück „vorwärts" auf dem Weg zu mehr Natürlichkeit in der oft zu unnatürlichen Ernährung des zivilisierten Menschen. Denn Fehler, die sich in der Ernährung so folgenschwer für die eigene Zukunft auswirken können, sollten nicht nur bereut, sondern auch beizeiten abgestellt werden.

Bei konsequenter Durchführung über einige Wochen dürften erste Vorzüge zu spüren sein: Bisher belastende Verdauungsprobleme beginnen sich ohne Abführmittel von selbst zu lösen; und als Folge davon macht sich eine gesteigerte körperliche und geistige Frische und Leistungsfähigkeit bemerkbar. Auch wird über ein Nachlassen der Anfälligkeit gegenüber Infekten berichtet. Solche Feststellungen, die am eigenen Körper getroffen werden, gehören zu den Schrittmachern, dieser Kostform mehr Zutrauen zu schenken und nicht nur bei ihr zu bleiben, sondern zu weiteren Reformen im Ernährungsplan bereit zu sein.

Frischkornmüsli setzt sich im Gegensatz zu vielen technisch produzierten Nahrungsmitteln nicht aus künstlich isolierten Nährstoffen und künstlich kombinierten Nährstoffgemischen zusammen, sondern aus von der Natur gebotenen Ganzheitsprodukten. Stofflich gesehen handelt es sich dabei im wesentlichen um in gewachsenen Zellgeweben feinstverteilte Vitamine, Mineralstoffe einschließlich Spurenelemente, verschiedene Gruppen von Ballaststoffen und sekundäre Pflanzenstoffe mit teilweise noch nicht genügend erforschter Wirkung, die alle in ihrem natürlichen Gefüge und Zustand belassen und nicht durch die übliche Koch- oder Backhitze in ihrer Struktur oder ihren Wirkungen verändert worden sind. So wie Trinkwasser für die Ernährung eine ganz andere Wirkung hat als seine chemischen Bestandteile Wasserstoff und Sauerstoff, so kommt auch jedem gewachsenen Naturprodukt als Ganzheit eine andere Bedeutung für unsere Ernährung zu als dem Verzehr seiner isolierten Bestandteile.

Natives Eiweiß

Eiweiß ist der Träger aller Lebensvorgänge in jeder Zelle und jedem Gewebe von Pflanze, Tier und Mensch. Diese wichtige Eigenschaft wird durch Temperaturen oberhalb von 40 Grad oder durch Säure, Alkali oder Alkohol u. v. a. eingeschränkt. Lebendes oder natives Eiweiß wird ab etwa 50 - 60 Grad irreversibel denaturiert, d. h. seine Löslichkeit hört auf, Enzyme und Hormone werden unwirksam, plastische und elastische Eigenschaften gehen verloren, nur die Verdaulichkeit wird erhöht.

Diese verschiedenen Veränderungen lassen die Frage erheben: Ist denaturiertes Eiweiß minderwertiger als natives? Der zivilisierte Mensch hat sich im Laufe der Zeit angewöhnt, einen immer größeren Teil seiner Nahrung erst nach Erhitzen zu verzehren. Weil im Verdauungskanal das Eiweiß vor seiner Resorption durch Magensäure ebenfalls denaturiert wird, dürfte im Kochvorgang keine Wertminderung zu sehen sein.

Jedoch ist die Einschränkung des Biologischen Wertes durch Koch-, Back- und Brathitze von verschiedenen Einflußfaktoren abhängig, insbesondere von der Höhe der Temperatur und danach von der Zeitdauer der Hitzeeinwirkung, so daß also vieles von der Art der Zubereitung abhängt. Gleichzeitige Anwesenheit von Zucker schränkt die Verfügbarkeit einzelner Aminosäuren weiter ein. Im Tierversuch konnte gezeigt werden, daß das Wachstum der mit Kruste gefütterten Tiere erheblich beeinträchtigt war, dagegen nach Fütterung mit Krume nur gering (184).

Hinsichtlich des Bedarfes an Eiweiß wird zwischen dem Bedarf für Aufbau- und Erhaltungs- bzw. Betriebsstoffwechsel unterschieden (164) (siehe Kap. 2.4). Es ist einzusehen, daß zur Erfüllung dieser verschiedenen Aufgaben die Anforderungen an die Versorgung mit Eiweißbausteinen nicht immer die gleichen sind. Das bestätigen Untersuchungen, nach denen der jugendliche, im Aufbau befindliche Organismus einen anderen Bedarf an einigen Aminosäuren hat als ein Erwachsener. So ist der Bedarf für Lysin und Threonin beim Heranwachsenden etwa 5mal größer als beim Erwachsenen (104).

Die Annahme, daß jedes Nahrungseiweiß vor seiner Resorption durch Magensäure vollkommen denaturiert werde, erhält durch die Ernährungspraxis

138

im allgemeinen keine Widerlegung. Aber der Beweis, daß erhitztes Eiweiß nicht schadet, ist noch kein Beweis, daß natives doch wertvoller wäre. Mit Sicherheit ließe sich erst dann etwas Abschließendes sagen, wenn beim Vergleich über genügend lange Zeiträume keine Vorteile von nativem Eiweiß gegenüber denaturiertem Eiweiß nachweisbar wären.

Die Vermutung, daß natives Eiweiß möglicherweise doch besondere Eigenschaften oder Wirkungen auslösen kann, die dem denaturierten nicht eigen sind, erhält u. U. durch neue wissenschaftliche Feststellungen eine Unterstützung:

1. Bisher war die Auffassung vorherrschend, daß die Großmoleküle der lebenden Proteine eine einmal vorgesehene eindeutige Struktur hätten, die spezifisch und für jede Art charakteristisch sei. Neuen Erkenntnissen aus der Molekularbiologie kann jedoch entnommen werden, daß lebende Proteinmoleküle im Zellgeschehen permanenten Formveränderungen und Abwandlungen eines bestimmten Grundmusters unterliegen (285). Die Flexibilität der Proteinmoleküle wird so erklärt, daß die Konformation fast ausschließlich durch schwache, nicht bindende Wechselwirkungen bestimmt werde.
   Die Fähigkeit des Fluktuierens geht aber durch Denaturierung irreversibel verloren. Während beim lebenden Objekt ein ständiges Fluktuieren um eine vorgegebene charakteristische Norm nachgewiesen werden konnte, war das nach Denaturierung durch Hitze-, Strahlen- oder Gifteinwirkung nicht mehr möglich. Die Moleküle zeigten die Tendenz zum Entspiralisieren, In-die-Länge-Strecken oder Zerbrechen.
2. Mit verfeinerten physikalischen Meßtechniken konnte eine elektromagnetische Strahlung festgestellt werden, die nur von lebenden Zellen ausgesendet wird, nicht von toten. Diese als Biophotonen bezeichneten Lichtstrahlen werden als ultraschwache Lumineszenzen beschrieben, die in der Lage sein sollen, Biosignale als Kommunikation zwischen den Zellen zu vermitteln und damit das Zellwachstum regulierend zu beeinflussen (218; 219).

Diese Mitteilungen sind geeignet, die Vermutung zu stärken, daß natives Eiweiß auch für die Aufgaben des Betriebsstoffwechsels von anderem, vielleicht höherem Biologischem Wert ist als denaturiertes. Nur werden nichtoptimale Leistungen im Betriebsstoffwechsel weder sofort noch eindeutig ursachenbezogen als Mängel schnell erkennbar. Erst bei längerer Mangelversorgung werden die Symptome von geschwächter Leistungsfähigkeit oder Halbgesundheit deutlich. Dem vorzubeugen, dürfte zu den wertvollsten Aufgaben einer Frischkornernährung gehören.

Aus diesen Überlegungen könnte ein Zusammenhang zwischen der Aufnahme von zuwenig Frischkost mit nativem Eiweiß und dem Vorfeld unspezifischer Fälle nicht optimaler Lebensqualität und mangelnder Gesundheit beim zivilisierten Menschen abgeleitet werden. Möglicherweise beruhen viele erstaunliche Heilerfolge mit Frischkost auf solchen Zusammenhängen (155; 257).

Frischkornmüsli ist eine der wenigen risikofreien Möglichkeiten, in den ungetrübten Genuß von nativem rohem Eiweiß zu kommen. Getreide enthält 12 % Eiweiß, Fleisch, das vom Verbraucher als wichtigster Eiweißlieferant angesehen wird, nur 8 % mehr, nämlich 20 %. Der Verzehr von rohem Fleisch ist aber seines schnellen bakteriellen Verderbens wegen nur begrenzt möglich und erfordert strenge Einhaltung von Hygienevorschriften, um gesundheitlichen Risiken zu entgehen. Der Verzehr von rohem Getreide ist von solchen Risiken frei, einfacher in der Aufbewahrung und zudem billiger.

Hinsichtlich der Biologischen Wertigkeit nimmt das Frischkornmüsli insofern eine günstige Stellung ein, als sich seine Komponenten in nahezu idealer Weise gegenseitig zu einem vollwertigen Eiweiß aufwerten. Getreide mit Milch ist schon eine sehr gute Kombination, die noch durch Zusatz von Nüssen und anderem verbessert wird. Die von vornherein schon hohe Biologische Wertigkeit von Frischkornmüsli kann zusätzlich durch Ankeimen gesteigert werden (siehe Kap. 5.6).

Auch die physikalischen Eigenschaften des Quellens, Adsorbierens und Ionenaustausches von Ballaststoffen, die für eine verdauungsanregende Wirkung verantwortlich sind, werden durch Kochen eingeschränkt. Die Ballaststoffe im rohen Korn werden daher ihren Aufgaben besser gerecht.

Unerhitztes Getreideschrot bewirkt im Vergleich zu anderen kohlenhydrathaltigen Lebensmitteln einen besonders langsamen und niedrigen Anstieg der Blutzuckerkurve. Das ist physiologisch wünschenswert und macht die langanhaltende Sättigungswirkung von Frischkornmüsli verständlich, ohne den Magen zu belasten; wegen der geringeren Schwankungen des Blutzuckerpegels wird weniger Insulin benötigt und die Bauchspeicheldrüse nicht überfordert (siehe Kap. 2.4 und 8.7).

Alle Getreidearten zeichnen sich durch einen sehr niedrigen Natriumgehalt aus. Da auch die meistverwendeten Zutaten zum Frischkornmüsli natriumarm sind, stellen sie eine wertvolle Entlastung des in der zivilisierten Kost zu hohen Kochsalzverbrauches dar. Mk-Brot enthält ca. 1,5 %, Vk-Brot nur knappe 1 % Kochsalz, aber die bevorzugten Belagsorten, ohne die heute kaum noch Brot verzehrt wird, sind salzreich und weisen die 10 - 30fache Menge von Natrium gegenüber dem Getreide auf. Frischkornmüsli ist daher für die kochsalz- bzw. natriumarme Diät besonders geeignet.

Die im Frischkornmüsli erhalten gebliebene „Vitalität" kann neben den Vitaminen der Anwesenheit sogenannter sekundärer Pflanzenstoffe zugeschrieben werden, deren Wirkung durch Hitze Einbußen erleiden würde (siehe Kap. 2.4).

Ein weiterer, bisher wenig berücksichtigter Unterschied zwischen Roh- und Kochkost kann in der Veränderung der Mikroflora gesehen werden. Die Vielfalt der Flora der Kornoberfläche des rohen Kornes unterscheidet sich in Qualität und Quantität von den wenigen Bakteriengruppen, die den Koch- und Backprozeß überleben. Sie finden fast konkurrenzlos ideale Nährboden- verhältnisse für ihre Weiterentwicklung. Ob sie aber die gleiche Unterstüt- zung zur Immunabwehr noch gewähren, kann bezweifelt werden.

Theoretisch ist eine stärkere Beanspruchung der Verdauungsorgane, wie die Frischkost es erfordert, auf lange Sicht gesehen, sicher der erfolgreichere Weg für ihre vorbeugende Gesunderhaltung. Aber in der Praxis wird — unter Berücksichtigung der verbreiteten Überempfindlichkeit der Verdau- ungsorgane des zivilisierten Menschen — der Umgewöhnung auf mehr Frischkost nur langsam d.h. in kleinen Schritten und dann steigernd näher- zutreten sein.

Ob mit dem Aufzählen der verschiedenen Eigenschaften und Wirkungen des als Frischkost zu wertenden Frischkornmüslis bereits alles Entscheidende gesagt worden ist, was zur unspezifischen Beeinflussung von Wohlbefinden, Leistungsfähigkeit und Gesundheit beitragen kann, möge dahingestellt sein.

Außer den angeführten, hauptsächlich präventiv zu wertenden Vorzügen ei- nes Frischkornmüsli kann auf folgende Annehmlichkeiten hingewiesen wer- den:

Zubereitung:	energiesparend, Kochen entfällt
Energiewert (Kaloriengehalt):	niedriger, enthält mehr gebundenes Wasser, Ballaststoffe und Mineralstoffe statt fettrei- chen Aufschnitts und Belags
Geschmack:	erfrischend und abwechslungsreich, insbe- sondere reicher an flüchtigen Aromastoffen und natürlichen Geschmacksträgern, macht Kochsalz entbehrlich
Bekömmlichkeit:	nicht belastend, keine Ermüdung nach der Mahlzeit

5.4 Zubereitung von Frischkornmüsli

Frischkornmüsli kann aus allen Getreidearten hergestellt werden, welche den Anforderungen an das volle, integrale Korn entsprechen. Bevorzugt wird Weizen oder Hafer, aber auch andere Getreidearten sind nicht weniger geeignet, darunter auch Dinkel und Buchweizen, allein oder in Mischung mehrerer. Das Zusammenmischen mehrerer Getreidearten bringt kei- ne bedeutenden Vorteile. Denn die stoffliche Zusammensetzung aller Getreidearten ist ähnlich. Damit ist nicht gesagt, daß alle gleich sind. Jede Art ist durch viele kleine Besonderheiten ausgezeichnet. Daher kann in besonderen Fällen eine Abwechslung in den Getreidearten angezeigt sein.

Ursprünglich repräsentierte jede Art ein geographisch begrenztes Anbaugebiet. Den dort herrschenden Klima- und Bodenbedingungen war eine Art besonders angepaßt. Das ist eine der Voraussetzungen, daß Getreide auf der ganzen Welt angebaut werden kann. Daß wir nun heute das Angebot aller Getreidearten nebeneinander auf unserem Markt haben, ist eine Errungenschaft des modernen Verkehrs und der modernen Aufbewahrung, eine Errungenschaft, die man sich noch vor hundert Jahren in diesem Umfang überhaupt nicht vorstellen konnte. Damals beschränkte sich das Angebot auf die Sorten, die unter dem örtlichen Klima die höchsten und sichersten Erträge gewährten, und das waren im allgemeinen nur eine oder zwei Getreidearten, in Norddeutschland besonders der Roggen, weiter im Süden der Weizen und Dinkel.

Je nach Bedarf werden pro Person 1 - 3 Eßlöffel Körner durch die Getreidemühle oder in einem Mixapparat oder in einer alten Kaffeemühle geschrotet. Es genügt eine grobe Zerkleinerung, weil feine Zermahlung zu pulverförmigem Mehl physiologisch nicht so günstig ist. Das Mahlen soll jedesmal frisch vor der Zubereitung vorgenommen werden. Auf Vorrat mahlen soll vermieden werden, da das Mahlgut Zersetzungen durch den Luftsauerstoff ausgesetzt ist (siehe Kap. 4.5).

Das gemahlene Getreide wird mit ungekochtem kaltem Leitungswasser zu einem Brei gerührt und 5 - 12 Stunden bei 10 bis 20 Grad stehen gelassen. Die Wassermenge wird so berechnet, daß nach Möglichkeit nach der Quellung nichts weggegossen werden muß. Die lange Zeit des Einweichens dient nicht nur zum Ausquellen der hochmolekularen Inhaltsstoffe, sondern gibt auch den Enzymen Gelegenheit zu einer Anhäufung leicht löslicher Nährstoffe und zum Abbau des Phytins als Schutz vor dem Entzug von Mineralstoffen (siehe Kap. 2.5).

Anstelle des Schrotens von ganzen Körnern kann das Getreide auch auf dem Wege des Ankeimens zubereitet werden (siehe Kap. 5.6).

Wenn verfügbar, sollte ein Apfel hineingerieben und sogleich untergemischt werden, bevor er braun wird. Er macht den Frischkornbrei etwas luftig und wohlschmeckend.

5.5 Zutaten

Für die Wahl der Zutaten gibt es keine starren Empfehlungen oder Vorschriften, d. h. jeder kann nach seinem Geschmack und Belieben zwischen Obst, Milchprodukten, Ölsaaten, Nüssen und anderen Zugaben wählen. Beim Obst sind die Früchte der jeweiligen Jahreszeit zu bevorzugen. Dabei ist auf optimale Reifestadien zu achten, einerseits des höheren Wohlge-

142

schmackes wegen, andererseits zum Vermeiden von erhöhter Aufnahme von Fruchtsäuren. Einige Obstsorten bieten sich zum Zerreiben an, aber mehr zu empfehlen ist ein Zerschneiden in Stücke, die eine gewisse Bißfestigkeit gewähren und erst nach etlichen Kaubewegungen geschluckt werden können. Weicher Brei würde zum schnelleren Schlucken und zu weniger Kaubewegungen verleiten. Daher sollte man auch nicht von „Frischkornbrei", sondern von „Frischkornmüsli" sprechen. Es soll deutlich gemacht werden, daß es sich nicht um eine homogene Masse handelt, sondern um spür- und schmeckbare Stückchen der verschiedensten Früchte nebeneinander.

Frischkornmüsli kann auch „pikant" — also ohne süße Früchte — zubereitet werden, mit Gemüse der Jahreszeit, Milchprodukten, Kräutern und Gewürzen.

Auf die Zugabe von Weißzucker sollte verzichtet werden, denn er ist ein unnatürliches Kunstprodukt, das sich mit natürlichen Früchten nicht gut verträgt. Auch würde die Geschmacksrichtung „ s ü ß " so überbetont, daß das zarte Eigenaroma der frischen Früchte unterdrückt wird, ganz abgesehen davon, daß Weißzucker mit Vollkorn zusammen leicht Anlaß für Gärungen und unerwünschte Blähungen sein kann (siehe Kap. 2.5).

In besonderen Fällen kann eine Ausnahme vertretbar sein: nämlich dann, wenn Kinder laufend durch süße Getränke und Süßigkeiten in ihrem Geschmacksempfinden vom Natürlichen so entwöhnt worden sind, daß sie eine nur mit Natursüße versehene Speise als fade und geschmacklos ablehnen. Dann kann auf Honig ausgewichen werden, aber es sollte versucht werden, nach einer gewissen Zeit der Gewöhnung und Anfreundung mit dem Müsli als solchem in der Süßungsdosis unbemerkt hinunterzugehen.

H o n i g ist ein Naturprodukt, das in seinem hohen Zuckergehalt dem Weißzucker sehr nahe steht, im Unterschied zum Zucker aber reich an Begleitstoffen wie Vitaminen, Mineralstoffen, Enzymen, Pollenkörnern und Abwehrstoffen ist. Dennoch darf nicht übersehen werden, daß Honig trotzdem in der Hauptsache aus Zucker besteht und bei Gebrauch als Süßungsmittel in dem Umfang wie Weißzucker ebensoviele Schäden verursachen kann.

Bei den Milchprodukten handelt es sich um ein vielseitiges, im Geschmack abwechslungsreiches Angebot von Frischmilch, Sauermilch, Yoghurt der verschiedensten Zubereitung, Quark u. a. Werden durch Milcherzeugnisse Störungen der Bekömmlichkeit bei darmempfindlichen Personen ausgelöst, wäre auf die gleichzeitige Anwesenheit von Milch und Früchten zu verzichten und entweder auf das eine oder andere auszuweichen. Vorzugs- oder Sauermilch oder schonend pasteurisierter Milch ist der Vorzug zu geben.

Vor Verwendung von Milch ist in manchen Fällen chronischer Infektionen zu warnen. Erkältungen, Infekte der oberen Luftwege, Neigung zu Mandelentzündung u. a. kennzeichnen das lymphatisch kranke Kind, das durch Weglassen von Kuhmilch bei gleichzeitiger Vollwertkost rasch von seinem Leiden befreit werden kann (25). Langjährige Erfahrungen besagen, daß durch das Weglassen der Kuhmilch diese Infektanfälligkeit verschwindet.

Leinsamen kann als ganzes Korn oder geschrotet zugegeben werden. Leinsamen zeigt nach dem Einweichen eine weiße Quellschicht um sein Äußeres. Dabei handelt es sich um unverdauliche Ballaststoffe, die ein vorzügliches Mittel zum Vorbeugen vor verschiedenen Krankheiten sind, z. B. bei Entzündungen im Bereich des Magens und Zwölffingerdarmes, zum Schlüpfrigmachen des Speisebreies im Dünn- und Dickdarm sowie bei akuten und chronischen Bronchitiden und Blasenerkrankungen. Leinsamen zählt zu den wertvollsten Nahrungspflanzen mit vielseitiger prophylaktischer Wirkung. Daher wird gelegentlich auch ein reines Leinsamenmüsli empfohlen, in dem anstelle von Haferflocken oder Frischkorn frisch gemahlener Leinsamen verwendet wird.

Geschroteter Leinsamen kann beim Stehenlassen relativ schnell genußuntauglich werden: Er nimmt als Folge seines hohen Gehaltes an ungesättigten Fettsäuren leicht ranzigen Geruch und Geschmack an. Und er kann bei feuchter Aufbewahrung enzymatisch u. U. etwas Blausäure (giftig) bilden.

Unbedenklich ist dagegen das Schlucken ganzer eingeweichter Leinsamenkörner in etwas Flüssigkeit. Die gequollenen gleitfähigen Körner sind bewährte Helfer zum Begegnen von Darm- und Stuhlträgheit, indem sie ähnlich den Ballaststoffen die Arbeit der Verdauungsorgane fördern.

5.6 Ankeimen von Getreide

Durch das Ankeimen von Getreidekörnern für eine Dauer von 2 - 3 Tagen können die ernährungsphysiologisch günstigen Eigenschaften des rohen Getreidekornes teilweise gesteigert werden. Das rohe Korn stellt für die Pflanze einen Nährstoffspeicher dar. Es enthält deshalb sehr viel Stärke. Im keimenden Korn wird dieser Zustand verändert, vom Nährstoffspeicher wird umgeschaltet auf einen wachsenden Organismus, Enzyme werden aktiviert. Weizen hat sich zum Ankeimen für Ernährungszwecke besonders gut bewährt. Das keimende Korn ist durch verstärkte Enzymtätigkeit gekennzeichnet. Doch werden keine neuen Enzymsysteme synthetisiert, sondern es kommt zur Reaktivierung bereits bestehender. Dabei nimmt die Fraktion der Reserveproteine, insbesondere die Prolaminfraktion, ab, und der Gehalt an niedermolekularen Stickstoffverbindungen und Albuminen steigt erheblich an.

Die Analyse einzelner Aminosäuren bestätigt ihre unterschiedlichen Zu- bzw. Abnahmen durch den Vorgang des Keimens. So kommt es im Weizen zu einer Zunahme der essentiellen Aminosäure Lysin. Sie ist die limitierende Aminosäure im Getreideeiweiß. Nach dreieinhalb Tagen Keimung enthielt das Weizenprotein 38% mehr Lysin und 37% mehr Threonin (siehe Tab. 34). Durch den erhöhten Gehalt von Lysin im Protein wird die Biologische Wertigkeit des Eiweißes erhöht.

Des weiteren wurden Zunahmen im Gehalt der Vitamine B_1, B_2, B_6, Niacin, Pantothensäure, Ascorbinsäure und Carotin festgestellt (16). Der Grad dieser Zunahme ist von Bedingungen der Umgebung wie Temperatur, Licht und pH abhängig. Bei einer Keimtemperatur von 20 Grad C stieg der Riboflavingehalt um 54%, bei 30 Grad um 112% an, während der B_1-Gehalt selbst nach 72 Stunden weder zu- noch abnahm (289).

Tab. 34: **Ankeimen von Getreide** (123)
Keimdauer: 84 Stunden bei 25 Grad

Essentielle Aminosäuren	Weizen	Roggen
	in % gegenüber Ausgangswert	
ungekeimt	100	100
Rohprotein	110	121
Lysin	138	134
Threonin	137	121
Valin	116	115
Isoleucin	111	110
Methionin	105	169
Leucin	101	105
Phenylalanin	108	123
Cystein	75	72
Asparaginsäure	200	150

Während des Keimens nimmt auch die Phytaseaktivität zu, was die Voraussetzungen zur Resorption von Kalzium, Magnesium und Eisen verbessern hilft.

Von manchen Seiten wurden Warnungen ausgegeben, gekeimtes Getreide nicht roh zu verzehren, da sich evtl. Pilz- und Bakterientoxine gebildet haben können. Dieses Risiko kann jedoch bei sachgemäßer Durchführung des Keimens ausgeschlossen werden. Wichtig ist nur, daß die angekeimten Körner etwa zweimal am Tage gründlich unter fließendem Wasser gespült werden.

Folgendermaßen läßt sich Getreide zum Keimen bringen: Gesunde ganze Getreidekörner werden über Nacht in Wasser, das sie gerade alle bedeckt, eingeweicht. Am Morgen wird das Wasser abgegossen, die Körner werden unter Fließwasser gespült und bleiben tagsüber ohne Wasser stehen. Am Abend werden sie wieder unter Fließwasser gespült und wieder mit Wasser übergossen, das am nächsten Morgen wieder abgeschüttet wird. Nach zwei bis drei Tagen können die gekeimten Körner verzehrt werden. Wichtig ist, daß sie gründlich gekaut werden. Standort für die keimenden Getreidekörner kann ein kühler bis mäßig warmer, gut belüfteter, aber nicht zu heller Ort sein.

Angekeimte Körner sind vielseitig verwendbar. Morgens kann man sie ins Frischkornmüsli geben anstelle von über Nacht eingeweichtem Schrot. Dadurch läßt sich nicht nur die Biologische Wertigkeit des Frischkornmüslis steigern, sondern es wird auch eine angenehme Abwechslung im Geschmack und in den Kaueigenschaften durch die feste, nicht klebende Konsistenz der gequollenen Körner erreicht. Angekeimte Körner eignen sich auch vorzüglich als Zugabe zu Salaten oder Gemüse. Für letzteres können sie auch über heißem Wasserdampf gedünstet werden, aber nur kurz, um Vitaminverluste zu vermeiden.

Übrigens läßt sich durch Ankeimen von Getreide auch überprüfen, ob ein Getreide überhaupt gesund ist. Nach der oben beschriebenen Methode sollten am dritten Tag mindestens 80 - 90% der Körner keimfähig sein, d. h. helle Spitzen am Keimling zeigen.

5.7 Bekömmlichkeit und Gewöhnung

Frischkornmüsli ist eine Mahlzeit, die nicht durch Koch- oder Backhitze vor dem Verzehr denaturiert wird. Das ist insofern erwähnenswert, als der Mensch sich mit steigender Zivilisation daran gewöhnt hat, fast alle Nahrung zu kochen. Und in der Begeisterung über seine bequemen Kücheneinrichtungen pflegt er vieles zu zerkochen, was auch roh gegessen werden könnte. Damit soll nichts gegen Kochen und Backen generell gesagt sein, denn es ist für die Genußfähigkeit mancher Nahrungsmittel eine Voraussetzung.

Frischkost gehört an den Anfang einer Mahlzeit. Dafür sprechen verschiedene Gründe:

1. Frischkost ist reich an vielen zarten Aromaeindrücken, die in der Kochkost zerstört und ausgelaugt oder jedenfalls verarmt sind. Sie müssen dann durch Salz, Zucker oder andere aufdringlicher schmeckende Gewürze ersetzt werden. Nach solchen relativ stärkeren Geschmacksreizen sind die menschlichen Geschmacksempfindungen überfordert und nehmen die zarten Geschmackseindrücke von Frischkost kaum noch wahr.

2. Frischkost ist bißfester und erfordert mehr Kauarbeit. Die Lust zum längeren Kauen würde sich schnell verlieren, wenn vorher bequem schluckbare Kochkost gegessen worden wäre.

3. Längeres Kauen im Verein mit dem größeren Volumen der Frischkost lassen vorzeitiger, wenn noch nicht soviel gegessen worden ist, das Gefühl der Sättigung aufkommen. Das ist ein sehr wichtiges Gefühl zum Maßhalten im Essen, und es wird durch stark und abwechslungsreich gewürzte Kochkost leichter überhört. Frischkost zählt zu den einfachsten und natürlichsten Mitteln, um sich vor einem Zuvielessen zu schützen.

4. Wird Frischkost vor Kochkost gegessen, unterbleibt die Leukozytose (siehe Kap. 5.2).

Frischkornmüsli ist eine leicht verdauliche und gut bekömmliche Speise besonders auf Grund der Tatsache, daß Getreide reich an quellenden, adsorbierenden, die Verdauung anregenden Ballaststoffen ist. Die Einflußnahme dieser Bestandteile auf das Verdauungsgeschehen ist im rohen Zustand wirksamer als im gekochten oder gebackenen (Brot).

Dennoch bedeutet es für die Verdauungsorgane vieler Menschen eine schwerwiegende Umstellung: von einer bisher ballaststoffarmen Kost auf eine ballaststoffreiche und von einer bisher überwiegend durch Kochen weitgehend aufgeschlossenen Nahrung, deren Gewebe durch Wasserdampf gesprengt und weich geworden sind, auf eine bißfestere.

Diese Umstellung erfordert eine intensive Mitarbeit aller Verdauungsorgane, was zunächst ungewohnt ist und daher einer gewissen Zeit der Anpassung bedarf. In dieser Zwischenzeit ist mit Störungen der Bekömmlichkeit insbesondere durch vermehrte Blähungen zu rechnen. Durch Zusammenstellung der Kost mit nicht zueinander passenden Speisen oder durch Rückfall in gewohnte und von früher beliebte Mahlzeiten kann dieser Übergang in die Länge gezogen werden. Außerdem ist nicht auszuschließen, daß in Einzelfällen auf Grund individueller Konstitution, überstandener Krankheiten und außergewöhnlicher Eßgepflogenheiten eine störungsfreie Bekömmlichkeit nur mit sehr viel Geduld erreicht werden kann. Das gilt besonders für ältere Personen, die sich zeitlebens durch ballaststoffarme Kochkost dieser Inanspruchnahme entwöhnt hatten.

Hinweise zur Überwindung solcher Entwöhnungsfolgen können sein:

Erster Schritt: Gewöhnung an Ballaststoffe.
Langsame Steigerung ballaststoffhaltiger Vollkornnahrungsmittel wie Vk-Knäckebrot, Vk-Haferflocken, gekochter Vk-Schrotsuppe oder -brei, Vk-Nahrungsmittel in kleinen Mengen über den Tag verteilt. Meiden künstlich gewonnener Extrakte (Fruchtsäfte) oder Isolate (Weißzucker) als Begleitnahrungsmittel.

Zweiter Schritt: Gewöhnung an das rohe Korn.
Kleine Mengen roher Haferflocken oder Frischkornmüsli zu Beginn einer Mahlzeit allmählich steigern. Unterbrechungen dieses schrittweisen Vorgehens erschweren die Umgewöhnung und Anpassung der Verdauungsorgane und bedeuten einen Rückfall in ihre frühere Arbeitsweise, was die Zeit bis zur störungsfreien Verträglichkeit erheblich verlängert.

6. Vollkornspeisen vom Kochherd

Beim haushaltsüblichen Kochen kommen Temperaturen zur Anwendung, die durch Zerstören von Zellgeweben, Denaturierung und Koagulierung hitzelabiler Inhaltsstoffe und Ausschwemmungsverluste das stoffliche Gefüge erheblich verändern. Da physikalische Veränderungen dabei überwiegen, können chemisch-analytische Befunde die eingetretenen Veränderungen nur unzureichend charakterisieren.

6.1 Einfluß des Kochens auf den Nährwert

Der Hauptvorteil des Kochens wird nicht nur in der Vernichtung von Mikroorganismen, sondern in der Erweichung der Speisen und der dadurch bedingten Kauerleichterung gesehen. Das spielt für die Bequemlichkeit der Nahrungsaufnahme eine außerordentlich wichtige Rolle. Weiche Speisen lassen sich schneller und müheloser essen, die Dauer der Mahlzeit wird verkürzt.

Kochkost wird warm verzehrt. Warme Speisen vermitteln ein Gefühl des Wohlbehagens und der besseren Anpassung. Sie stimmen den Menschen zufriedner.

Diesen Vorteilen stehen viele kleine Veränderungen gegenüber, die nicht als vorteilhaft angesehen werden können:

— Teilzerstörung hitzelabiler Vitamine, sekundärer Pflanzenstoffe und eventuell auch noch nicht erforschter Stoffe von Vitamincharakter,
— geringere Beanspruchung der Zähne und des Zahnhalteapparates mit geringerer Absonderung von Speichel und Verdauungssekreten,
— Schwächung verdauungsfördernder Eigenschaften der Ballaststoffe,
— geringeres Magen- und Darmfüllungsvolumen,
— geringere Anregung peristaltischer Bewegungen im Darmbereich mit langsamerer Passage des Speisebreies durch den Magen-Darm-Kanal,
— schnellere Resorption energiereicher Nährstoffe,
— Appetit-und Hungerdämpfung erst nach größerer Magenfüllung mit energiedichten Nährstoffen,
— geringerer Energiebedarf durch Entlastung in der Kauarbeit, Darmmotorik und Sekretion,
— erhöhter Verbrauch von Kochsalz, Weißzucker und Gewürzen als Ausgleich für ausgeschwemmte Aromastoffe.

Alle diese Veränderungen durch das Kochen sind geeignet, vorwiegend durch größere Schonung nicht zur Kräftigung der Verdauungsorgane beizutragen. Kaudruck, Kaudauer und Speichelbildung werden abgeschwächt, die Kauorgane werden entlastet, was eigentlich nur in manchen diätetischen Fällen berechtigt ist. Der Magen wird schneller gefüllt, und das Gefühl der

Sättigung wird erst bei einem höheren Füllungsstand wahrgenommen. Kochkost leistet daher Schützenhilfe für Ü b e r g e w i c h t.

Kochkost vernichtet nicht nur das jedem Korn von Natur mitgegebene Schutzsystem gegenüber Mikroben, sondern auch die jedem Korn eigene, individuell angepaßte Mikroflora; dafür können sich an ihrer Stelle auf der offenliegenden nährstoffreichen Oberfläche gekochter Speisen ungehemmt neue Mikroben ansiedeln. Unter ihnen können gesundheitsschädliche möglicherweise fast konkurrenzlos die Überhand gewinnen. Daher sind gekochte Speisen wiederum schneller dem Verderb ausgeliefert.

Kochen hat seine Berechtigung bei all den Nahrungsmitteln, für deren Verzehr der Mensch nicht die entsprechende Ausstattung von Natur aus mitbekommen hat. Das gilt nicht nur für Fleisch, sondern auch für einige pflanzliche Nahrungsmittel wie Bohnen, Pilze u. a. Jedoch besteht keine Notwendigkeit, Getreide nur in gekochtem Zustand zu verzehren.

Ratten, die mit in Dampf erhitztem Vollkornweizen als einziger Proteinquelle gefüttert wurden, hatten eine schnellere Gewichtszunahme aufzuweisen als Vergleichstiere mit rohem Weizen. Sie nahmen in fünf Wochen 41 g gegenüber nur 15 g der „Rohkost"-Tiere zu ohne Anzeichen gesundheitlicher Nachteile (18) (siehe Kap. 5.2). Untersuchungen speziell über die Verdaulichkeit von Getreidestärke roh und gekocht durch Ratten ergaben ein schnelleres Abbauen gekochter Stärke durch die Verdauungsenzyme, aber keine Erhöhung des Nährwertes (80).

6.2 Gewöhnung und Bekömmlichkeit

Kochhitze bringt also Erleichterung für die Nahrungsaufnahme sowie eine schnellere Ausnutzung energiereicher Nährstoffe auf Kosten einer Einschränkung einiger essentieller Wirkstoffe. Damit unterstützt Kochkost eine Richtung, die in der modernen Ernährung häufig Anlaß zur Kritik gegeben hat. Dennoch gibt es Situationen, wo diese Nachteile übersehen werden müssen. Das betrifft eigentlich den größten Teil aller zivilisierten Menschen, weil sie meist von Geburt an gekochte Kost gewöhnt sind. Gewohnheit ist nicht nur ein Gefühlsausdruck, sondern auch ein natürlicher Schutz vor Nachteilen aus ungewohnten Einflüssen; denn gerade die Essensgewohnheiten basieren auf einer langjährigen Anpassung des Zusammenspiels aller Verdauungsorgane, um eine optimale Auswertung der Nahrung zu gewährleisten. Wird dieses im Laufe der Zeit bewährte Zusammenspiel durch plötzliche Umstellung aus seiner Harmonie gebracht, muß mit Verdauungsstörungen gerechnet werden.

Das ist der Fall bei jahrzehntelanger Gewöhnung an ballaststoffarme und zugleich fast ausschließlich gekochte Kost. Ein Übergang auf unerhitzte, ballaststofffreie Kost erfordert intensivere Mitarbeit und stärkere Strapazierung fast aller Verdauungsorgane einschließlich der Darmflora, da sie ihr nach jahrelanger Schonung nicht ohne weiteres gewachsen sind. Störungen der Bekömmlichkeit, besonders durch Blähungen, sind eine ganz natürliche Folge. Gekochte Vk-Speisen sind dann geeignet, den Übergang zu erleichtern.

6.3 Abwechslung in der Zubereitung

Vom Handel werden viele Vollkornerzeugnisse in Form von ganzen Getreidekörnern, Flocken, Graupen, Nudeln und Schrot bereits angeboten. Darüber hinaus steht nichts im Wege, Vollkornschrot auf einer eigenen Getreidemühle selbst herzustellen (siehe Kap. 4).

Gekochte bzw. gebackene Getreidespeisen lassen sich in vielen Variationen als Beilage oder Hauptgericht in den Speiseplan einbauen. Pfannkuchen aus Vollkornmehl, Bratlinge aus gequollenen und anschließend zerkleinerten ganzen Körnern oder aus Flockenmischungen, süße oder herzhafte Schrotaufläufe oder ganze Körner (Hirse, Reis, Hafer) sind nur einige Beispiele für die tägliche Kostzusammenstellung. Auch zum Panieren von Gemüse oder Fleisch und zum Herstellen von Tunken oder Einbrennen kann mit geschmacklichem Vorteil statt des üblichen Weißmehles feingemahlener Schrot Verwendung finden.

Besondere Bedeutung für eine schmackhafte Zubereitung von gekochten Getreidegerichten kommt den Gewürzen zu. Einerseits wird der manchmal etwas fade Geschmack von gekochten Getreidespeisen wesentlich verbessert, andererseits kann eine stärkere Aktivierung der Verdauungssekrete erreicht werden. Als Beikost sollte Gemüse, Salat, Milch und Milchprodukten gegenüber Fleisch der Vorzug gegeben werden. Da sie basenüberschüssig sind, können sie die Folgen verbreiteter säurebildender Fleischkost mildern helfen.

Der Aufwand an Kochhitze mit seinen nachteiligen Folgen für einige Inhaltsstoffe kann durch mehrstündiges Einweichen vor dem Kochen gesenkt werden. Dabei wird gleichzeitig ein wertvoller Nebeneffekt erzielt, indem Gelegenheit zum enzymatischen Phytinabbau gegeben wird (siehe Kap. 2.5).

Zum Vorbereiten für das Kochen von Weizen, Roggen, Gerste und Hafer empfiehlt es sich, die Körner über Nacht gut bedeckt mit Wasser einzuweichen und am nächsten Morgen zum Kochen zu bringen. Die Kochzeit wird dadurch wesentlich verkürzt. Anschließend kann das Getreide noch etwas nachquellen. Das Einweichwasser sollte so bemessen sein, daß nach Möglichkeit alles Wasser aufgesaugt wird. Weggießen von überschüssigem Wasser würde Verluste an gelösten Stoffen einschließen.

Bei allen Kochvorgängen wird die Temperatur von 100 Grad solange nicht überschritten, als Wasser vorhanden ist. Erst in Bereichen, wo das Wasser verdunstet, kann die Temperatur weiter steigen unter Bildung von Bräu-

151

nungserscheinungen. Dann eintretende Veränderungen für die Einschränkung des Nährwertes sind mit denen der Krustenbildung beim Brot zu vergleichen (siehe Kap. 7.4).

Eine höchstmögliche Ausquellung wird durch vorsichtiges Einstreuen des Schrotes unter kräftigem Rühren in die kochende Flüssigkeit erreicht (29a). Einweichen, kalt zusetzen oder kalt anrühren und einlaufen lassen hat geringere Bindefähigkeit zur Folge und teilweise — bei Roggen — auch Verluste an Geschmack.

Je feiner ein Schrot gemahlen ist, desto größer ist seine Quellfähigkeit und desto kürzer die Kochzeit. Alle Getreidegerichte sollen, nachdem sie durch kräftigeres Erhitzen zum Kochen gebracht sind, bei geringerer Hitze langsam garquellen. Dazu wurde früher die Kochkiste energiesparend verwendet. Wichtig ist, daß der Garpunkt, d. h. der Höchstpunkt des Quellungsvermögens, nicht überschritten wird, da sonst Verluste an Nähr- und Geschmackswerten auftreten (29 a). Anders als Auszugsmehl klumpt Vk-Mehl dabei nicht.

Um die übliche Kochhitze mit Siedetemperaturen zu vermeiden, besteht die Möglichkeit, die Speisen bei milder Wärme mehrere Stunden im Wasser „ziehen" zu lassen. Unter Verwendung von Spezialkochtöpfen kann ein Teil Schrot oder ganzer Körner mit eineinhalb Teilen Wasser 4 Stunden lang bei 55 Grad langsam zum Ausquellen gebracht werden. Das Verfahren ist energiesparend und vitaminschonend. Eine Überwachung ist nicht erforderlich, da nichts anbrennen und nichts zerkochen kann.

Die Getreidearten Hirse, Reis und Buchweizen erfahren durch Einweichen nur eine schwache Quellung und Auflockerung. Dafür neigen ihre Körner nach dem Kochen zum Nachquellen.

Der im Handel erhältliche braune Reis (Naturreis) ist dem Vollkorn gleichzusetzen. Beim Naturreis sind lediglich die ungenießbaren Spelzen entfernt, aber er enthält das vitamin-, mineral- und ballaststoffreiche Silberhäutchen, das dem weißen Reis fehlt.

Ganze Körner eignen sich gewürzt als Beilage zu Gemüse, Käsegerichten, Salaten oder für Suppen, oder sie können, durch den Wolf gedreht, für Bratlinge und Getreidefrikadellen weiter verwendet werden.

Gekochter fester Brei aus ganzen oder grob geschroteten Körnern neigt beim Essen zum Kleben und erschwert beim Kauen und Einspeicheln die Bildung einer homogenen, schluckreifen Masse. Durch sorgfältiges Kauen läßt sich das kaum beheben. Ursache ist das fast unbegrenzte Quellen der Schleimstoffe sowie die weitgehende Aufschließung der Stärke während des Kochens. Klebende Verdichtungen im Speisebrei erschweren den Verdauungssekreten den Zutritt und können Anlaß für Störungen der Bekömmlichkeit sein. Suppen aus Schrot, Graupen oder Grütze sind dem gekochten Schrotbrei gegenüber meist besser bekömmlich, weil die durch Flüssigkeit getrennten Kornteile im Mund leichter erfaßt werden.

Da Frischkornmüsli aus rohem Korn wenig klebt, muß die verkleisterte Stärke als Hauptursache des Klebens angesehen werden. Sie ist im rohen Korn trotz Einweichen nicht klebend, da sie unverkleistert und daher nur sehr begrenzt quellfähig ist.

Brot besitzt die Nachteile klebender Krume normalerweise nicht. Im Brot stehen nur begrenzte Mengen Wassers für Quellvorgänge zur Verfügung.

Käufliche Vollkornflocken nehmen eine Zwischenstellung zwischen „roh" und „gekocht" ein. Sie sind weder ganz erhitzt noch richtig gekocht. Sie werden bei ihrer Herstellung nur kurz in Dampf erhitzt und nach dem Breitdrücken getrocknet. Durch den kurzen Wärmestoß werden hitzelabile Wirkstoffe in den Randschichten nur schwach beeinträchtigt, und die Stärke ist noch nicht verkleistert. Die flache Form einer Flocke, die beim Breitdrücken gelockerte Gewebestruktur und die große Oberfläche sind Gewähr für ein schnelles Durchfeuchten mit Einweichwasser und für gute Bekömmlichkeit.

7. Brot aus dem vollen Korn

7.1 Brot und seine weltweite Bedeutung

Zur Geschichte des Brotes

Laibbrot als hochentwickelte Form der Getreidezubereitung besitzt eine lange Vorgeschichte, die im wesentlichen durch drei Entwicklungsstufen gekennzeichnet ist:

1. Brei

   Die anfänglichen Verfahren zur Überführung der Getreidekörner in eine dem menschlichen Organismus zusagende Form bestanden im Zerstampfen der Körner in einem Mörser oder Zerreiben zwischen Steinen, um sie als Aufguß oder Suppe, später als Brei bzw. Mus zu verzehren.

2. Ungelockerter Fladen

   Schon frühzeitig wurde dazu übergegangen, das zerkleinerte Korn mit Wasser anzuteigen und den steifen, flach ausgebreiteten Brei bzw. Teig entweder

   an der Sonne zu trocknen,
   am Feuer zu rösten oder
   auf heißen Steinplatten oder Tontellern zu backen.

   Der Weg vom Korn zum Fladen hat demzufolge seine Entwicklung über den Brei genommen; dabei kam es zur Herstellung von Fladen in den verschiedensten Formen und Größen. Interessant ist in diesem Zusammenhang die Tatsache, daß das Wort B r o t von B r ü t e n kommt, d. h. sprachlich mit Brüten und Braten zusammenhängt.

3. Gelockerter Fladen

   Die Entdeckung, daß Brei bzw. Fladenteig bei längerer Aufbewahrung an der Luft und darauffolgender Hitzebehandlung ein ausreichend festes Gebäck ergibt, führte zur Bereitung von gelockerten Fladen, wobei die Teiggärung ursprünglich auf spontaner Entwicklung des Sauerteiges, später auf gezielter Gärung, unter Verwendung von Bier- oder Weinhefe, basierte.

   Die Herstellung von Brot wurde nicht an einer Stelle, sondern in verschiedenen Ländern der Erde zu ganz verschiedenen Zeiten ohne fremdes Vorbild „erfunden" und beruht im wesentlichen auf der Beobachtung, daß in jedem Teig bzw. Brei bei langer Aufbewahrung an der Luft die als Sauerteig bezeichnete Symbiose von Hefepilzen und Säurebakterien entsteht, was zu einem „H e b e n " des Teiges und damit zu einer gelockerten Struktur des erhitzten Teigstückes führt. Einige ausgewählte Jahreszahlen aus der Geschichte des Brotes (Tab. 35) verdeutlichen, daß

154

Tab. 35: **Einige archäologisch und philologisch nachgewiesene Daten aus der Brotgeschichte im Altertum**

Jahreszahl	Deutung	Quellenangabe
5078—4438 v. Chr.	**ungelockerter Fladen** Backofenfunde im Alten Orient (eines der ältesten Daten, das auf die Herstellung ungelockerten Fladens hindeutet)	(284)
3400—2475 v. Chr.	**gelockerter Fladen** Gräberfunde aus dem Alten Ägypten (erster Hinweis auf die Ausnutzung spontaner Gärung zum Bereiten von Fladen)	(281; 282)
3300 v. Chr.	Fund von Judeideh gilt als ältestes gesäuertes Brot, das in der Porosität modernem gelockertem Brot entspricht	(283)
2400 v. Chr.	Erste Berichte der Sumerer in Keilschrift (Spontane Gärung)	Gilgamesch-Epos
1400—1200 v. Chr.	Erste schriftliche Berichte über Sauerteigbrot in der Bibel (Spontane Gärung)	Moses 2, Kap. 12.
800 v. Chr.	Ausgrabung von gesäuertem Brot in Norddeutschland (Spontane Gärung)	(67)
363 v. Chr.	Berichte von Plato über Sauerteigbrot mit gezielter Gärung (Sauerteig oder drei Tage alter Most)	(228)
79 n. Chr.	Genaue Beschreibung der gezielten Sauerteigführung mit Weinhefe durch Plinius d. Ä.	(67)

das Brot nicht monophyletischen, sondern polyphyletischen Ursprungs ist. Für die Herstellung von Laibbrot konnten drei Gebiete mit getrennter Entwicklung unterschieden werden:
— Raum nördlich der Alpen mit spontaner Sauerteiggärung,

155

— Ägypten unter Verwendung von Bierhefe seit dem 4. Jahrhundert v. Chr.,

— ehemals von Kelten bewohnte Gebiete Frankreichs und Spaniens, wo schon sehr früh die Weinbereitung bekannt war. Dort fand bereits um 200 v. Chr. der Schaum des Traubenmostes zur Herstellung von Brot Verwendung (203).

Die Vorzüge von Brotnahrung

Brot konnte sich jahrhundertelang einer einmaligen Sonderstellung unter allen Lebensmitteln erfreuen. Es war das einzige mundfertige Lebensmittel, das mehrmals am Tage zur Verfügung stand, sättigte und gut schmeckte. Es bildete damit gute Voraussetzungen, um als Unterwegsverpflegung bei der Arbeit oder auf Reisen zu dienen.

Verschiedene Vorzüge zeichneten Brot vor anderen Lebenmitteln aus:

1. Brot kann unabhängig von jahreszeitlichen Schwankungen das ganze Jahr über in fast gleichbleibender Qualität angeboten werden.
2. Der Nährstoffreichtum des Brotes, d. h. die Vielzahl seiner Inhaltsstoffe, ist bei optimaler Zubereitung unter Verwendung des vollen Kornes so groß, daß es nur relativ weniger Ergänzungen durch andere Lebensmittel bedarf, um eine vollwertige Ernährung des Erwachsenen zu gewährleisten.
3. Brot aus dem vollen Korn ist von anregendem Einfluß auf die Mitarbeit wichtiger Verdauungsorgane und schützt sie vor unphysiologischer Schonung.
4. Sein unaufdringlicher, milder Eigengeschmack erlaubt, mehrmals am Tage mit neuer Genußfreude davon zu essen, ohne seiner überdrüssig zu werden.
5. Brot hat im Vergleich zu anderen Grundnahrungsmitteln wie Fleisch, Milch, Kartoffeln, Gemüse und Obst einen geringeren Wassergehalt. Es bietet daher bei gleichem Gewicht mehr Nährstoffe. Darauf begründet sich sein gutes Sättigungsvermögen. Brotkrume besitzt infolge der begrenzten Wasserzugabe bei der Teigbereitung ein großes Quellvermögen. Sie kann im Vergleich zu gekochten Getreidespeisen mehr Speichel und Verdauungssekrete aufsaugen als Getreidespeisen, die mit mehr Wasser zubereitet werden (Mehlsuppen, Grießbrei u. a.). Brotkrume und -kruste fördern daher die Speichelbildung.
6. Brot läßt sich auf vielfältige Weise herstellen, so daß an Abwechslung in Geschmack und Kaueigenschaften kein Mangel besteht.
7. Brot zählt nach wie vor fast überall auf der Erde zu den preiswertesten Nahrungsmitteln in Bezug auf die Versorgung mit einem breiten Spektrum an Nähr- und Wirkstoffen.

156

8. Brot gilt weltweit als leicht bekömmlich und wird mit ganz seltenen Ausnahmen gut vertragen.

Brot, insbesondere Vollkornbrot, ist nicht vergleichbar mit den vielen tausend toten Gegenständen des menschlichen Bedarfes. Brot ist leicht verderbliche Frischware, ist ein energie-, kraft- und wohlbefindenspendendes Element des täglichen Lebens. Brot ist als Frühstück für viele Menschen die stille Voraussetzung für das Gelingen des Tageswerkes. Brot erfordert daher mehr individuelle Pflege und Vertrauen zum Hersteller als andere Lebensmittel.

Brot bietet einige beachtliche Vorzüge vor anderen Grundnahrungsmitteln:

Brot hat keine Gräten,
Brot hat keine Knochen,
Brot hat kein Kerngehäuse,
man braucht es nicht zu schälen,
man braucht nur hineinzubeißen!

Unter Brot wird in verschiedenen Ländern allerdings verschiedenes verstanden. In Abhängigkeit von der äußeren Form ist zwischen Flach- oder Fladenbrot und Laibbrot zu unterscheiden. Zur Herstellung von Flachbrot eignen sich viele Getreidearten, für Laibbrot dagegen nur Weizen und Roggen, die daher Brotgetreide heißen. Für die Herstellung von Flachbrot genügen Mehl und Wasser, für die Herstellung von Laibbrot ist darüber hinaus ein Lockerungsmittel in Form von Hefe oder Sauerteig erforderlich. Weitere wichtige Unterschiede in Geschmack, Farbe und Form sowie Nährwert leiten sich ab von

— der Getreideart, z. B. Weizen oder Roggen,
— dem Ausmahlungsgrad, z. B. Vollkorn- oder Mehlkörpermehl,
— Zusätzen, wie Leinsamen oder Soja und
— dem Backverfahren, z. B. Knäckebrot oder Pumpernickel.

Die Form des Brotes, ob rund oder länglich, frei- oder angeschoben, mit glatter oder mehliger Oberfläche sind äußere Kennzeichen, die im Belieben des Bäckers stehen (siehe Kap. 7.3).

Wandlungen in der Herstellung

Die Bereitstellung des täglichen Brotes gibt vielen Menschen Beschäftigung und Arbeit. Zu ihnen gehören seit Jahrtausenden die Vielzahl von Bauern, Müllern und Bäckern, ferner mit Beginn der Industrialisierung Landwirte, Züchter, Düngemittelfabriken, der Landhandel, Lager- und Transportbetriebe, verschiedene Industrien für Müllerei- und Bäckereimaschinen, Backmittel u. a.

Die schwere Arbeit des Teigknetens und die mühsame Ofenarbeit blieben menschlichen Arbeitskräften vorbehalten. Hilfe durch Tiere oder andere Naturkräfte gab es bei dieser Tätigkeit selten. Erst mit der modernen Technisierung seit der Mitte des vorigen Jahrhunderts hielten Maschinen in der Bäckerei Einzug, besonders, um die schwere Arbeit des Teigknetens zu übernehmen. Die moderne Bäckerei, selbst in Kleinbetrieben, ist heute ohne Maschinen nicht mehr denkbar. In der modernen Großbäckerei erfolgen alle Arbeitsgänge mechanisch. Weißbrot läßt sich leicht vollautomatisch herstellen. Die Vielzahl der über das ganze Land verstreuten Müller und Bäcker von einst ist abgelöst worden durch eine kleine Zahl hochbezahlter Ingenieure, Chemiker, Techniker und Verkaufsfahrer.

Die führende Stellung als erstes Nahrungsmittel in der Welt, oft gleichbedeutend mit Nahrung an sich, hat Brot in vielen Ländern mit steigender Industrialisierung eingebüßt. Durch neue Techniken und neue Konservierungsverfahren ist ihm eine große Konkurrenz an neuen mundfertigen Nahrungsmitteln von Seiten der Lebensmittelindustrie erwachsen. Die Formenmannigfaltigkeit des Brotes konnte zwar vergrößert werden, das äußere Aussehen wurde schöner und gleichmäßiger. Jedoch wichtige Eigenschaften der Gesundheitsvorsorge gingen verloren. Die Nachfrage nach Brot nahm ab.

Brot ist nicht mehr wichtiges Grundnahrungsmittel, um das einst Kriege geführt wurden. Brot ist entbehrlich geworden. Brot läßt man gedankenlos in die Mülltonne fallen, und aus gewissen Ärztekreisen wird die Empfehlung zum „Leben ohne Brot" (169) gegeben. Unter diesen Umständen kann es kein Brot geben, das „Nahrung an sich" bedeutet. An seine Stelle sind vergängliche Brotsorten und brotähnliche Lebensmittel getreten.

Noch vor 100 Jahren war der Brotverzehr in Deutschland um ein Mehrfaches höher als heute und bestand zum überwiegenden Teil aus Roggen. Roggen war damals billiger und konnte im eigenen Land in großer Menge erzeugt werden.

An einer im Oktober 1983 anläßlich der Woche des Brotes von der CMA durchgeführten Befragung zum Thema Lieblingsbrot haben sich 167 000 Bundesbürger beteiligt; die Brotsorte, auf die mit 16 000 die meisten Einzelnennungen fielen, war Vollkornbrot. Dahinter folgten dichtauf Roggenbrot mit 14 500 Nennungen und Roggenmischbrot mit 13 400. Ca. 7 000 fielen auf Weizenmischbrot und Spezialbrot.

Zwischen diesen Erhebungen und dem durchschnittlichen Verbrauch an Vollkorn liegen allerdings große Unterschiede. Vom gesamten Umsatz an Brot in der Bundesrepublik entfallen heute fast 80% auf Weizen und nur etwas über 20% auf Roggen. Nur 4% der Weizenmahlerzeugnisse und ca. 20% der Roggenmahlerzeugnisse entfallen auf Vollkorn- und Backschrot. Der Verzehr von Schrotbrot und Schrotbrötchen betrug 17% vom gesamten Brotverzehr in der Bundesrepublik.

Unter dem Einfluß der Industrialisierung haben sich im Laufe der letzten 100 Jahre viele Veränderungen in der Herstellung von Brot vollzogen (s. Tab. 36).

Tab. 36: **Wandlungen des Begriffes Brot im Umfeld der Brotherstellung innerhalb der letzten 100 bis 150 Jahre**

Herstellung und Eigenschaften von Brot	früher	heute
	überwiegend	
Verbrauchererwartung	Nahrungsgrundlage, Hunger stillen	Unterlage für „wertvollen" Belag
Rohstoff	Roggen	Weizen
Ausmahlungsgrad Bauern- und Arbeiterkost Städterkost	100—85%[1] 80—90%	75—80% 75—80%
Teiglockerung	Natursauer	Hefe, Kunstsauer
Teigführung	lang: 8 h u. mehr	kurz: 1—2 h
Wärmeübertragung im Ofen	Stein	Metall, auch Steinplatten
Backmittel	Malz, Quellmehle	Enzyme, Aminosäuren, Zucker, Ascorbinsäure, Phosphate, Fett, Emulgatoren, Lecithin
Brotlaibgröße	Ganzbrot 2 kg und größer	Zunehmend Schnittbrot als Kleinpackung ab 250 g aufwärts
natürliche Frischhaltung in Tagen	5—28	1—3
Schimmelanfälligkeit	gering	größer
Verpackung	ohne	mit
Konservierungsmittel	ohne	bei Schnittbrot
Beschäftigte Personen	Bauer, Müller, Bäcker	Ingenieur, Techniker, Fahrer

[1] je nach Ernteausfall

159

Das moderne Brotangebot besteht aus unübersehbar vielen Sorten mit Übergängen zu Fertiggerichten (Pizza) und Feinbackwaren. War früher seine Hauptaufgabe, echten Hunger zu stillen, so ist es heute zu einer Unterlage für Aufstrich und Belag oder zur minder beachteten Beikost herabgesunken.

7.2 Ausmahlungsgrad und Mahlprodukte

Zur Definition der Begriffe »Vollkorn« und Vollkornbrot

Vollkorn ist das ganze spelzenfreie keimfähige Samenkorn von Getreide jeder Art, dem nichts entnommen ist, mit Ausnahme der äußersten Fruchtschale aus hygienischen Gründen.

Vollkornschrot ist das durch Schroten, Quetschen oder Zermahlen zerkleinerte Getreide, das je nach Feinheitsgrad als Grobschrot (größer als 2 mm) mit eventuell noch halben oder ganzen Körnern oder fast pulverförmig als Feinschrot (1 - 2 mm) bezeichnet wird. Vollkornmehl ist mehlfein zermahlenes Vollkorn.

Die Bezeichnung „Vollkornbrot" macht zur Bedingung, daß mindestens 90% Mahlerzeugnisse in Form von Vollkornschrot oder Vollkornmehl ggf. im Gemenge mit ganzen oder zerquetschten Körnern verwendet werden. Für den Handel mit Vollkornmahlerzeugnissen ist darauf hinzuweisen, daß in der 17. Durchführungsverordnung zum Getreidegesetz Vollkornerzeugnisse nicht unter die Mehltypen, sondern abgesetzt davon in einem Unterabsatz 1a aufgenommen worden sind, der lautet: „Vollkornmehl und Vollkornschrot müssen die gesamten Bestandteile der gereinigten Körner einschließlich des Keimlings enthalten. Die Körner können vor der Bearbeitung von der äußeren Fruchtschale befreit werden." Daraus geht hervor, daß Typenziffern, die zur Kennzeichnung des Ausmahlungsgrades für alle Mehle vorgeschrieben sind, für Vollkornerzeugnisse nicht genannt und daher zur Kennzeichnung von Vollkornmahlprodukten nicht erforderlich sind.

Backschrot ist die Bezeichnung für Mahlprodukte aus dem vollen Korn, denen zwecks besserer Haltbarkeit der Keimling und das dem Keimling gegenüberliegende Bartende abgetrennt werden. Backschrot ist daher kein Vollkornerzeugnis mehr und unterliegt der Mehltypenbezeichnung W 1700 oder R 1800. Brote, die aus Backschrot hergestellt werden, heißen Schrotbrote und sind keine Vollkornbrote.

Es ist nicht nötig, daß im Vollkornbrot ganze oder halbe Körner sichtbar sind. Vollkornbrot kann auch aus Korn, das fast mehlfein vermahlen wurde, hergestellt werden. Brot aus Vollkornmehl hat den Vorzug besserer Lockerung gegenüber Vollkornschrotbrot.

Bei Vollkorn- und Schrotbroten ist vom Gesetzgeber das Beimischen bis 10% niedrig ausgemahlener Mehle, also Nicht-Vollkornmehle, zugelassen.

160

Die Zugabe von Mehlen niedrigen Ausmahlungsgrades soll die Backeigenschaften unterstützen. So berechtigt die Fürsorge ist, Vollkornbrot nicht durch Backfehler in Mißkredit zu bringen, so bedeutet die Erlaubnis des Zumischens von 10% Nicht-Vollkorn-Mehl einen Freibrief für weitere Zusätze, die schwer kontrollierbar sind.

Da es in der modernen Industriegesellschaft nicht mehr möglich ist, das Risiko gelegentlich überhöhter Schadstoffbelastung mit Sicherheit auszuschließen, und da eine mögliche überhöhte Umweltkontamination zu den Argumenten gehört, die heute gegen Vollkornverzehr ins Feld geführt werden, wurde vom Gesetzgeber das Zugeständnis zum Entfernen der äußeren Fruchtschale gemacht. Es dient dem Zweck, eine Möglichkeit zu haben, um auf der Kornoberfläche fest haftenden Schmutz gründlicher entfernen zu können. Die äußere Fruchtschale besteht aus leeren Zellen mit aufgelagertem Kork und Wachs. Von dem fetthaltigen Wachs werden manche Schwebstoffe aus der Umgebung fest adsorbiert und lassen sich durch Wasser nicht abwaschen.

Angesichts des gestiegenen Interesses an Vollkornbrot sind Brote und Brötchen auf den Markt gekommen, die aus Nichtvollkornmehlen mit einem meist kleinen Zusatz von Vollkornschrot angereichert werden. Dabei handelt es sich also um kein echtes Vollkornbrot. Solche Brote entsprechen in der Krumenstruktur mehr den verbreiteten Broten aus hellen Mk-Mehlen und werden daher vom Verbraucher, der bisher nur an diese Brotsorten gewöhnt war, beim Übergang zum Vollkorn lieber aufgenommen; aber in ihrem prophylaktischen Wert sind sie mit Vollkornbroten, die hundertprozentig aus Fein- oder Grobschrot hergestellt werden, nicht zu vergleichen, auch wenn sie hinsichtlich der Bißfestigkeit etwas mehr Anforderungen an das Kauen stellen. Dennoch darf nicht übersehen werden, daß für eine Umgewöhnung von Nichtvollkorn- auf Vollkornverzehr Zwischenstufen in den Vollkorneigenschaften eine wertvolle Brücke bilden können.

Mehle besonders hohen Ausmahlungsgrades

Zwischen Weißbrot (= Mk-Brot) und Vollkornbrot gibt es viele Abstufungen, wie die zugelassenen Mehltypen erlauben. Die Mehltypen sind Ausdruck bestimmter Ausmahlungsgrade. Mit steigendem Ausmahlungsgrad gelangen Teile der Randschichten in das Mk-Brotmehl und reichern es mit Inhaltsstoffen des vollen Kornes an. Die Zunahme von Inhaltsstoffen aus dem vollen Korn verläuft mit steigender Mehltype, beginnend bei den niedrigsten, anfangs sehr gering und nimmt erst bei den höchsten Typen beachtenswerte Ausmaße an. Das sind Mehltypen, die einem Ausmahlungsgrad von ca. 90% und höher entsprechen und ihrer dunkleren Farbe wegen gelegentlich als Graumehle bezeichnet wurden.

Graumehle sind durchaus in der Lage, eine bessere Versorgung mit Wirkstoffen aus dem vollen Korn zu gewähren als die allgemein gebräuchlichen niedrigeren Mehltypen, denn ein 90%iger Ausmahlungsgrad läßt die Vermutung aufkommen, dicht bei 100% = Vollkorn zu sein, so daß damit fast dasselbe bereits erreicht werden kann wie mit Vollkorn selbst.

Daß dem nicht so ist, geht aus folgenden Überlegungen hervor:

1. 90%iger Ausmahlungsgrad heißt, daß 10% vom Ganzen entfernt werden. In der Mühle werden aber bei 90%iger Ausmahlung nicht die inneren Mehlteile, sondern die Teile der äußeren Schale und alle Keimlinge beseitigt. Sie machen zusammen etwa 20% vom ganzen Korn aus, d. h. dem Graumehl fehlen bereits die Hälfte der Schalen und alle Keimlinge. In 100 g eines Grau-Brotes sind das bereits über 1 500 Keimlinge, die fehlen.

2. Wie den Abbildungen 7, 8 und 9 in Kap. 7.7 entnommen werden kann, wird bei 90%iger Ausmahlung der Gehalt einiger Wirkstoffe schon fast um 50% erniedrigt. Das betrifft besonders die Vitamine Biotin, Niacin, zum Teil auch Folsäure sowie die basischen Mineralstoffe Magnesium, Kalium und Kalzium.

3. Für die Aktivierung der Verdauungstätigkeit sind die wasserunlöslichen Ballaststoffe verantwortlich. Da sie sich hauptsächlich in den äußeren Schalenschichten des Getreidekornes befinden, wird ihre Rolle besonders eingeschränkt.

4. Die Anregung der Verdauung durch Ballaststoffe hat sich als von der Partikelgröße der Teilchen abhängig erwiesen. Schrote haben sich wirksamer gezeigt als Mehle. Graumehle sind aber mehlartigen und nicht schrotartigen Charakters. Ihr verdauungsfördernder Einfluß ist daher schwächer.

5. Der um die Hälfte verringerte Schalenanteil im Graumehl erleichtert das Backen eines besser gelockerten Brotes, das sich daher in seiner Krumenstruktur und Konsistenz und infolge kürzerer Backzeit durch dünnere Krustenbildung erheblich vom Vollkornbrot unterscheidet. Es ist weniger bißfest, wird schneller gegessen und fördert die Risiken des Überverzehrs (siehe Kap. 8.4).

6. Die Statistik lehrt, daß 70% des Weizenmehlverbrauches auf die niedrigsten Mehltypen, etwa 20% auf die mittleren und nur etwa 10% auf die hohen Mehltypen entfallen. Graumehle erfreuen sich nur geringer Beliebtheit. Äußerliche Beeinträchtigungen durch unfreundliche Farbe und geringeres Volumen im Vergleich zu Weißbrot scheinen ihrer Beliebtheit im Wege zu stehen.

Ob u. U. der Einfluß eines im Kleber des weißen Mehlkörpers festgestellten antiperistaltischen Faktors infolge des Wegfalls eines größeren Teiles der

Ballaststoffe stärker zum Tragen kommt, kann noch nicht beurteilt werden (siehe Kap. 2.4).

Helle Mehle (Mk-Mehl)

Mehl ist das in der Mühle staub- bis pulverförmig zerkleinerte Getreide; im allgemeinen wird darunter der pulverisierte weiße Mehlkörper verstanden, was gleichzeitig ein Abtrennen der dunkleren Schalen während der Vermahlung einschließt. Die Farbe des Mehles ist abhängig vom Ausmahlungsgrad. Er stellt die beim Vermahlen erzielte Mehlausbeute in Prozent vom gereinigten Ausgangsgetreide dar. Je höher der Ausmahlungsgrad, umso reicher an wirkstoffhaltigen Randschichten ist das Mehl und umso dunkler seine Farbe. Je niedriger der Ausmahlungsgrad, umso schalenfreier, wirkstoffärmer, haltbarer und heller die Farbe und umso besser die Backeigenschaften.

Um Mißverständnissen vorzubeugen: Die „besseren Backeigenschaften" beschränken sich eigentlich nur auf übertrieben feine und gleichmäßig zarte Porung und durch Gefangenhalten von mehr Gärluft auf das Erreichen eines großen, Eindruck machenden Volumens. Diese rein äußerlichen Vorteile werden auf Kosten eines faderen Geschmackes und schnelleren Altbakkenwerdens und des Erfordernisses von Frischeverlängerungsmitteln erkauft.

7.3 Kurze Technologie der Brotherstellung

Das backtechnische Gelingen guter Lockerung, Wölbung, Schnittfestigkeit und Krumenelastizität ist mit Vollkornschrot nicht so leicht in den Griff zu bekommen wie mit hellen Mehlen. Vollkornbrot von guter Qualität herzustellen, erfordert mehr Können als das Herstellen von Brot aus hellen Mehlen:

— Die größeren — in der Fachsprache grießigen — Schrotteilchen des Vollkornmahlproduktes behalten ihren gewachsenen Zusammenhang weitgehend auch während der Teiggärung, quellen langsamer auf, bleiben spezifisch schwerer und behindern das Aufgehen des Teiges. Die Folge ist, daß die Poren kleiner, die Krume dichter und das Volumen geringer sind.

— Die zu 20% anwesenden Schalen bzw. Randschichten besitzen kein elastisches Klebereiweiß, welches die Voraussetzung für das elastische Auseinanderdehnen eines Teiges durch Gärblasen ist. Sie unterbrechen daher die elastischen Kleberstränge als starre Glieder und erschweren ebenfalls das Auseinanderdehnen, d. h. die Teiglockerung.

— Die Randschichten sind enzymreich. Enzyme können je nach ihrer zufälligen Aktivität die Festigkeit der Teige einschränken, z. B. bei Auswuchs in kurzer Zeit den Teig zum Fließen bringen.

Teiglockerung

Die grundsätzlich geringere Lockerung von Vollkornbrot gegenüber Nichtvollkorn-Brot hat zur Folge, daß Vk-Brot bei gleichem Gewicht weniger voluminös und daher spezifisch schwerer und dichter ist. Die Krume von Vollkornbrot ist dafür bißfester und die Kruste infolge längerer Backzeit dicker und härter.

Tab. 37: **Technische Unterschiede zwischen Vk- und Mk-Broten**
Schematisierte Mittelwerte

	Vk-Brot		Mk-Brot		
	Roggen-	Weizen-	Roggenmisch-	Weizenmehl-	Toast-
100 g Brot					
Wassergehalt (%)	45	40	40	38	35
Energie (Kcal)	220	220	235	250	265
Volumen (ml)	150	270	230	370	370
1 Brotscheibe					
Gewicht (g)	45—50	40	35	25	25
Fläche (cm²)	80	80	80—100	80	80
Energie (Kcal) pro 80 cm²	95	90	85— 95	60	73

Den geschmacklichen Vorzügen von Roggenbrot durch mehr „Frische" und „Saftigkeit" stehen größere Anforderungen bei der Teigbereitung gegenüber. Sie verlangen mehr Zeit, Aufmerksamkeit und Überwachung. Roggenteige bedürfen einer Durchsäuerung als notwendige Voraussetzung für die Lockerung durch Gärblasen. Diese Säuerung würde von selbst eintreten, wenn der Teig einige Tage liegen gelassen würde (Spontansauer), ein Vorgang, der eine Parallele zum Sauerwerden von Milch zuläßt. Auf der Oberfläche von 1 g Getreide sind mehrere Hunderttausend Bakterienkeime der verschiedensten Art sowie Hefen nachweisbar. Die Vielzahl der sich entwickelnden Bakterien wird aber zeit- und temperaturabhängig zugunsten weniger Arten eingeschränkt, die vorwiegend Milch- und Essigsäure produzieren und in deren Schutz sich säurestabile Hefen entwickeln. Milchsäurebakterien (streptococcus lactis) erzeugen unter geeigneten Nährbodenbedingungen ein Polypeptid Nisin, das die Entwicklung verschiedener anderer Bakterienarten wie ein Antibiotikum hemmt.

Die besonderen Vorzüge einer Sauerteigführung sind darin zu sehen, daß die Aktivierung der sich vermehrenden Gärungsorganismen den enzymatischen Abbau aller organischen Inhaltsstoffe zugunsten einer Anreicherung von wasserlöslichen, gut resorbierbaren Nähr- und Wirkstoffen fördert, so daß im Zusammenwirken mit den Gärungssäuren wichtige Voraussetzungen für die Bekömmlichkeit und das in der Backhitze entstehende Aroma erfüllt werden.

Die Vermehrung eines Sauerteiges kann nicht beliebig schnell vorgenommen werden, weil das Durchwirken eines zu kleinen Anstellgutes mit großen neuen Mehlmengen das Aufkommen von Fehlgärungen einschließt, sobald der Säuregehalt in der neuen Mischung zu niedrig wäre. Eine Sauerführung erfordert daher laufende Überwachung der lebenden Gärungsorganismen, die auf kleine Änderungen im Nährboden, der Temperatur, der Feuchtigkeit oder des Luftdruckes reagieren. Dieser Vorgang läßt sich durch eine gezielte Steuerung einer Sauerteigführung auf einen Tag bzw. sogar auf Stunden abkürzen, wie das in der Bäckereipraxis heute üblich geworden ist. Dabei ist lediglich darauf zu achten, daß Fehlgärungen, die zu geschmacklichen und backtechnischen Nachteilen führen, vermieden werden.

Diese Risiken sind mit Ursache, daß der Bäcker die technisch kürzere und risikoärmere Hefeteigführung, wie sie bei Weizen heute fast ausschließlich angewendet wird, vorzieht. Mit Hilfe von künstlich isolierten Säuren lassen sich die technischen Backeigenschaften des Roggens auch in den Griff bekommen, doch kommt dabei oft der Geschmack zu kurz. Brote mit einseitig saurem Geschmack sind für magen-darm-empfindliche Personen nicht immer bekömmlich. Manche Kunst- oder Fertigsauer waren Anlaß, daß sich viele Verbraucher vom Roggen- und Roggenvollkornbrot grundsätzlich abwendeten in der Meinung, das sei eine unabdingbare Eigenschaft jeden Roggenbrotes.

Der Wohlgeschmack eines guten Sauerteigbrotes beruht nicht nur auf der Säure, sondern auf einem breiten Bukett vielfältiger Aromastoffe als Ergebnis genügend langer Gärzeit. Je länger ein gärender Teig stehenbleibt, umso größer wird sein Geschmacksreichtum. Gleichzeitig dunkelt der Teig allerdings etwas nach.

In den letzten Jahrzehnten wurde ein Teiglockerungsmittel entwickelt, das sowohl bei der Bereitung von Weizen- als auch von Roggenbroten Verwendung findet. Das „Spezial-Backferment" wurde in Anlehnung an das Honig-Salz-Backverfahren erfunden, bei dem eine durch Honig beeinflußte Spontangärung für die Teiglockerung sorgt.

Beim käuflichen Teiglockerungsmittel „Backferment" nach ERBE ist dieser Honiggärungsprozeß vorweggenommen; die Gärung wird nicht erst bei der Brotbereitung eingeleitet. Bestandteile des Backfermentes sind Bienenhonig,

Leguminosenmehl und Getreide, jedoch keine künstlichen Zusatzstoffe. Es liegt als trockenes Granulat mit einem Wassergehalt von ca. 10% vor. Die Aromafülle und Bindigkeit von Sauerteigbrot wird nicht ganz erreicht, was besonders im Geschmack von abgelagertem Brot bemerkbar wird.

Als Vorteile des Backens mit Backferment werden genannt: geeignet für Weizen und Roggen sowie für relativ hohe Zusätze anderer Getreide (40 - 80% Gerste, Mais, Hirse), neben Brot auch für andere Backwaren; es ist aromatisch und bekömmlich, selbst für Magenleidende, die weder Sauerteig- noch Hefebrot vertragen.

Hitzefluß

Nach dem Einsetzen in den Backofen steigt die Temperatur im Teigstück vom Rand allmählich nach innen; bei einer durchschnittlichen Ofentemperatur zwischen 220 und 250 Grad ergibt sich in Abhängigkeit von der Zeit ein unterschiedlicher Temperaturverlauf, der in Abbildung 6 von drei im Teigstück oben, Mitte und unten untergebrachten Temperaturmeßstellen wiedergegeben ist:

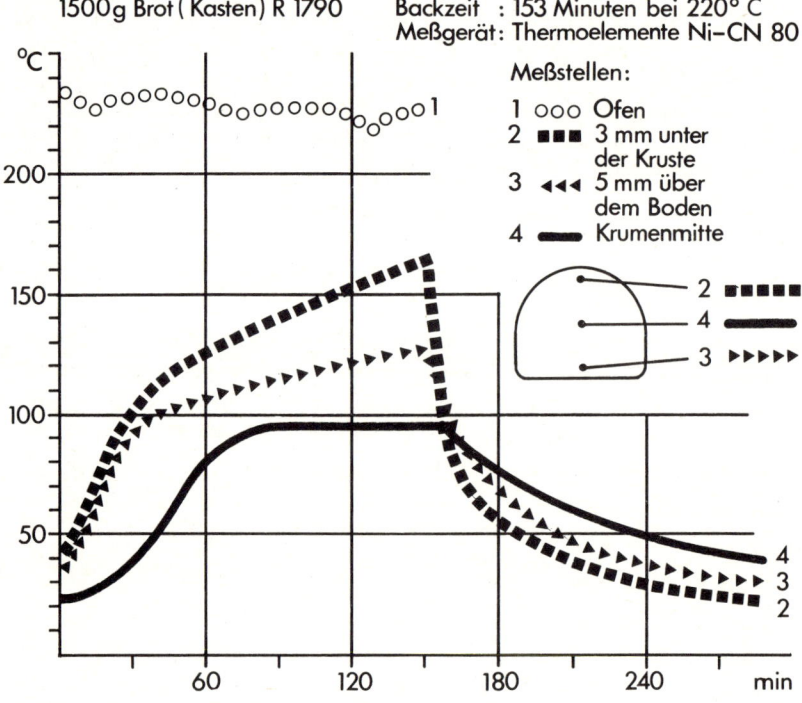

Abb. 6: **Temperaturverlauf beim Backprozeß**

166

Die Kurven machen deutlich, daß

an der Oberfläche des Gebäckstückes der schnellste Temperaturanstieg bis auf 160 Grad und nach Ende der Backhitze der schnellste Abfall zu verzeichnen ist,

an der Unterseite der Temperaturanstieg langsamer erfolgt und sich nur auf etwas über 100 Grad erstreckt, um nach Ende des Backens sehr langsam zu sinken,

in der Krumenmitte die höchste Temperatur erst nach 30 Min. erreicht wird und 100 Grad während der ganzen Backzeit nicht überschritten werden, sondern daß infolge des durch die Rindenbildung allseitig eingeschlossenen Wasserdampfes die Temperatur im Brotlaib knapp unter 100 Grad bleibt. Das gilt nicht nur für die Krumenmitte, sondern für die gesamte feucht gebliebene Krume.

Unmittelbar nach dem Einlegen eines Teigstückes in den Ofen bildet sich auf der Außenfläche durch Verkleisterung der Stärke und Koagulierung des Eiweißes eine dicht schließende Haut um das werdende Gebäck. Damit diese Haut gegenüber den im Teigstück unter Hitzeeinfluß sich ausdehnenden Gärgasen clastisch bleibt, gibt der Bäcker W r a s e n in Form von Wasserdampf. Die Ausdehnung der Gärgase durch die steigende Hitze bewirkt eine Aufwölbung und Erhöhung des gesamten Teigstückes.

Die Haut isoliert den im Inneren entstehenden Dampfdruck von dem trockenen Backraum. Diese Dampfspannung verhindert ein Überschreiten von 100 Grad C und damit das Austrocknen der Krume. Die Außenhaut wird mit fortschreitender Austrocknung zur K r u s t e und dehnt sich nach innen zur Brotrinde aus. Die Kruste trocknet am meisten aus und wird unter Braunfärbung trocken spröde, was in der Fachsprache rösch heißt.

Tab. 38: **Mittlere Backzeiten für verschiedene Brotsorten**

Brotsorte	1 kg Brot	1,5 kg Brot
Weißbrot, freigeschoben	30—40 Min.	
Weizenmischbrot	30—40 Min.	30— 45 Min.
Roggenmischbrot	50—60 Min.	
Roggcnbrot	50 Min.	50— 60 Min.
Weizenvollkornbrot	50 Min.	
Roggenvollkornbrot	60 Min.	90—120 Min.

Kruste ist also der Teil der R i n d e , der in frischem Zustand spröde splitternd bzw. rösch ist, Krume ist der feucht gebliebene innere Teil. Die Rinde ist im allgemeinen bei Weizenbrot infolge kürzerer Backzeit dünner als bei Roggenbrot, bei niedrigem Ausmahlungsgrad ebenfalls geringer als bei Vollkornmehlen. Sie beträgt für Mk-Brote wie

Weizenweißbrot   15—20%
Roggenmischbrot   ca. 30%
Stangenweißbrot   ca. 40%

vom ganzen Brot.

In den Backzeiten bestehen Unterschiede: Roggenteige erfordern längere Backzeiten als Weizenteige, Vk-Teige längere als Mk-Teige (siehe Tab. 38).

Brotfehler mit Folgen für die Bekömmlichkeit

Brotfehler oder Brotmängel können die äußere und innere Qualität beeinträchtigen. Mit äußerer Qualität sind Mängel gemeint, die dem gewohnten Anblick hinsichtlich Form, Volumen, Farbe usw. nicht entsprechen, sich auf den Nähreffekt aber kaum spürbar auswirken, z. B. Krustenrisse, Brandblasen, kleine verkohlte Stellen usw.

Mit innerer Qualität sind Mängel gemeint, welche den störungsfreien Ablauf der Verdauung beeinträchtigen können. Dazu gehören:

1. Krume zu dicht, zu wenig gelockert:
   sie behindert das Eindringen von Verdauungssäften;
2. klebende Krume:
   sie verhindert die Wiederausdehnung beim Kauen zusammengedrückter Bissen und führt zur Bildung schwerverdaulicher Klumpen;
3. mangelnde Elastizität:
   Die Krume wird beim Kauen zu dichten Ballen zusammengedrückt, ohne elastisch zurückzufedern; Bildung schwer verdaulicher Klumpen wie bei 2.;
4. Geschmack:
   streng sauer: Vorherrschen einer Säure, appetithemmend;
   fade: schwache Lockung von Speichel und Verdauungssekreten;
   fremd: geschmackliche Disharmonie;
   Nachsäuern: gelegentlich infolge zu kurzer Backzeit bei Sauerteigbroten aus Back- oder Vollkornschrot. In den ballaststoffreichen Geweben der Schrotstückchen haben vereinzelt Bakterien die Chance zu überleben, so daß während der Brotlagerung die Säurebildung sich begrenzt fortsetzen kann.

Alle diese Mängel können unterschiedliche technische Ursachen haben:
Rohstoffehler, mangelnder Trieb, Fremdgärung infolge falscher Temperatur, falschen Zugusses usw., Fertigsauer, zu kurze Backzeit u. v. a.

Über die Auswirkungen von Brotfehlern auf die Bekömmlichkeit siehe Kap. 7.5.

168

7.4 Stoffliche Veränderungen im Teig und während des Backens

Durch den Backprozeß werden nicht nur im Vergleich zum Frischkorn, sondern auch gegenüber dem gekochten Brei Änderungen des Nährwertes ausgelöst.

Teiggärung

Während der Teiggärung spielt sich eine Aktivierung aller Enzyme ab, der korneigenen und der durch Mikroben gebildeten. Das führt zu einem begrenzten Abbau hochmolekularer Inhaltsstoffe (Eiweiß, Stärke) des Teiges mit einer Anreicherung löslicher Stoffe, insbesondere Aminosäuren und Zucker. Von Bedeutung ist, daß dabei Vorstufen für das spätere Brotaroma entstehen. Daher ist die Dauer der Teigführung für die Ausbildung eines optimalen Brotgeschmackes von großem Einfluß.

Geringfügige Verschiebungen im Gehalt einiger B-Vitamine sind darauf zurückzuführen, daß die Gärungsorganismen teils B-Vitamine verbrauchen und teils auch erzeugen. Durch die Aktivierung des Enzyms Phytase wird Phytin abgebaut, was für eine höhere Verfügbarkeit von Kalzium und anderen zweiwertigen Mineralstoffen von Bedeutung ist (siehe Kap. 2.5).

Folgen der Backhitze

Als Folge der von außen nach innen in das Teigstück eindringenden Backhitze bewirkt der steigende Dampfdruck nicht nur die Ausdehnung der Gärgase und die Sprengung von Zellwänden, sondern auch eine Reihe weiterer physikalischer und chemischer Veränderungen (siehe Tab. 39). Unter der steigenden Temperatur dehnt sich der Wasserdampf in den Zellen von Mehl- und Schrotstückchen aus und zerstört die Zellwände. Pektine gehen in Lösung, so daß Verdauungssekrete schneller in scheinbar geschlossene Pflanzenzellen eindringen können.

Stärkekörner beginnen zu quellen, bei etwa 60 Grad zu platzen und auszulaufen, ein Vorgang, der als Verkleisterung bezeichnet wird. Verkleisterte Stärke wird schneller von Verdauungsenzymen abgebaut. Inhibitoren, welche die Aktivität von Stärke- und Eiweiß-abbauenden Enzymen hemmen und dadurch die Verdaulichkeit dieser Nährstoffe behindern, sind hitzelabil und werden unwirksam.

Zucker beginnt bei Temperaturen oberhalb von 120 Grad und schwindendem Wassergehalt (Kruste) zu bräunen bzw. zu karamelisieren. Eiweiß verliert seine nativen Eigenschaften.

Die Verdaulichkeit von Ballaststoffen wird in der Krume erhöht, ihr Quell-

Tab. 39: **Veränderungen an Inhaltsstoffen während des Backens**

Inhaltsstoff/Gewebe	Krume	Kruste
Zellwände	reißen teilweise auf	
Stärke	quillt und verkleistert	dextriniert
Zucker		karamelisiert, bräunt
Eiweißdenaturierung	geringfügig	stark
Koagulation von Eiweiß	teilweise	vollständig
Einschränkung von Quell- und Adsorptionseigenschaften der Ballaststoffe	geringfügig	stärker
Oxidation ungesättigter Fettsäuren	gering	vollständig
Löslichkeit von Mineralstoffen	voll	eingeschränkt
Schädigung von Vitaminen B_1, B_6, Pantothensäure, Vit. E	schwach	stärker
Enzymzerstörung	weitgehend	voll

und Bindungsvermögen eingeschränkt, was ihre Fähigkeit zur Aktivierung der Verdauungsvorgänge beeinträchtigt. Der Gehalt an Hemizellulose nimmt ab, an Zellulose zu.

Mineralstoffe bleiben unverändert erhalten und erfahren lediglich in der Kruste durch Bildung harter Einschlußverbindungen Einschränkungen ihrer Löslichkeit. Die einzelnen Vitamine unterliegen individuell unterschiedlichen Einschränkungen durch Hitze, Sauerstoff, Licht, Metallberührung u.a., so daß ihre Veränderung durch technische Maßnahmen mitbeeinflußt wird.

Enzyme verlieren außer in Schrotstückchen oder bei sehr kurzen Backzeiten (Knäckebrot) ihre Aktivität.

Außerdem spielen sich einige Veränderungen zwischen verschiedenen Nähr- und Wirkstoffen ab: Die Enzyme durchlaufen während des langsamen Ansteigens der Temperatur im Innern des Teigstückes ihre optimalen Temperaturbereiche, in denen sie binnen kurzer Zeit größere Umsetzungen bewirken als bei niedrigen Temperaturen. Die Folge ist eine Anreicherung mit löslichen Bausteinen aus dem enzymatischen Abbau von Stärke, Eiweiß und auch von Ballaststoffen. Zwischen löslichen Aminosäuren und Zuckern kommt es teilweise zu Interaktionen, besonders in der Kruste. Bei vermindertem Wassergehalt treten Zucker und Aminosäuren zu Komplexverbindungen zusammen (MAILLARD-Reaktion), die sich braun färben und gegenüber menschlichen Verdauungssekreten resistent bleiben. Die MAILLARD-Reaktion unterstützt die Bildung typischer Brotfarbe und typischen Brotgeschmackes.

Kruste

Für alle aufgezeigten Veränderungen gilt, daß sie sich in der Kruste intensiver abspielen als in der Rinde und erst recht als in der Krume. Rinde ist die ganze, sich von der Krume durch Braunfärbung abhebende Randschicht von Brot, Kruste nur deren alleräußerster dunkler Teil. Daher ist der Nährwert von Kruste, wie im Wachstumswert an Versuchstieren gezeigt wurde, deutlich vermindert, während der von Krume verhältnismäßig geringe Einschränkungen erfährt (184).

Der jeweilige Rinden- bzw. Krustenanteil am ganzen Brot ist abhängig von der Backart, z. B. frei geschoben oder angeschoben, und läßt sich in großen Zügen in Parallele zur Rindendicke einschätzen. Er schwankt bei Vollkornbrot zwischen 20 und 30 %, der Krustenanteil zwischen 5 und 15 %.

Nährwertveränderungen durch die Backhitze lassen eine deutliche Abhängigkeit von der Höhe der Temperatur und der Länge der Backzeit erkennen, was zusätzlich aber auch von der Gebäckform, der Größe des Brotlaibes, dem Einsetzen in den Ofen als frei geschobenes oder Kastenbrot und dem Zusatz von Backmitteln beeinflußt wird.

Bei der üblichen Erhitzung während des Brotbackens bilden sich keine Verbindungen, die zu gesundheitlichen Bedenken Anlaß geben. Dies wäre erst der Fall, wenn die Erhitzung so intensiv bzw. so lange erfolgte, daß die Backwaren sensorisch ungenießbar wären. Die Bildung von Hydroxymethylfurfural, das geringfügig toxisch sein könnte, ist im Brot zu gering, um physiologisch von Bedeutung zu sein (Tab. 40).

Der Versuch einer Bewertung der verschiedenen Veränderungen zeigt, daß sich in Krume und Kruste scheinbar vorteilhafte mit weniger vorteilhaften Veränderungen gegenüberstehen. Da sie sich unterschiedlich für den Nähreffekt auswirken, ist man nicht berechtigt, sie gleichwertig gegeneinander aufzurechnen.

Allgemein werden leichtere Verdaulichkeit und bessere Ausnutzung von Stärke und Klebereiweiß als vorteilhaft angesehen (70), dagegen die Einschränkung einiger Vitamine, der Eiweißwertigkeit und der verdauungsfördernden Wirkung der Ballaststoffe zwar als unvorteilhaft, aber nicht von gravierender Bedeutung.

Tab. 40: **Krusteneffekt**
Nährwertveränderungen durch Backhitze

vorteilhafte	negative
anregende Geschmacksreize	Nährstoffausnutzung geringer
Kauaufwand erhöht	Verminderung des Biologischen Eiweißwertes
Speichelsekretion vermehrt	
Anregung der Darmmotilität	Teilzerstörung hitzeempfindlicher Vitamine (B_1, B_6, Pantothen-, Folsäure, E)
schnellere Appetitdämpfung und Sättigung	
	Abnahme der ungesättigten Fettsäuren (Linolsäure)
	Verringerung der Löslichkeit von Mineralstoffen
	Einschränkung der Quell- und Adsorptionseigenschaften von Ballaststoffen

Proteinqualität

Auf die Proteine des Getreides hat die Erhitzung beim Backvorgang je nach Temperaturhöhe, Dauer der Einwirkung, Begleitstoffen und pH-Wert des Teiges unterschiedliche Auswirkungen. Erhitzung auf unter 100 Grad, wie sie z. B. für die Krume im Brot zutrifft, führt zunächst nur zu einer Denaturierung im physikalisch-chemischen Sinne. Die Proteinmoleküle verlieren ihre dreidimensionale Struktur, die für eine enzymatische Hydrolyse beim Verdauungsvorgang benötigte Aktivierungsenergie nimmt ab, es kommt zu einer Verbesserung der Verdaulichkeit (181).

Stärkere Erhitzung, die zur Krustenbildung führt, hat eine teilweise Zerstörung von Aminosäuren zur Folge, und es entstehen neue Verbindungen bis hin zu schwarzbraun gefärbten Melanoidinen, aus denen die Aminosäuren enzymatisch nicht mehr frei gesetzt werden können und somit nicht mehr ausnutzbar sind. Dies betrifft vor allem die essentielle Aminosäure Lysin, die durch ihre ε-Aminogruppe besonders leicht der Bräunungsreaktion zugänglich ist. Da sie zudem meist die limitierende Aminosäure für die Biologische Wertigkeit des Getreideeiweißes ist, wird hierdurch die Proteinqualität in der Kruste drastisch herabgesetzt.

Das Ausmaß von Hitzeschäden wird im wesentlichen von der Backzeit und der Backtemperatur bestimmt. Kurze Backzeiten und niedrige Temperaturen führen zu den geringsten Einbußen in der Biologischen Wertigkeit des Eiweißes. Lange Backzeiten reduzieren, wie aus Versuchen (163) mit variablen Backzeiten von 2,5 bis 23 Stunden hervorgeht, den biologischen Wert und den physiologischen Nutzwert. Ähnliches wurde für Kleingebäck mit großer Kruste und für Zwieback (162) und nachträgliches Rösten (195) nachgewiesen.

In Dampf gebackenes Brot hat eine nur wenig geringere Biologische Wertigkeit als die ungebackenen Teile (89). Gleiches wurde für das Backen mit Mikrowellen festgestellt (275).

Im Pumpernickel wird die Biologische Wertigkeit des Eiweißes durch die enzymatische Zuckerbildung während der langen Ofengare und durch die lange Backzeit erheblich beeinträchtigt.

Vitamine

Durch die Backhitze werden die Vitamine B_1, B_6 und E etwas in der Krume, hauptsächlich jedoch in der Kruste um 10 — 30% reduziert, Niacin wird nicht geschädigt. Den unter verschiedenen Teigführungen gewonnenen Untersuchungen des Thiamingehaltes ist zu entnehmen, daß während der Gärung geringfügige Zu- und Abnahmen möglich sind, letztere steigen mit der Länge der Teigführung, der Teigfestigkeit, der Bindung an Hefe und einer eventuellen pH-Erhöhung als Folge alkalischer Triebmittel.

Die Verluste während des Backens verlaufen graduell abhängig in erster Linie von

der Höhe der Temperatur,
der Länge der Backzeit,
dem Wassergehalt.

Bei Untersuchungen von 30 verschiedenen Vollkornbroten wurden B_1-Verluste in Abhängigkeit von der Länge der Backzeit zwischen 13 und 55% festgestellt. Bei üblichen Backzeiten liegen diese Verluste jedoch im Gesamtbrot nur zwischen 13 und 20%, in der Kruste jeweils etwa ein Drittel höher als in der Krume (273).

Reaktionskinetische Messungen der Thiaminverluste beim Backen von Weizenweiß- und Vollkornbrot ergaben 13 bzw. 17% Verlust (276). Die für Vk-Brot ermittelten höheren Verluste dürfen nicht darüber hinwegtäuschen, daß die Versorgung durch Vollkornbrot dennoch etwa 3 - 4mal größer ist, infolge des höheren Gehaltes des Vollkornschrotes:

— von 0,45 mg Vitamin B_1/100 g Vollkorn verbleiben nach 17% Verlust 0,37 mg / 100 g,

— von 0,11 mg Vitamin B_1/100 g Mehlkörper verbleiben nach 13% Verlust 0,095 mg / 100 g.

Die höheren Verluste bei Vk-Brot sind durch den größeren Gehalt an löslichen Kohlenhydraten und längere Backzeit zu erklären. Das Angebot bleibt aber trotz größerer Einbußen bei Vk-Brot fast vierfach größer!

Unter Berücksichtigung der Untersuchungen verschiedener Autoren (185; 191; 204; 107) lassen sich etwa folgende Durchschnittswerte zugrundelegen: Mittlere Thiaminverluste im Vergleich zum Ausgangsmehl:

Vk-Brot	ca. 15—20%	
Hefe-Weiß- und Mischbrot	ca. 13—18%	
Sauerteig-Misch- und Roggenbrot	10—15%	
Hitzesterilisierung zusätzlich	10—15%	
Kleingebäck	20—30%	(krustenreich)
Toastbrot, Zwieback	40—50%	(zweimaliges Erhitzen)
Pumpernickel	bis 75%	(lange Backzeit)
Keks	30—60%	(Backpulver alkalisch, Zucker)

Zur Schonung der Vitamine tragen bei: Schrot, Sauerteig, weiche Führung, große Brotlaibe mit wenig Kruste, nicht zu lange Backzeit!

Faßt man in Abhängigkeit von der jeweiligen Teigführung in der Literatur angegebene Werte zusammen, lassen sich folgende Durchschnittsverluste für einige Vitamine aufstellen:

Vit. B_1	20—25%
Vit. B_2	0—10%
Niacin	0%
Vit. B_6	15—20%
Vit. E	5—15%

Für die hitzelabile Folsäure resultieren geringere Einschränkungen, was auf den hohen Folsäuregehalt der zugesetzten Hefe zurückgeführt wird (41).

Bei künstlich vitaminierten Backwaren wurden häufig höhere Vitaminverluste gefunden als bei nicht vitaminierten. Das zugesetzte reine Vitamin ist weniger hitzeresistent, vielleicht wegen des Fehlens von im natürlichen Vitaminträger vorhandenen Stabilisatoren.

7.5 Geschmack und Bekömmlichkeit

Brotgeschmack und Appetitreiz

Geschmack ist das Zusammenwirken und Begreifen vielfältiger, mehr oder weniger gleichzeitig eintretender Sinneseindrücke, die durch

Schmecken mit der Zunge,

Riechen mit der Nase und

Tasten mit Zähnen, Zunge und Mundschleimhaut

wahrgenommen werden.

Zu den zu schmeckenden Substanzen von Brot gehören neben Salz die Gärungssäuren, geringe Mengen von Zucker und Bitterstoffe in der Kruste, zu den zu riechenden flüchtige Aromastoffe, zu den durch Berührungsreize (Tasten) wahrzunehmenden die Oberflächenstruktur von Krume und Kruste. Geschmackswahrnehmungen schwanken personenindividuell in Abhängigkeit von subjektiven Faktoren wie Gewöhnung, Grad der Sättigung, Vorspeise, Gemütsstimmung u. a. Nicht mit Unrecht wird daraus der Schluß gezogen: Über Geschmack läßt sich streiten.

Falsch wäre es aber, aus solcher Überlegung heraus dem Geschmack geringe Bedeutung einzuräumen. Der Geschmack ist bei der Beurteilung von Lebensmitteln ein wesentliches, beim Brot aber ein ganz besonders wichtiges Kriterium, auch wenn es an wissenschaftlichen Methoden zu seiner schnellen, objektiven Fixierung noch fehlt.

Schmecken und Riechen sind von der Natur vorgesehene lebenswichtige Wahrnehmungen zur vorbeugenden Kontrolle der Güte unserer Nahrung. Diese Prüfung erfolgt in Sekundenschnelle, während eine chemische Geschmacksanalyse im Labor aufwendig ist, mehrere Wochen dauert und erst vorliegt, wenn das Brot längst verdorben ist.

Dem Geschmack kommt noch eine besondere Bedeutung zu, da von ihm abhängt, ob ein Brot mehrmals am Tag mit neuem Appetit verzehrt werden kann. Die Eignung für mehrmaligen Verzehr ist ein Wesensmerkmal von Brot. Sie erfordert Respektierung aller Bemühungen zur möglichst objektiven Geschmacksbeurteilung.

Bisher konnten über 200 verschiedene Substanzen, die am Brotaroma beteiligt sind, ermittelt werden, darunter einige in der Größenordnung von weniger als 10^{-9}. In diesem verdünnten Zustand und isoliert schmecken viele von ihnen anders als in konzentrierter Form. Das erschwert ihre Identifizierung. Es handelt sich bei den flüchtigen Aromastoffen um Aldehyde, Ketone, Ester, Säuren, Alkohole u. a.

Wie entsteht der Brotgeschmack?

Durch vergleichende Untersuchungen der Aromastoffe in Abhängigkeit von Variationen in der Teigführung und Backtechnik war es möglich, Hinweise für die Abhängigkeit des Brotgeschmackes von der Herstellungstechnik zu erhalten (230).

Ausschlaggebend für den Brotgeschmack sind Getreideart, Ausmahlungsgrad, Gär- und Backzeit sowie eventuelle Zutaten. Der typische Brotgeschmack bildet sich während des Backens unter dem Einfluß der Ofenhitze. Die Bausteine zu den geschmackswirksamen Substanzen in der Krume entstehen bereits während der Teiggärung. Daher kann zwischen einem Gäraroma der Krume und einem Röstaroma der Kruste unterschieden werden.

Besonders der Mineral- und Enzymreichtum der Kornrandschichten und des Keimlings tragen durch die Fülle ihrer salzigen, sauren, süßen und bitteren Komponenten erheblich zur Verbreiterung des Geschmacksbuketts bei, so daß trotz einer gewissen Dämpfung dieser Aromafülle durch die Adsorptionskräfte der Ballaststoffe der Geschmack von Vollkornbrot wesentlich aromareicher ist als von Mk-Brot.

Die Intensität des Brotaromas ist in erster Linie von der Länge der Gär- und Backzeit abhängig. Je länger die Gärzeit, umso mehr Gäraroma kann gebildet werden. Daher schmeckt Krume von Broten, die mit langer Teigführung, also mit Vorteig oder mit Sauerteig hergestellt werden, aromatischer als die in direkter kurzer Führung hergestellten. Verkürzen der Backzeit, wie das aus rationellen Gründen in der modernen Bäckerei angestrebt wird, geht vorwiegend zu Lasten einer Verminderung der Geschmacksbreite.

Da die Rindendicke ein Maß für die Dauer des Backprozesses ist, kann sie bedingt Rückschlüsse auf den Geschmack zulassen. Brote mit dicker Rinde schmecken im allgemeinen kräftiger als Brote mit dünner. Dünne Rinde ist oft ein Anzeichen für Geschmacksarmut.

Knusprigkeit bzw. Rösche ist ein nicht unwesentliches Geschmacksattribut von frischen Backwaren und hält nur an, solange der Gegensatz zwischen der im Ofen ausgedörrten äußeren Kruste und der feuchten Krume groß ist. Rösche Kruste ist hart und trocken, sie erfordert mehr Kaudruck und mehr Speichelabsonderung. Das Rösche-Optimum liegt zwischen 20 und 50% relativer Luftfeuchtigkeit. Die zarte Splittrigkeit der Kruste hängt eng mit der Struktur der Porenwände zusammen. Für die Erhaltung der Rösche über einen längeren Zeitraum sind ein niedriger Wassergehalt von ca. 1 - 3% der Kruste nach dem Backen und eine dicke Rinde ausschlaggebend. Große Vielfalt an angenehmen Aromastoffen besitzen gut ausgebackene Roggenbrote auf Grund ihrer langdauernden Sauerteigführung. Verlängerte Gär- und Backzeit bei niedrigen Temperaturen führt zu besonders aromatisch schmeckenden Brotsorten mit brauner bis braunschwarzer Krume. Hierbei handelt es sich vorwiegend um enzymreiche Schrotbrote, z. B. Brote rheinisch-westfälischer Art oder Pumpernickel. Ihr Geschmack kann allerdings zuweilen an Aufdringlichkeit grenzen, so daß eine Geschmacksermüdung schnell erreicht wird. Das unterstreicht ihre mehr gelegentliche Verwendung als Delikateßbrot.

Physiologische Bedeutung der Geschmacksstoffe des Brotes

Flüchtige Aromastoffe steigern die Vorfreude auf den Genuß und tragen zur Anregung von Appetit und Sekretion der Verdauungssäfte bei. Brotaromastoffe sind ausgesprochen milde und nicht aufdringlich, was den Charakter eines Grundnahrungsmittels kennzeichnet. Darin liegt die Voraussetzung, daß Brot mehrmals am Tage verzehrt werden kann. Tritt Überdruß ein, d. h. Ermüdung trotz der milden Geschmacksreize, so ist das ein Zeichen der Sättigung bzw. der Bedarfsdeckung. Von B r o t a l l e i n kann sich daher niemand überessen, wohl aber von Brot mit würzreichen Belägen, weil sie im Stadium der Sättigung zum Weiterverzehr anreizen.

Geschmacksanregende Eigenschaften von gutem Vollkornbrot beruhen nicht nur auf dem flüchtigen Aroma und dem unaufdringlichen Eigengeschmack, sondern:

— Sie beleben durch ihre Gegensätze:
  Kruste: bißfest, trocken, bitter
  Krume: weich, feucht, zart sauer
— Sie verlängern das Kauen und mehren die Speichelabsonderung, was günstig für Zähne, Zahnhalteapparat, Gehirndurchblutung und die weitere Sekretion von Verdauungssäften ist
— Sie verlangsamen die Nahrungsaufnahme.

Da der Appetitreiz ausgesprochen mild ist und das intensivere Kauen müde macht, tritt bei Vk-Brot eine Appetitdämpfung eher ein, und zwar bevor der Magen überladen ist. Dem Wahrnehmen des physiologischen Sättigungsgrades und damit dem Überverzehr und seinen negativen Folgen kann auf diese Weise besser begegnet werden. Selbst noch bei sparsamem Belag und unter der Voraussetzung eines vollmundigen Eigengeschmackes des Brotes kann mit dieser Wirkung gerechnet werden.

Gerade beim Brot dürfte ein Teil der Aromawirkung auf psychischem Gebiet liegen. Durch vertrauten Geruch und angenehmen Geschmack wird ein Gefühl des Wohlbehagens ausgelöst.

Brotgeschmack und Fettverbrauch

Wer seit früher Jugend an helle Brotsorten besonders aus Weizen gewöhnt worden ist, wird kaum etwas am Geschmack dieser Backwaren auszusetzen haben. Wer aber an Vollkornbrot gewöhnt ist, dem wird eine gewisse Dürftigkeit im Geschmack von Nichtvollkornbrot nicht entgehen. Sie bezieht sich sowohl auf das schmalere Spektrum an Aromastoffen als auch auf das trockene Tastempfinden bei Berühren mit Zunge und Mundschleimhaut.

Diese Eigenschaften sind bei hellem Weizenbrot besonders ausgeprägt und dürften das Verlangen nach Ergänzung durch Aufstrich und Belag nicht unwesentlich unterstützen. Dabei dürfte die „Trockenheit" hauptverantwortlich für das Verlangen nach mehr Fett sein, sowohl als Ausgleich für die Trockenheit als auch zur Erhöhung der Geschmeidigkeit beim Kauen und Einspeicheln. Statistische Verbrauchszahlen bestätigen die Zunahme des Streichfettverbrauches mit der Bevorzugung niedriger Mehltypen aus Weizen.

Bekömmlichkeit

Bekömmlichkeit ist das subjektive Empfinden vom Verlauf der Nahrungsaufnahme und Verdauung. Gute Bekömmlichkeit bedeutet störungsfreien
Ablauf dieser Vorgänge. Gute Bekömmlichkeit findet keine Beachtung, nur
schlechte.

Anzeichen verminderter Bekömmlichkeit äußern sich in Völlegefühl, Druck
im Magen oder Darm, Blähungen, gelegentlich auch Sodbrennen. Derartige
Klagen werden von magenempfindlichen Personen am ehesten wahrgenommen.

Die Erfahrung lehrt, daß Brot selbst höchst selten Anlaß zu Klagen über seine Bekömmlichkeit gibt. Das kann maßgeblich auf den großen Gehalt an
leichtverdaulichen Kohlenhydraten in Form von Stärke und verdauungsfördernden Quell- bzw. Ballaststoffen und sein purinarmes Eiweiß von geringer
Verderbsneigung zurückzuführen sein.

Dennoch gibt es Ursachen für gelegentliche Störungen der Bekömmlichkeit
nach Vollkornbrot, und zwar:

1. personenbedingt: konstitutionsbedingte Verdauungsschwäche, Unge-
   wohntheit, Streßeinfluß;
2. kostbedingt: unpassende Beikost;
3. brotbedingt: Rohstoffmängel, Verarbeitungsfehler, Nährstoffimbalancen
   durch Zutaten.

1. Personenbedingte Einschränkungen der Bekömmlichkeit

In Essensfragen gilt mehr denn je das Wort: „Was der Bauer nicht kennt, das
ißt er nicht!" In Bevölkerungskreisen, wo Vollkornbrot nicht zum regelmäßigen Verzehr gehört, ist es daher auch in hohem Grade „unbekömmlich",
weil es

— vermehrte Mitarbeit wichtiger Verdauungsorgane verlangt, was ungewohnt ist (siehe Kap. 2.5),
— der verbreiteten Vorstellung vom hohen Lebensstandard widerspricht.

Obwohl diese Einwände nur bedingte Gültigkeit haben, sind sie ohne innere
Überzeugung nicht aus der Welt zu schaffen. Bei der Beurteilung der Bekömmlichkeit dürfen daher psychologische Gesichtspunkte nicht außer acht
gelassen werden. Jeder hat von Jugend an am Brotverzehr teilgenommen und
verfügt über eigene Erfahrungen hinsichtlich nicht nachkontrollierbarer Zusammenhänge. Dabei muß mit vielen Voreingenommenheiten gerechnet
werden. Auch schlechte Erfahrungen aus Notzeiten (Kriegs- und Nach-
kriegsjahre) tragen dazu bei, als Brot aus dem vollen Korn mit erhöhten
Wassermengen und ungeeigneten Streckungsmitteln verzehrt werden mußte,
das mit gutem Vollkornbrot nichts gemein hatte.

Auch falsche Erziehung, in der weißen Farbe einer Krume einen Gütegrad zu erblicken, hat dazu beigetragen, manche Verbraucher grundsätzlich vom Verzehr dunkler Brotsorten als schwer bekömmlich abzuhalten.

2. Nahrungsbedingte Einschränkungen der Bekömmlichkeit

In vieljährigen Untersuchungen an Magen-, Darm- und Gallekranken, die an zivilisierte und damit ballaststoffarme Kost gewöhnt waren, wurde festgestellt, daß für schlechte Verträglichkeit von Vollkornbrot und Vollkornspeisen keineswegs immer das Brot verantwortlich zu machen ist, sondern oft eine falsche Kombination nicht zueinander passender Nahrungsmittel. Die Bekömmlichkeit ist also auch von der Zusammensetzung der übrigen Beikost abhängig (32).

Daß manche Nahrungsmittel nicht zueinander passen, ist bekannt. Das scheint besonders für eine Kombination naturbelassener Nahrungsmittel mit künstlich gewonnenen Isolaten und Extrakten zuzutreffen. „Wenn in einem Orchester von 20 Musikern 19 richtig spielen und nur einer falsch, so ist das ganze Konzert verdorben. Wählen wir in einer Kostform, die aus 20 Einzelnahrungsmitteln besteht, 19 richtig aus, und ein einziges Nahrungsmittel ist falsch und paßt nicht dazu, so wird das Ganze nicht vertragen. Das Leidige dabei ist, daß der Kranke nicht feststellen kann, welches von den 20 Nahrungsmitteln die Beschwerden hervorgerufen hat und daher geneigt ist, meist das falsche bzw. das bisher nicht gewohnte zu beschuldigen." (32) Langjährige Erfahrungen haben gezeigt, daß zum Naturprodukt Vollkorn vor allem das künstlich isolierte Produkt Weiß- oder Braunzucker nicht paßt (siehe Kap. 2.5).

3. Brotbedingte Einschränkungen der Bekömmlichkeit

Die Auswirkung backtechnischer Fehler (siehe Kap. 7.3) auf die Bekömmlichkeit erläutert Tabelle 41.

Klebende und unelastische Krumen müssen als schwerwiegende Backfehler gebrandmarkt werden. Sie werden beim Beißen zusammengedrückt, ohne elastisch zurückzufedern und ohne dabei Speichel einzusaugen. Die zusammengedrückten Krumenklümpchen erschweren den Verdauungsenzymen den Zugang in das Innere des Bissens, so daß sie länger im Magen liegenbleiben und die Bekömmlichkeit belasten.

Zu geringe Lockerung, d. h. zu kleine Poren, würden ebenfalls das Eindringen des Mundspeichels behindern. Will man eine Forderung an die Mindestlockerung stellen, dann wäre sie vom Grad der Zusammendrückbarkeit der Krume beim Kauen abzuleiten. Aus diesem Grund sollte die Krume so gelok-

Tab. 41: **Auswirkung von Brotfehlern auf Appetit und Bekömmlichkeit**

Brotfehler	Auswirkung
Geschmack: fade	appetitlähmend, lustlos gegen Wiederverzehr
Mangel an mildem Gäraroma	lahme Anregung der Sekretion
einseitig sauer	appetitlähmend, Verdauungsstörungen bei magen- und darmempfindlichen Personen
Krume: trocken, krümelnd	appetitdämpfend
zu dicht	Behinderung der Einspeichelung
unelastisch	Zusammenschieben der Krume beim Kauen
klebrig	Ballen beim Kauen, Kleben an den Zähnen, verzögertes Durchdringen mit Verdauungssekreten, längeres Verweilen im Magen, Völlegefühl, u.U. Blähungen

kert sein, daß sie etwa je zur Hälfte aus Luft und Brotsubstanz besteht. Stärkere Lockerung ist zwar für zarte Krumen aus Mk-Mehl mit Unterstützung von Backmitteln charakteristisch geworden, ist aber für die Verdaulichkeit nicht erforderlich und schwächt den Geschmack.

Die Erfahrung lehrt, daß
   leichte Porung,
   kräftiges Durchbacken (eher etwas zu lang als zu kurz),
   Ablagern des gebackenen Brotes
wichtige Voraussetzungen zum Vermeiden von Bekömmlichkeitsstörungen sind, d. h. die Bekömmlichkeit nimmt mit verlängerter Hitzeeinwirkung zu, allerdings etwas auf Kosten hitzelabiler Inhaltsstoffe.
Einen Kompromiß zwischen guter Bekömmlichkeit und geringer Nährwertschädigung bilden kurz gebackene Fladenbrote, die anschließend bei niedrigen Temperaturen getrocknet werden. An ihrer Spitze ist Knäckebrot zu nennen, das backtechnische Fehler, welche die Bekömmlichkeit beeinträchtigen können, praktisch nicht besitzt.

Die beste Bekömmlichkeit zum Eingewöhnen auf Vollkornbrot für Personen mit empfindlichen Verdauungsorganen gewähren daher Trocken- und Flachbrote wie Knäckebrot, Waffelbrot, Extruderschnitten. Unter Laibbroten kommen gut durchgebackene und abgelagerte Brote, meist erkenntlich an dicker Rinde und nicht zu dichter Krume, diesem Ziel ebenfalls nahe.

Anhaltender Verzehr wenig durchgebackenen, sogenannten teigigen Brotes kann durch seine klebrige Krume auch zur Beeinträchtigung der Zahngesundheit beitragen. Der ungeronnene Kleber haftet als Belag mit Stärkeeinschlüssen an den Zähnen und kann nach bakterieller Zersetzung in Fissuren lokale Zerstörung begünstigen (27).

Darüber hinaus können zu Störungen der Bekömmlichkeit Anlaß geben:

1. Hastiger Frischbrotverzehr: In der Krume des frischen, fast ofenwarmen Brotes schlägt sich beim Abkühlen der Dampf auf der Oberfläche der Porenwandungen nieder, so daß sie leicht klebrig werden;
2. Übergang von jahrelang gewohntem, ballaststoffarmem Grau-, Misch- oder Weißbrot auf ballaststoffhaltige Vollkorn- oder andere ballaststoffreiche Brotsorten kann besonders bei älteren Personen Blähungen verursachen (siehe Kap. 7.3);
3. Backtechnische Brotfehler (siehe Kap. 7.3);
4. Aus vermehrten Blähungen nach Verzehr stickstoffüberdüngter Gemüse wird der Verdacht abgeleitet, daß auch überdüngtes Getreide ähnliche Folgen haben kann.

7.6 Der Nähreffekt von Vollkornbrot

Einfluß physikalischer Broteigenschaften

Der Nähreffekt wird nicht allein durch die stofflichen Bestandteile eines Nahrungsmittels (siehe Kap. 2.4), sondern auch durch die Anbietungsform d.h. durch seine Struktur bzw. Konsistenz bestimmt. Beim Brot bezieht sich das auf Festigkeit, Porung bzw. Nährstoffdichte, Zähigkeit, Klebrigkeit u.v.a.

Damit sind die für Brot typischen Gegensätze gemeint zwischen

> Krume und Kruste,
> hart (fest) und weich,
> feucht und trocken,
> dicht und porös,
> klebend und krümelnd,
> elastisch nachgebend und unelastisch.

Harte bzw. feste Nahrung erfordert höheren Kauaufwand: Das bedeutet erhöhten Kaudruck und verstärkte Speichelsekretion. Beides trägt zur Selbstreinigung von Zähnen und besseren Durchblutung des Zahnfleisches bei und bleibt daher nicht ohne Einfluß auf die Versorgung der Zahngewebe mit Nährstoffen.

Selbst Brotkrume besitzt als Folge der nur begrenzten Wasserzugabe bei der Teigbereitung ein großes Quellvermögen. Sie kann mehr Speichel und Verdauungssekrete aufsaugen als gekochte Getreidespeisen, die mit mehr Wasser zubereitet werden. Brotkrume fördert daher die Speichelbildung, und da Speichel unverdaulich ist, wird der Anteil des Unverdaulichen im Speisebrei erhöht.

Die Trockenheit von Rinde und Kruste erfordert mehr Speichel zum Schlüpfrigmachen eines Bissens und, da sie auch bißfester sind, mehr Kauaufwand. Wasserarme Trockengebäcke wie Zwieback, Knäckebrot u. a. saugen begierig jede Art von Flüssigkeit ein, so daß sie im Mund gründlicher eingespeichelt werden als Brot mit saftiger Krume. Darin kommt ein Hinweis für die gute Bekömmlichkeit von Trocken- und Flachbrot sowie Zwieback zum Ausdruck (siehe Kap. 7.5).

Laibbrot besteht zu 2/3 bis 3/4 aus feucht-weicher Krume und zu 1/4 bis 1/3 aus trocken-fester Rinde. Die Bereiche von Kruste und Rinde variieren zwischen zäh-fest und spröde-splitternd. Sie locken im Verein mit ausdrucksvollem, leicht bitterem Aroma mehr Speichel, erfordern höheren Kaudruck und eine intensivere Beanspruchung der Zähne. Die Kruste ist zwar stärker hitzegeschädigt als die Krume (siehe Kap. 7.4), bildet aber infolge ihrer größeren Härte, Trockenheit und ihres strengeren Aromas einen geschmacksbelebenden Gegensatz zur weichen Krume.

Wirkungen auf Organe der Verdauung

Der Nähreffekt schließt nicht nur die Resorption von Nähr- und Wirkstoffen, sondern alle Wirkungen ein, die sich als Folge der Nahrungsaufnahme für die Stimulierung von Verdauungs- und Stoffwechselvorgängen ergeben. Sie zusammen sind von Einfluß auf Verdaulichkeit, Ausnutzung und Bekömmlichkeit.

Verdauungsvorgänge unterliegen nicht der willensmäßigen Beeinflussung, sondern bedürfen der Anregung durch chemische und physikalische Reizauslösungen, die von den Inhaltsstoffen der verzehrten Nahrung ausgehen. Die Vielzahl von Wirkstoffen verleiht dem Vollkornbrot ein reiches Spektrum zur Beeinflussung dieser Vorgänge. Entsprechende wissenschaftliche Untersuchungen erstrecken sich weniger auf das Korn als auf das Brot, so daß hier zu den Bemerkungen über den Nähreffekt von Getreide allgemein in Kap. 2.5 einige Ergänzungen folgen:

Mundverdauung

Von den wichtigsten Aufgaben der Mundverdauung interessieren hier das mechanische Zerkleinern, Schlüpfrigmachen und Einleiten der Stärkeverdauung. Der Umfang dieser ersten Verdauungsleistungen schwankt in Abhängigkeit von der Härte, Trockenheit und Nährstoffdichte der Nahrung. Das sind Eigenschaften, die beim Brot von Sorte zu Sorte unterschiedlich ausfallen.

Die Bißfestigkeit von Brot wird hauptsächlich von
    der Krumenkonsistenz,
    der Krustendicke und
    dem Alter des Brotes bestimmt.

Die Krumenkonsistenz wird beim Brot nicht nur vom Wassergehalt, sondern auch von der Partikelgröße des Schrotes und von der Krumenporung beeinflußt. Während die meisten Nahrungsmittel im verzehrsfertigen Zustand einen Wassergehalt zwischen 80 und 95 % aufweisen, enthält Brot nur 35 - 45 % Wasser, in seinen Krustenbezirken sogar nur 3 - 10 %. Die durch mehr Trockenheit bedingte hohe Nährstoffdichte wird durch eingebackene Luft bzw. Gärblasen wieder vermindert. Je mehr Poren, je größer die Poren und je dünner die Porenwände, umso mehr nimmt die Nährstoffdichte ab.

Vk-Brot erfordert mehr Kaubewegungen, d. h. es dauert länger, bis ein Bissen genügend eingespeichelt und schluckreif wird. Das erfordert mehr Speichelabsonderung und bei vielen Zubereitungen auch mehr Kaukraft. Die Speichelsekrete sind unverdaulich und tragen in den nachfolgenden Verdauungsabschnitten zur Verdünnung des Speisebreies mit Wasser und unverdaulichen Stoffen bei.

Sättigung

Längeres Verweilen im Mund hat u. a. eine Verlangsamung der Nahrungsaufnahme zur Folge. So unbedeutend das zunächst erscheinen will, hat es aber zur Folge, daß weniger gegessen wird (siehe Kap. 6.2 und 7.5). Die Nahrungsaufnahme und der Appetit werden verlangsamt bzw. gebremst. Langsame Nahrungsaufnahme hat den beachtlichen Begleiteffekt einer besseren Wahrnehmung eintretender Sättigung, und zwar in einem Stadium, wenn der Magen noch nicht überladen ist.

Das im Verein mit der schnelleren Ermüdung durch vermehrtes Kauen wirkt dämpfend auf Appetit und Hunger, man fühlt sich mit weniger Nahrungsaufnahme bereits gesättigt. Vk-Brot macht daher schneller satt, man ißt von Vollkornbrot weniger als von hellen Mk-Brotsorten. Das bestätigen Messungen der Eßdauer. Legt man 100 g Brot für eine Mahlzeit zugrunde, so dauert sie bei Mk-Brot (ca. 3 - 4 Scheiben Weißbrot) ca. 10 Minuten, bei Vk-Brot (ca. 2 Scheiben) ca. 15 Minuten (102; 91).

Getrocknete Brotscheiben erfordern die dreißigfache Kaukraft wie frische (99). Als Spitzenreiter von hartem Brot mit dem höchsten Kauaufwand gelten ausgetrocknete bzw. geröstete Scheiben von Roggenvollkornschrotbrot. Das Abbeißen, Zerkleinern und Einspeicheln einer Scheibe solchen Brotes gibt stundenlange Beschäftigung.

Der Verzehr harter Nahrungsmittel hat u. a. eine meßbare Erwärmung des Zahnfleisches zur Folge (256; 215). Vermehrte Kaubewegungen wirken sich bis auf die Gehirntätigkeit aus (233), indem das Kauen von harter Kost oder von Trockenbrot die Gehirndurchblutung fördert. Möglicherweise kann darin eine physiologische Rechtfertigung für das rösche Frühstücksbrötchen mit viel trockener Kruste gesehen werden.

In der Literatur fehlt es nicht an Hinweisen auf kausale Zusammenhänge zwischen Gebißerkrankungen infolge zu geringer Beanspruchung des Kauapparates mit unregelmäßigen Zahnreihen und Haltungsschäden. „Gründliches Kauen sorgt nicht nur für die physiologische Abrasion der Zahnhöcker und die Festigung der Wurzeln in ihrem Halteapparat, sondern fördert darüber hinaus die Gefäßmotorik der Kopf-Hals-Einheit und sorgt, da alle Halswirbelkörper — kinematographisch nachweisbar — mitbewegt werden, für eine gut figurierte Hals-Wirbelsäule. Die Bewegungen des Kopfes mit Unterkiefer, Hals, Schulter und Rumpf sind in einer eng verflochtenen kinetischen Kette zu einer Funktionseinheit verbunden." (14).

Vermehrte Kaubewegungen werden von vermehrter alkalischer Speichelabsonderung begleitet, was die Erhaltung einer infektabwehrenden Bakterienflora unterstützt (172). Gut funktionierende Speicheldrüsen bedeuten erhöhten Schutz gegen Erkältungs- und Infektionskrankheiten.

Auch Geschmacks- und Duftstoffe (Geruch) regen die Speicheldrüsen zu verstärkter Sekretion in Mund und Magen an; dabei kann die Konzentration der Speichel-Alphaamylase erhöht werden. Vermehrte Amylaseausschüttung hat wiederum eine Intensivierung der Stärkeverdauung im Magen zur Folge. Vergleiche der Amylaseaktivität nach Verzehr verschiedener Brotsorten durch fünf Versuchspersonen ergab bei Roggenbrot höhere Werte je Minute als bei Weizenbrot. Das wurde auf den größeren Aroma- und Säurereichtum des Roggenbrotes zurückgeführt (176; 11). Zu den geschmacklichen Reizen, die sich auf die Speichelausscheidung auswirken, gehören vor allen Dingen die Brotsäuren, die besonders im Sauerteigbrot anzutreffen sind, sowie Bitterstoffe, die sich während des Backens unter dem Einfluß höherer Temperaturen in der Kruste anreichern.

Eine Untersuchung menschlicher Speichelamylase bei Bantus mit kohlenhydratreicher Kost ergab eine Aktivität von 48 Einheiten/ml, bei im Vergleich herangezogenen Buschmännern, die vorwiegend von Fleisch lebten, eine von 22 Einheiten/ml (247). Bemerkenswert war eine Zunahme der Aktivität um 95 Einheiten/ml, wenn einige Buschmänner während einer Beobachtungszeit von 3 Monaten mehr Kohlenhydrate als gewohnt verzehrten (247; 177). Das läßt für die Zusammensetzung der Speichelsekretion eine Abhängigkeit von der Gewöhnung erkennen.

Ein Vergleich von Broten unterschiedlicher Gär- und Backzeit ohne und mit nachträglicher Trocknung (Zwieback) ließ erkennen, daß die Speichelsekretion umso größer war, je mehr Trockensubstanz angeboten wurde, während die verschiedenen Gär- und Backzeiten kaum von Einfluß waren. Wurden die zu kauenden Substrate vorher in Wasser aufgeschwemmt, dann unterblieb die Speichelsekretion fast völlig (58).

Für eine gesteigerte Speichellockung werden neben der Härte auch Ballaststoffe verantwortlich gemacht. Ballaststoffe sind durch großes Aufsauge- bzw. Wasserbindungsvermögen gekennzeichnet. Bis zu ihrer genügenden Durchfeuchtung vergeht mehr Zeit, so daß die Verweilzeit im Munde erhöht und mehr Amylase ausgeschieden wird.

„Trocken Brot macht Wangen rot" ist bildlicher Ausdruck des Volksmundes für die vielfältigen Wirkungen, die das Kauen von bißfestem Brot für die Gesundheit mit sich bringt. An Dünnschliffen durch den Rattennagezahn konnte gezeigt werden, daß nach Verfütterung von Mk-Brot mißgestaltete und wenig verkalkte Zähne resultierten im Vergleich zu unter gleichen Bedingungen erfolgter Verfütterung von Vk-Brot (192).

Zieht man die Veränderungen im Brotverzehr der letzten 100 Jahre in Betracht, dann zeichnet sich eine Entwicklung ab, die dem weichen Brot den Weg geebnet hat:

— Zunahme niedriger Mehltypen,
— Steigerung der Krumenporung,
— Rückgang des Roggenverbrauchs,
— Zunahme von verpacktem Schnittbrot mit weicher Rinde.

Die Bevorzugung heller und weicher Brotsorten ist in erster Linie auf das wesentlich bequemere, d.h. weniger anstrengende Kauen zurückzuführen, wobei die nervöse Hast des zivilisierten Menschen nicht unbeteiligt ist. Denn sie duldet keinen Zeitverlust mit einfältigen Beschäftigungen. Die zur Entwicklung eines gesunden Gebisses wichtigen Beißfunktionen des Mahlens und Zerreibens eines Bissens mit Vorwärts- und Seitwärtsbewegungen entfallen bei weichen und übermäßig gelockerten Brotsorten, die Kiefer bewegen sich mit weniger Kraft nur auf und ab (14). Einem hastigen Hinunterschlingen wird der Weg geebnet.

Wer jahrelang an den Verzehr von weichem Weiß- oder Mischbrot gewöhnt ist, dem muß es schwer fallen, sich an erhöhte Kauaktivitäten von Vk-Brot zurückzugewöhnen. Das trifft besonders für Jugendliche zu, wenn sie in ei-

ner Familie aufwachsen, in der mit Rücksicht auf zahnkranke Familienange-
hörige nur weiches Brot auf den Tisch kommt.

Bißfeste Nahrungsmittel gehören zu den natürlichsten, einfachsten und billigsten Mitteln zur Kräftigung der Zähne und zum Vermeiden von Zahnstel-
lungsfehlern. Erfolgreich kann das aber nur bei Beginn in frühester Jugend
sein.

Darmverdauung

Über den Einfluß des Verzehrs von Vollkornbrot auf die Verweilzeit, Sekretion, Darmmotorik, Darmflora, Transitzeitverkürzung, Blähungen u. v. a.
gilt im wesentlichen das gleiche, was allgemein für das Vollkorn bereits in
Kapitel 2.5 gesagt wurde, jedoch mit einigen Einschränkungen als Folge der
Backhitze. Das betrifft u. a. das Quell- und Adsorptionsvermögen von Eiweiß und Ballaststoffen und einige hitze- und sauerstofflabile Wirkstoffe
(Vitamine, sekundäre Pflanzenstoffe).

Brot und Belag

Heute schließt der Ausdruck „Brot essen" fast automatisch die Vorstellung
„belegtes Brot" ein. Brot ohne etwas, d. h. ohne Aufstrich oder Belag, erscheint vielen heutigen Verbrauchern unvorstellbar bzw. unzumutbar. Für
manche modernen Erzeugnisse wie fades Mk-Brot oder Sandwich trifft das
allerdings auch zu.

Mit der vermehrten Einführung von Brotschneidemaschinen in privaten
Haushaltungen wurde gleichzeitig dem durchaus verständlichen, aber ehr-
geizigen Bestreben, das billige Brot nur dünn und den teuren Belag umso
dicker zu schneiden, der Boden geebnet. Dieser Tendenz wurde beim Ein-
führen von Schnittbrot im Handel durch die Hersteller Rechnung getragen,
so daß die relativ dünne Scheibe von käuflichem Schnittbrot für viele Verbraucher zum Vorbild wurde. Unter den Voraussetzungen des Wohlstandes
und Überflusses war es daher ein leichtes, durch dünne Scheiben am Brot zu
sparen zugunsten des „wertvolleren" — weil teureren — Belages.

Im Rahmen eines Selbstbeköstigungsversuches konnten sich Verbraucher
nach häuslichen Gewohnheiten ihre „Brote" selbst „schmieren". Aus der
Menge der verbrauchten Lebensmittel wurde dann der Kaloriengehalt und
insbesondere das Verhältnis Belag- zu Brotkalorien berechnet (269). Für die
meisten Teilnehmer war das Ergebnis überraschend, denn im Durchschnitt
war das Brot nur mit einem kleinen Teil zwischen 1/4 und 1/5 an dem Energiewert des belegten Brotes beteiligt.

Geht man von Mischbrot als der in der Bundesrepublik am meisten verbrauchten Brotsorte aus und legt eine Scheibendicke von 0,8 mm, was dem
Durchschnitt einer käuflichen Schnittbrotscheibe entspricht, zugrunde, dann

errechnet sich für diese Scheibe bei 10 × 10 cm Fläche ein mittlerer Energiegehalt von ca. 80 Kalorien. Wird diese Scheibe mit Aufstrich in Form von Margarine oder Butter knapp überzogen, so daß die Porenstruktur der Brotscheibe durch das Fett hindurch gerade noch erkennbar bleibt, dann ist dafür eine Fettmenge von ca. 10 g erforderlich. Diese Fettmenge hat etwa den gleichen Energiewert wie die Scheibe Brot selbst. Kommt dazu ein knapper Belag mit einem geringen Fettgehalt, z. B. Corned Beef, dann sind das etwa 20 g mit einem Energiegehalt von ebenfalls ca. 80 Kalorien, also wiederum etwa ebenso hoch wie die Scheibe Brot selbst. Corned Beef ist aber ein fettarmer Belag. Die vom Verbraucher bevorzugten Belagsorten sind ihm gegenüber erheblich fettreicher. Ihr Energiewert ist dann im Durchschnitt doppelt so hoch wie der der Scheibe Brot.

Wählt der Verbraucher nun die Belaghöhe nicht nur knapp, sondern etwas üppiger, wie das beim „Restaurantbrot" üblich ist, dann steigt die Energieaufnahme weiter.

Was aus diesen Versuchen hervorgeht: In jedem Fall ist die Energieaufnahme durch Aufstrich und Belag höher als die durch Brot, und zwar bei ausgesprochen bescheidenem Aufstrich und Belag etwa doppelt so groß, bei dem meist üblichen dreimal so groß wie der Energiegehalt der Scheibe Brot selbst. Brot ist also nur der Namensgeber für die Bezeichnung „belegtes Brot", ist aber energiemäßig nur zu 1/3 bis 1/4 und oft noch weniger daran beteiligt.

Viele Verbraucher sind der Ansicht, mit dickem Belag sich etwas besonders Gutes zu tun in der Annahme, Wurst und Käste seien hochwertige Eiweißlieferanten. Sie übersehen dabei, daß die begehrtesten, weil wohlschmeckendsten Belagsorten von Wurst und Käse in erster Linie Fettlieferanten sind und daß ihr Eiweißanteil demgegenüber oftmals verschwindend gering ist (Tab. 42).

Es ist nämlich zu berücksichtigen, daß Fett mehr als die doppelte Menge an Energie liefert als Eiweiß. Mettwurst z. B. enthält 51% Fett und nur 12% Eiweiß. Würde man Mettwurst, die sich bequem streichen läßt, pro 100 cm² Scheibenfläche etwa 5 mm hoch auflegen, dann würde das einen Verbrauch von 50 g bedeuten. Darin sind 6 g Eiweiß, das nur 27 Kcal liefert, aber 26 g Fett, das 245 Kcal liefert. D. h. bei Mettwurst wird durch ihren Fettanteil etwa zehnmal soviel Energie durch Fett zugeführt wie durch Eiweiß. Ähnliches gilt für Salami, Cervelatwurst u. a.

Diese nicht vermutete große Energiezufuhr durch das Fett des Belages — das in qualitativer Hinsicht nicht einmal als besonders wertvoll angesehen werden kann — dürfte eine tragende Ursache vieler nicht erwünschter Wohlstandswölbungen der Körperlinie des zivilisierten Menschen und der Gesundheit eher abträglich als nützlich sein.

Tab. 42: **Energie-, Eiweiß- und Fettgehalt von Brot und einigen Belagarten** (269)

Brot bzw. Belag	Energie (Kcal/100 g)	Fett (g/100 g)	Eiweiß
Weizenmischbrot	230	1,5	7,5
Butter	750	83	0,7
Camembert 45% Fett i. Tr.	290	23	19
Frischkäse 60% Fett i. Tr.	340	30	15
Würstchen	250	21	15
Jagdwurst	320	30	16
Leberwurst	420	41	12
roher Schinken	260	21	20
Mettwurst	510	51	12
Salami	520	50	18

Hier zeigen sich auch die Zusammenhänge, die dazu geführt hatten, Brot als Dickmacher anzuprangern. Aber es ist niemals das Brot, sondern immer nur der Aufstrich und besonders der Belag, was die Ursache für das „Dickmachen" gibt.

Zum Beweis der Unschuld des Brotes — also des nicht belegten Brotes — kann auf eine wissenschaftlich erprobte, praktisch bewährte Reduktionsdiät mit Brot verwiesen werden, die zu 50% aus Mk-Brot bestand (183). Wäre eine solche Reduktionsdiät mit Vollkorn durchgeführt worden, dann könnte ihr prophylaktischer Einfluß gleichzeitig auf weitere ernährungsbedingte Stoffwechselkrankheiten wie Verstopfung, Diabetes u. a. erweitert werden.

Der eine Zeitlang verbreitete Slogan „Kohlenhydrate machen dick" entbehrt in dieser allgemeinen Form jeglicher Grundlage. Er stützt sich hauptsächlich auf die in der Nachkriegszeit ständig gestiegene Aufnahme „nackter" Kohlenhydrate in Form von Weißzucker, dessen Konsum heute bei einigen Personen, besonders bei Kindern, den von Brot bereits übertroffen hat. Für die Kohlenhydrate aus Vollkorn trifft gerade das Gegenteil zu: Weil sie, sofern in genügender Menge aufgenommen, auf natürliche Weise Hunger und Appetit dämpfen, erlauben sie, auf krampfhafte Nahrungsbeschränkung, wie es viele Reduktionsdiäten vorschreiben, zu verzichten.

7.7 Unterschiede im Nähreffekt zwischen Vk- und Mk-Brot

Das moderne Mk-Brot des zivilisierten Menschen unterscheidet sich in einigen wesentlichen Punkten vom Brot seiner Vorfahren:

— Es ist weniger bißfest.
— Die Poren sind größer, die Scheiben dünner und in der Scheibe mehr Luft und weniger Brotsubstanz; die Kruste ist dünner und weicher.
— Der Gehalt an Wirkstoffen ist geringer. Die Folge ist eine verminderte Anregung von Verdauungsleistungen, insbesondere eine träge Verdauung!
— Der Geschmack an flüchtigen und nicht flüchtigen Aromastoffen ist geringer; mehr Aufstrich und Belag haben überhöhte Fettaufnahme zur Folge!

Trotz der negativen Folgen mangelhafter Beanspruchung der Verdauungsorgane durch das moderne wirkstoff-reduzierte Mk-Brot hat sich der Verbraucher daran gewöhnt, darin das normale und im Vollkornbrot das Außenseiterbrot zu sehen.

Nähr- und Wirkstoffunterschiede

Das heute von Industriemühlen gelieferte weiße Mehl ist ein Spitzenprodukt moderner Vermahlungstechnik. Ihr ist es gelungen, die mit dem weißen Mehlkern fest, d. h. verzahnt, verwachsene Schale, die sich längs der Bauchfurche bis zur Mitte des Kornes doppelschichtig nach innen ausdehnt, so gründlich abzusondern, daß keine dunklen Schalensplitterchen die Farbe des weißen Mehles trüben. Solche schalenfreien Mehle haben den technischen Vorzug, länger haltbar und „besser backfähig" zu sein.

70 % der deutschen Mehle entfallen bei Weizen auf die besonders hellen Mehltypen 405, 550 und 630, beim Roggen auf 815 und 997. Das ist erwähnenswert, weil noch vor wenigen Jahrzehnten selbst die hellsten Mehlsorten, sogenannte Auszugmehle, erheblich reicher an Schalensplittern waren und daher reicher an Inhaltsstoffen aus den Randschichten. D. h. noch am Anfang dieses Jahrhunderts waren selbst die hellsten Mehle reicher an Vitaminen, Mineralstoffen und Ballaststoffen als die heutigen.

Mit dem Entfernen von Randschichten und Keimling (siehe Tab. 43) werden mehr als 30 verschiedene Stoffe beseitigt, von denen bekannt ist, daß sie auch beim Menschen Verdauungs- und Stoffwechselfunktionen anregen. Ihr Mangel erhöht das Risiko ausreichender Ergänzungen durch andere Nahrungsmittel, die außerdem teurer sind.

Verluste an Vitaminen und Mineralstoffen in Abhängigkeit vom Ausmahlungsgrad zeigen Abb. 7 für Vitamine, Abb. 8 für Mineralstoffe und Abb. 9 für Ballaststoffe.

Der Gehalt an Vitaminen bzw. Mineralstoffen wird hier nicht in absoluter Größe, sondern in Prozent vom ganzen Korn dargestellt. Den Ausgangs-

Tab. 43: **Verlust von Nähr- und Wirkstoffen durch Abtrennen von Randschichten (Kleie)**

Anzahl	essentielle Stoffe	Verlust in %
5	Mineralstoffe (K, Mg, P, S, Ca)	70—85
8	Spurenelemente (Cr, Zn, Fe, Mn, Co, Cu, Sn, Mo)	40—90
7	Vitamine, wasserlöslich (B_1, B_2, B_6, PP[1]), Pantothensäure, Folsäure, Biotin)	65—85
3	Vitamine, fettlöslich (E, K, Carotin)	60
2	noch unbekannte Faktoren von Vitaminwirkung	
3	Aminosäuren (Lysin, Leucin, Threonin)	15—35
1	Fettsäure (Linolsäure)	50—80
2	Stoffe mit vitaminähnlicher Wirkung (Cholin, Inosit)	70—80
31	essentielle Stoffe zusammen überwiegend	15—90 80
dazu	Wasserunlösliche Ballaststoffe (Hemizellulose, Pektin, Lignin, Zellulose)	70—85

[1] PP = Niacin, Antipellagrafaktor

punkt bilden alle Vitamine mit 100% im vollen Korn (oben links in der graphischen Darstellung). Auf der Abszisse ist der Ausmahlungsgrad von 100 (Vk) über 80 bis 50 (Mk) fallend angegeben. Die Kurven zeigen den Abfall von Vk-Mehl hin zu Mk-Mehl bei 50%igem Ausmahlungsgrad.

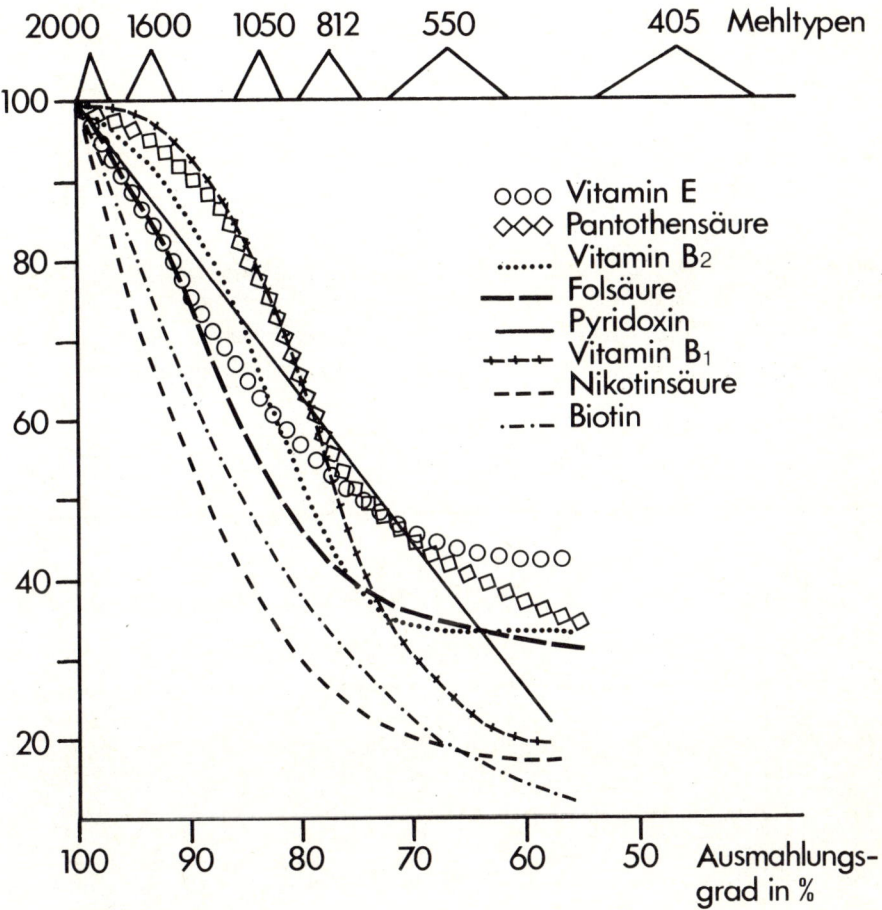

Abb. 7: **Vitamingehalt von Weizenmehlen in Abhängigkeit vom Ausmahlungsgrad** (276; 138)

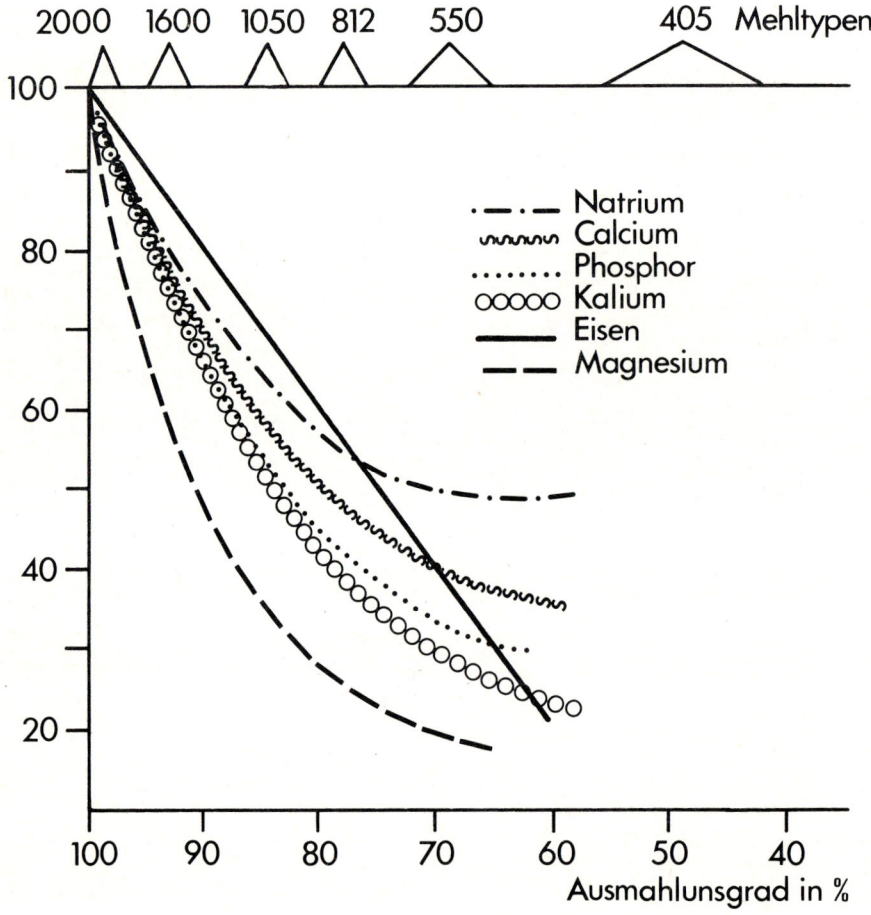

Abb. 8: **Mineralstoffgehalt von Weizenmehlen in Abhängigkeit vom Ausmahlungsgrad** (276; 138)

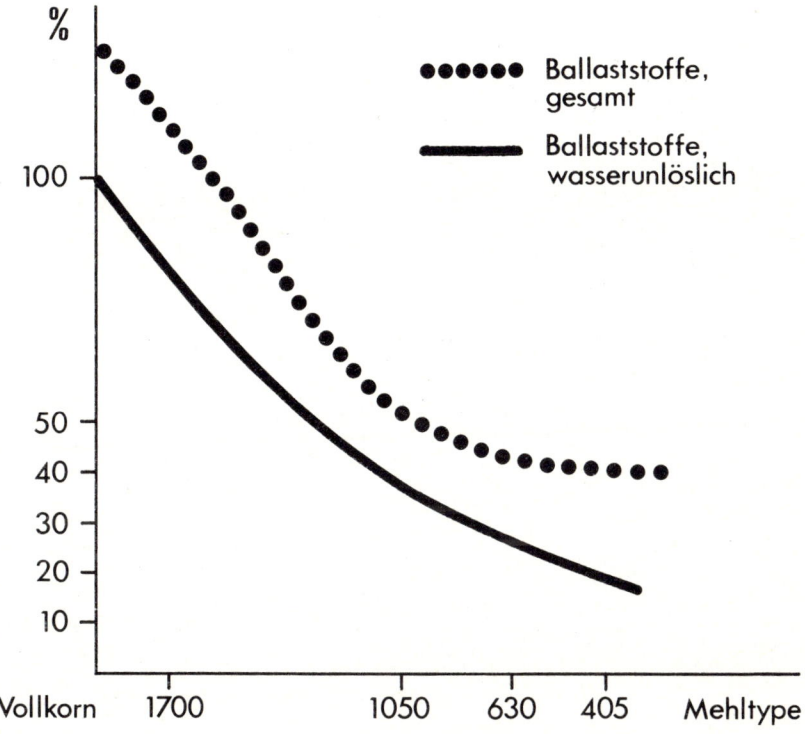

Abb. 9: **Ballaststoffgehalt von Weizenmehlen in Abhängigkeit von der Mehltype** (138)

Die Unterschiede in Wachstum und Entwicklung nach achtwöchiger Verfütterung von Weizenvollkorn (rechts) und randschichtenbefreitem Mehlkörper (links) aus gleichem Weizen zeigt Abb. 10.

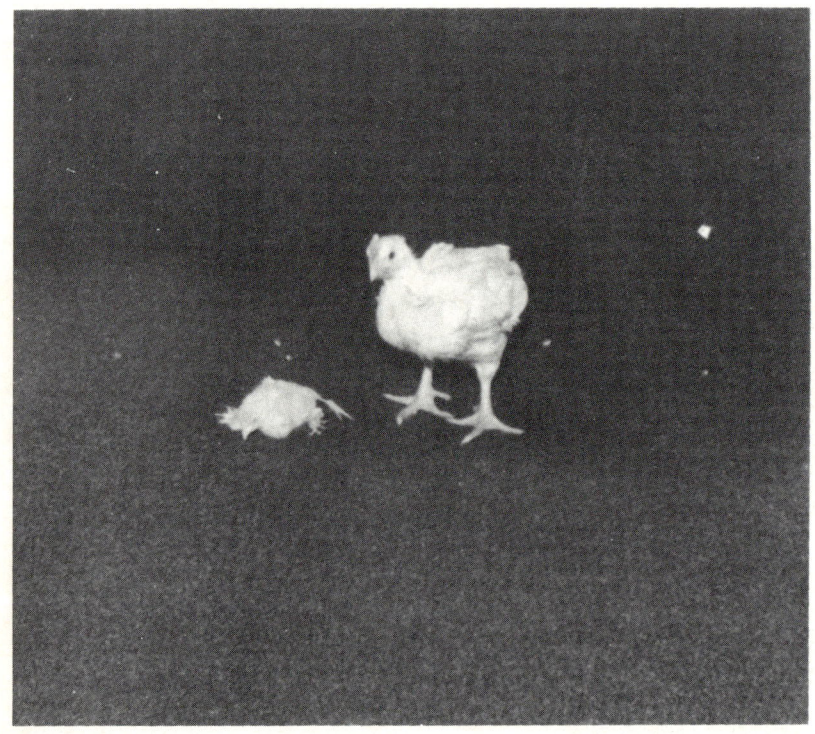

Abb. 10: **Hähnchen, vier Wochen alt, Futter links (Mk) ohne, rechts (Vk) mit Randschichten des Getreidekorns** (15a)

Die Tiere, denen die Randschichten des Kornes vorenthalten wurden, können nicht wachsen und sich nicht normal entwickeln und sterben gelähmt durch Versagen des Zentral-Nerven-Systems einschließlich des Hypothalamus mit seinen Stoffwechselzentren (15a).

Tab. 44: **Inhaltsstoffe von Brot** (240; 34; 295)
  (g/100 g Frischsubstanz)

	Weizenbrot		Roggenbrot	
	Vk	Mk	Vk	Mk
Wasser	42	31	46	38
Kohlenhydrate	47	50	46,4	51,5
Stärke	—	48	—	35,6
Zucker	1—5	—	1—3	3,4
Eiweiß	7,5	8,2	7,3	6,7
Ballaststoffe, wasserunlöslich	4,8	2,0	4,9	4,0
Fett	1,2	0,9—5[1]	1,2	1,0
Natrium (mg/100 g)	370	385	420	552
Kalium	210	130	290	169
Kalzium	95	60	43	29
Phosphor	265	90	220	169
Eisen	2,0	0,9	3,3	2,5
Fluor	—	0,06	—	0,013
Vitamin B_1 (μg/100 g)	250	86	180	180
Vitamin B_2	150	60	150	110
Niacin	3300	850	560	—

[1] als Folge von Backmitteln und Fettzusätzen

Weitere Unterschiede zwischen Vk- und Mk-Brot leiten sich von ihrer backtechnischen Herstellung ab.

Vollkornbrot ist

— wasserreicher und daher energieärmer,

— kochsalzärmer,

— wird fast ausschließlich ohne Backmittel hergestellt,

— ist reicher an Wirkstoffen, ungesättigten Fettsäuren, Fettbegleitstoffen und Keimlingen; in 100 g Vollkornbrot sind über 1 500 Getreidekeimlinge enthalten,

— enthält Eiweiß von höherem Biologischem Wert,

— besitzt längere natürliche Frische ohne Unterstützung durch zugesetzte Frischhaltemittel.

Tab. 45: **Unterschiede in den Verzehrseigenschaften zwischen
Vk- und Mk-Brot**

Broteigenschaften	Vk-Brot	Mk-Brot
Geschmack	vollmundig, aromatisch, kräftig	zart, mild, ausdrucksarm
Konsistenz	bißfest, straff, zäh-elastisch	weich, nachgiebig
Kruste	dick, zäh, spröde, fest	dünn, schnell erweichend
Energiewert (Kcal)	5—10% niedriger	5—10% höher

Im Tierversuch konnte schon vor vielen Jahren der abnehmende Nährwert von Mk-Produkten bestätigt werden. Als erstes wurde festgestellt, daß das Sättigungsvermögen geringer war: Vom Mk wurden 20% mehr gefressen als vom Vk, um gleiche Sättigung zu erzielen (45).

Um die Unterschiede im Eiweißgehalt deutlich zu machen, wurde das Futter von drei verschiedenen Ausmahlungsgraden des Weizens mit Vitaminen, Mineralstoffen und Öl auf gleiche Höhe angereichert. Die in 5 Wochen ermittelten Gewichtszunahmen pro 1 g aufgenommenes Nahrungsprotein betrugen:

mit Vollkorn   100%ige Ausmahlung ca. 1,7 g
mit Mehl   85%ige Ausmahlung ca. 1,6 g
mit Mehl   75%ige Ausmahlung ca. 1,3 g
(siehe Abb. 2, Seite 37).

Daraus wurde geschlossen, daß der Biologische Wert des Vollkornproteins ca. 20% höher ist als der des Mehlkörpers (46).

Bemerkenswert war die Beobachtung, daß mit Vk gefütterte Tiere bessere Gesundheit in Hinsicht auf ihr Fell, Augen und Muskelentwicklung zeigten als die Vergleichsgruppen. Der Vergleich zwischen Nahrungsaufnahme und Wachstum zeigte, daß die „Vollkorntiere" die Nahrung besser verwerteten (48). In einer späteren Arbeit hieß es: Die Gewichtszunahme war bei Vollkorn zweimal so groß wie bei Mk (47).

Inanspruchnahme von Verdauungsorganen

In anderen Tierversuchen wurde mehrfach gezeigt, daß die Verdauungsorgane von mit Vollkorn gefütterten Ratten kräftiger ausgebildet sind (siehe Kap. 2.5).

196

Die verdauungsfördernde Wirkung von Ballaststoffen des Getreides bleibt nach Mk-Verzehr aus, obwohl der Mehlkörper keinesfalls vollkommen ballaststofffrei ist. Eine Erklärung kann darin liegen, daß

1. die Ballaststoffe aus den Zellwänden des Mehlkörpers mehr aus Zellulose als aus Hemizellulose bestehen,
2. der Mehlkörper nur einen Bruchteil an wasserunlöslichen Ballaststoffen enthält im Vergleich zum Vollkorn,
3. die Partikelgröße von Mehl kleiner ist als von Schrot (siehe Kap. 2.4),
4. im Klebereiweiß des Mehlkörpers eine peristaltikhemmende Substanz nachgewiesen wurde (siehe Kap. 2.4).

Tab. 46: **Beanspruchung der Verdauungsorgane**
Relativ-Unterschiede zwischen Vk- und Mk-Brot

Nahrungswirkung	relative Unterschiede	
	Vk-Brot	Mk-Brot
Eßdauer	länger	um $1/3$ kürzer
Kauaufwand	groß	gering
Speichellockung	stärker	schwächer
Sättigung	schneller und größer	geringer, langsamer
Darmfüllung	größer	kleiner
Darmmotilität, Peristaltik	stark	schwach
Verweilzeit im Darm	kürzer	länger
Insulinbedarf	geringer	größer
Darmflora	groß	klein
Stuhlkonsistenz	weich	fest bis hart
Stuhlvolumen	groß	klein
Stuhlabsetzen	leicht	beschwerlich

Eine anhaltend geringere Belastung der Verdauungsorgane durch Mk-Brot schränkt zwangsläufig ihre Leistungsfähigkeit ein (Tab. 46). Da auch die übliche Begleitkost des zivilisierten Menschen infolge ihrer Ballaststoffarmut wenig zur Aktivierung der Verdauungsarbeit beiträgt, häufen sich die Voraussetzungen für eine Prädisposition oder ein Vorfeld, auf dem sich verbreitete Krankheiten im Verdauungsbereich günstig entwickeln (Tab. 47).

Tab. 47: **Schwächung präventiver Möglichkeiten**
durch Mk-Nahrungsmittel (Weiß-, Misch-, Toastbrot, Nährmittel)

Verdauungsvorgang	Folgen der Entfernung von Randschichten und Keimling bei Mk-Brot u. -Nährmitteln	mögliche Folgen bzw. günstige Voraussetzungen für
Kauaufwand	vermindert	hastiges Essen, schnellere Magenfüllung mit konzentrierter Nahrung: Übergewicht
Kaudauer	verkürzt	Karies,
Speichel- absonderung	vermindert	Parodontose, Kieferverbildung
Pufferungskapazität im Magen	schwächer	Magenschleimhautentzündung, Gastritis, Ulcus
Darmmotilität, Peristaltik	schwächer	Darmträgheit
Darmschleimhaut- gewebe	morphologisch weniger differenziert	Darmentzündungen und -krankheiten
Nahrungspassage durch den Darm	langsamer	Stuhlträgheit, Stuhlverstopfung
Nahrungspassage- zeit	langsamer	Voraussetzung für Dickdarmkrebs
Insulinbedarf	höher	
Glukosetoleranz	schwächer	Diabetes
Resorption der Kohlenhydrate	schneller	
Darmflora	kleiner, qualitativ verändert	Infektanfälligkeit im Dickdarm
Stuhlmenge	kleiner	Verstopfung,
Stuhlbeschaffenheit	trockener, härter	Hämorrhoiden,
Stuhl absetzen	schwieriger	Divertikulose
Beanspruchung der Verdauungsorgane	schwächer	Gewebe zarter, anfälliger

Wie Tabelle 47 zu entnehmen ist, ebnet der Verzicht auf die Wirkstoffe des Vollkorns den Nährboden, von dem heute verbreitete und hohe Kosten verursachende Zivilisationskrankheiten ihren Ausgang nehmen. Die Bemühungen um einfache und billige Möglichkeiten zum V o r b e u g e n gegen gesundheitliche Risiken werden dadurch geschwächt (siehe Kap. 8).

Als Hauptursache für eine Schwächung der prophylaktischen Möglichkeiten von Mk-Brot schälen sich heraus:

1. Mk-Brot enthält nur Bruchteile von Wirkstoffen des Vollkorns.
2. Mk-Brot ist durch seine weiche Struktur eine Kost der bequemen Nahrungsaufnahme und trägt durch leichte Verdaulichkeit zur Schonung von Verdauungsorganen bei. Es ist damit der Schrittmacher für eine Kost, die die Verdauungsorgane über Gebühr entlastet. Schonung schwächt aber die Bemühungen zur Gesunderhaltung.
3. Mk-Brot ist bei moderner, schneller Herstellung geschmacksarm und manchmal fast geschmacksleer, so daß es von vielen Verbrauchern nur als neutrale Unterlage für den geschmackgebenden Belag gewertet wird. Seine Krume ist zuweilen sehr saugfähig und feinporig wie Watte, so daß beim Bestreichen unbewußt mehr Fett eingedrückt wird (269). Sein schwacher Eigengeschmack unterstützt vermehrten Verbrauch von Aufstrich und Belag, die fett- bzw. energiereich, aber ballaststofffrei sind.
4. Zur Stärkung erwünschter Broteigenschaften sind Zusätze von Backmitteln und Frischeverlängerungsmitteln erforderlich.

Es gibt wohl viele Möglichkeiten, sich optimal zu ernähren, und der Einwand ist nicht von der Hand zu weisen: theoretisch auch mit Mk-Brot! Die Frage ist nur: Welche Art der Ernährung birgt die wenigsten Risiken? Gerade Grundnahrungsmittel sollten sowohl in ihrer Zusammensetzung als auch in Struktur und Konsistenz beispielgebend sein für die Ansprüche an andere Nahrungsmittel.

Gewiß kann man sagen: Die prophylaktischen Vorzüge des Vollkorns haben mit dem Jahrzehnte andauernden Rückgang des allgemeinen Brotverzehrs an Bedeutung verloren. Doch kann man nicht ausschließen, daß sie in manchen Fällen gerade an Bedeutung gewinnen, wenn nämlich die Begleitkost Lücken in der Versorgung mit essentiellen Stoffen zu erkennen gibt.

Vollkornbrot besitzt zwar nicht den vollen prophylaktischen Wert des Frischkornes, aber mit ihm können größere Menschenkreise erreicht werden als mit Frischkornmüsli. Vk-Brot als ein täglich mehrmals verzehrtes Nahrungsmittel

— unterstützt die regelmäßige Versorgung mit mehr Wirkstoffen und weniger Energieträgern,
— schützt die Verdauungsorgane einschließlich Dickdarm vor zu träger Leistung und Krankheitsanfälligkeit,
— bedarf zu seiner Herstellung keiner Hilfsstoffe, Backmittel oder getreidefremder Zutaten.

Der Hauptvorteil des Vollkornbrotverzehrs ist also nicht nur in der besseren Versorgung mit einzelnen Inhaltsstoffen zu sehen, sondern in der Anregung vielfältiger Verdauungsleistungen, die für die Gesunderhaltung dieser für den ganzen Stoffwechsel einflußreichen Organe von eminenter Bedeutung sind.

7.8 Die Vielfalt der Vollkornbrotsorten

Das vielseitige Brotsortiment mit ca. 200 verschiedenen, täglich angebotenen Brot- und ca. 1 000 verschiedenen Kleingebäcksorten in der Bundesrepublik Deutschland ist das Ergebnis der durch die Landschaft bedingten getrennten Entwicklung von örtlichen Verzehrsgewohnheiten und entsprechenden Backrezepturen. Kein anderes Land hat eine ähnliche Reichhaltigkeit aufzuweisen.

Zur Zeit unserer Vorfahren beschränkte sich das Herstellen von Brot innerhalb eines landschaftlich begrenzten Gebietes auf eine Brotsorte. Erst durch das Zusammenwachsen, den zunehmenden Verkehr und den dadurch möglich gewordenen Austausch über Landesgrenzen hinweg und durch Einführung von technischen Neuerungen, die die moderne Backtechnik ermöglicht hat, ist das vielseitige Sortiment entstanden, das heute in allen Teilen Deutschlands zur Verfügung steht. In dieser historisch dezentralen Entwicklung liegt begründet, daß Name, Form und Inhalt der Brotsorten oft zufälligen örtlichen Gegebenheiten entstammen.

Die Vielseitigkeit des deutschen Brotsortimentes ist vor allen Dingen der Einbeziehung des Roggens und seiner besonderen Eignung als Vollkornbrot zu danken. Die Vielfalt seiner Verarbeitungsmöglichkeiten ist ein wesentlicher Beitrag für das breite Band von Geschmacks- und Kauvariationen auf dem Brotmarkt.

Die außerordentlich große Mannigfaltigkeit des Vollkornangebotes beruht auf Unterschieden

im Rohstoff: Weizen oder Roggen mit Beigaben anderer Getreidearten (Mehrkornbrot),
Getreideerzeugung in konventionellem oder ökologischem Anbau;

im Feinheitsgrad: als Vollkornmehl, Vollkornfein- oder Grobschrot;

in getreideeigenen Zugaben: von Speisekleie oder Keimlingen;

in Spezialbackverfahren: als Flach- oder Fladenbrot nach dem Knäcke- oder Extrusionsverfahren oder als Pumpernickel durch längeres Backen im Dampf;

in Zugaben anderer Lebensmittel: wie Leinsamen, Sesam, Nüsse, Milch-, Molke-, Sojaerzeugnisse und Brotgewürze;

und nur äußerlich in der Brotform: als voluminöses, rund-, länglich-, an- oder freigeschobenes oder Kastenbrot, mit glatter oder mehliger Oberfläche usw.

Was bedeuten nun die Unterschiede dieser Sortenmannigfaltigkeit für den Verzehr?

Bekannte Brotsorten und ihre Eigenschaften

1. Rohstoff

Roggen gewährt einen feucht-saftigen, Weizen einen leicht trockenen Geschmackseindruck. Roggenbrot schmeckt herzhaft-säuerlich, sein Geschmacksbukett ist breiter und vielgestaltig. Weizenbrotaroma ist demgegenüber milder und schmaler. Darüber hinaus sind zwar noch Unterschiede in den Wirkstoffen zwischen Weizen und Roggen vorhanden (siehe Kap. 3.5), sie spielen aber für die Nährstoffversorgung insgesamt und für den Nähreffekt keine ausschlaggebende Rolle. Getreide aus mehrjährig kontrolliertem alternativem Anbau kann zwar vor fremder Luftverschmutzung nicht geschützt werden, aber seine Erzeugung erfolgt unter gezielter Vermeidung neuer Umweltbelastungen.

2. Feinheitsgrad

Das volle Korn läßt sich infolge der Zähigkeit seiner Schalen nicht so mehlfein vermahlen wie der aus zarten Geweben aufgebaute weiße Mehlkörper. Vollkornmahlerzeugnisse sind daher immer etwas gröber als Mehl aus dem Mehlkörper. Daher pflegt der Fachmann nicht von Mehl, sondern von Schrot zu sprechen. Dieser Schrot kann nun auch wieder unterschiedlich ausfallen, was durch die Ausdrucksweise „Feinst-, Fein- oder Grobschrot" zum Ausdruck gebracht wird. Natürlich kann Vollkorn auch zu einem sehr hohen Feinheitsgrad ausgemahlen werden, aber das ist dann kaum mit e i - n e m Durchgang durch den Mahlspalt zu erreichen, und jeder wiederholte Durchgang ist mit Reibungswärme verbunden.

Je feiner das Mahlprodukt, umso leichter läßt sich ein Teig durch Triebmittel lockern. Für empfindliche Personen und zum Eingewöhnen eignen sich gut gelockerte Vollkornbrote, die aus Vollkornfeinschrot hergestellt werden, besser als Vollkornschrotbrote, deren Krume dichter d.h. weniger gelockert ist, die mehr Kauarbeit und eine gewisse Anpassung beim Verzehr erfordert.

3. Getreideeigene Zusätze

Speisekleie und insbesondere Keimlinge sind Konzentrate von hochwertigen Wirkstoffen. Angesichts eines häufigen Defizits von Wirkstoffen durch wirkstoffarme Nahrungsmittel in der modernen Zivilisationskost kann in besonderen Fällen vorübergehend ein Ausgleich durch erhöhte Wirkstoffkonzentrate auch über eine Anreicherung im Brot zweckmäßig sein. Auf Dauer wäre aber einer allmählichen Eingewöhnung auf Vollkorn der Vorzug zu geben. Vollkorn stellt eine Ganzheit dar, Kleie ein Konzentrat von Teilen der Ganzheit.

4. Backverfahren

Für die Fladenbrotherstellung eignen sich viele Getreidemehle. Die kurze Backzeit läßt Wertminderungen durch Backhitze weitgehend vermeiden. Werden gleichzeitig auch die Gärzeiten kurz gehalten, kann bei sehr einseitiger Ernährung mit Einschränkungen der Mineralstoffausnutzung durch Phytinbindung gerechnet werden. Trockenflachbrote in Form von Knäcke- oder Waffelbrot zählen zu den am besten bekömmlichen Vollkornbrotsorten.

Langes Backen (24h) bei niedriger Temperatur (weniger als 100 Grad) bewirkt durch starke Enzymumsetzungen zwar einen hocharomatischen, aber auch schon leicht aufdringlichen Geschmack und hat durch die lange Hitze größere Einbußen an Wirkstoffen zur Folge (Pumpernickel).

Eine braunschwarze Krumenfarbe allein ist nicht unbedingt ein Hinweis auf Verwendung von Vollkornschrot oder Backschrot, auch nicht unbedingt ein Hinweis auf lange Backzeit, wie das bei Pumpernickel üblich ist. Sie kann auch durch Zugabe von Sirup oder Malz erreicht werden. Solche deklarationspflichtigen Zusätze bewirken nicht nur die dunklere Farbe, sondern auch einen aromatischen Geschmack mit zart süßer Untermalung und können Anlaß zu vermehrten Blähungen geben.

5. Brotgewürze

Brotgewürze dienen nicht nur der geschmacklichen Abwechslung, sondern zeichnen sich durch anregende Wirkung auf die Sekretion und weitere Verdauungsvorgänge aus.

Der Gebrauch von Gewürzen als Beigabe zum Brot dürfte so alt sein wie das Brotbacken selbst. Gewürze, Naturprodukte aus dem Pflanzenreich, sind geeignet, milde Geschmacksbeeinflussungen auszuüben, den Appetit zu heben und die Ausscheidung von Speichel und Verdauungssekreten anzuregen. Nicht allen kommt eine verdauungsfördernde Wirkung zu; von einigen Ge-

202

würzen sind spezifische Wirkungen auf Gallensekretion, Herztätigkeit oder periphere Durchblutung bekannt.

Durch Gewürze werden insbesondere der Speichelfluß und die Amylaseaktivität im Speichel verstärkt, was die Kohlenhydratverdauung im Magen vervielfacht. Das erfolgt unmittelbar nach Beginn der Nahrungsaufnahme und endet mit Aufhören des Gewürzreizes. Hierdurch wird nicht nur die Stärkeverdauung erleichtert, sondern auch die Reinigung der Mundhöhle verbessert und der Schutz gegen Karies erhöht. Einige Gewürze wie z. B. Kümmel dämpfen die Blähsucht (Meteorimus), was mit einer antibakteriellen Wirkung im Zusammenhang steht.

Die aromatischen Eigenschaften der Gewürze werden hauptsächlich durch ätherische Öle hervorgerufen. Bei ihnen handelt es sich um leicht flüchtige Verbindungen mit besonderem Aroma, die in vielen Pflanzenteilen enthalten sein können. Ihre wesentlichen Geschmacksträger sind Glykoside und Harze. Ihre Wirkung ist je nach Geschmackswert verschieden: Von sauren Gewürzen ist bekannt, daß sie am stärksten den Speichel locken, scharf schmeckende weniger, bittere können die Speichelsekretion sogar hemmen. Die geruchswirksamen Bestandteile sind gegenüber dem Speichel nicht aktiv. Die Gewürze müssen mit Geschmacksorganen in Berührung kommen.

Kümmel ist eines der verbreitetsten Brotgewürze: Kümmel regt die Hefegärung an, verzögert Pilzwachstum und trägt damit zur natürlichen Schimmelunterdrückung im Brot bei. Seine besondere Bedeutung liegt in der Unterdrückung von Blähungen. Kümmel findet gelegentlich zur Pflege des Sauerteiges Verwendung. Am meisten verwendete Brotgewürze sind: Kümmel, Anis, Fenchel, Mohn, Sesam, Koriander, Zwiebeln, Kapern, Hopfen, Knoblauch, Kürbissamen, Salbei- und Kohlblätter.

Der Zusatz von Gewürzen hat in früheren Backrezepten eine größere Rolle gespielt. Die Haus- oder Dorfgemeinschaft bzw. der Handwerksbäcker stellten nur eine Sorte Brot her, für das nur einheimisches Getreide zur Verfügung stand, das bei knapper Ernte mit anderen Getreidearten oder anderen Lebensmitteln noch gestreckt werden mußte. Aufgabe der Gewürze bestand darin, Abwechslung in den das ganze Jahr über manchmal recht eintönigen Brotgeschmack zu bringen oder auch als Folge von Mißernten oder Lagerschäden Geschmackskorrekturen vorzunehmen.

Roggenbrot und seine Besonderheiten

Analysenwerte der Hauptnährstoffe Stärke, Eiweiß und Fett lassen zwischen Weizen und Roggen keine großen Unterschiede erkennen (siehe Kap. 2.3). Einige analytisch am Korn nachweisbare Unterschiede (Tab. 32 in Kap. 3.6) scheinen auf den ersten Blick nicht bedeutend zu sein, kommen aber im Brot deutlicher zum Ausdruck. Sie sind in der Hauptsache auf die unterschiedliche Zusammensetzung und Verteilung der Ballaststoffe bzw. ihrer Pentosane zurückzuführen. Die Pentosane des Roggens sind von höherem Polimerisationsgrad und höherer Viskosität, 2/5 sind wasserlöslich, beim Weizen nur 1/5. Sie verleihen dem Roggen infolge ihrer sehr großen, aber losen Wasserbindung den für Brot so wichtigen, saftig-frischen Geschmackseindruck.

Sie sind aber auch die Ursache dafür, daß die Lockerung des Roggenteiges sich nicht auf die Dehneigenschaften der zarten Klebereiweißhäutchen stützen kann, sondern auf dem Umweg über Säureeinfluß auf die Oberflächenspannung der Wandungen von Gasporen im Teig. Dadurch erhält das Roggenbrot nicht nur seinen säuerlichen Geschmack, sondern ist auch weniger stark gelockert und bißfester. Die Säure regt außerdem die Sekretion an und erhöht die Gewähr besserer Mineralstoffresorption durch verstärkte Phytaseaktivität.

Milchsäurehaltigen Nahrungsmitteln wird von einzelnen Forschern ein prophylaktischer Einfluß zum Vorbeugen gegen Krebs eingeräumt (148; 88).

Den Pentosanen und der Teigsäuerung verdankt das Roggenbrot auch zwei für die Aufbewahrung sehr wichtige Eigenschaften: Es ist weniger schimmelanfällig und besitzt eine erheblich längere natürliche Frischhaltung als jedes Weizenbrot.

Tab. 48: **Relativ-Unterschiede zwischen Weizen- und Roggenbrot**

Broteigenschaft	Weizenbrot	Roggenbrot
Geschmack	mild-aromatisch, zartes Gäraroma	kräftig-aromatisch, säuerlich
Mundgefühl	trocken, wenig zusammenhängend	feucht-saftig, erfrischend
Porung, Lockerung	größer	kleiner
Bißfestigkeit, Kaudruck, Speichelsekretion	geringer	größer
Kariesprophylaxe: Fluor	weniger	mehr
Phytinspaltung, Mineralstoffausnutzung	geringer	größer
Frischhaltung, Schimmelanfälligkeit	kürzer	länger

Mit 100 g Roggenvollkornbrot werden über 1 500 Keimlinge mitgegessen, ca. 30 % mehr als in 100 g Weizenvollkornbrot.

Roggenteige müssen zwecks Lockerung gesäuert werden, was längere Zeit erfordert. Dabei werden die Teige dunkler. Daraus hergestellte Gebäcke schmecken sauer und sind wegen der dunklen Farbe für Kuchen wenig geeignet. Aus beiden Gründen ersparte man sich die Mühe, Roggen zu besonders hellen Mehlen auszumahlen. Roggen wird daher allgemein höher, d. h. zu dunkleren Mehlen als Weizen ausgemahlen. Roggenmehle sind infolgedessen reicher an Wirkstoffen als Weizenmehle.

Die im Sauerteig angereicherten Säuren, in erster Linie Milch- und Essigsäure, werden in den bei optimaler Führung erzielten Mengen als für die Funktion der Verdauungsorgane und der Darmflora fördernd und unterstützend angesehen. Schwach gesäuerte Brote liefern eine höhere Biologische Wertigkeit und Verdaulichkeit des Eiweißes, was wahrscheinlich auf Unterschiede im Appetitreiz, in der Sekretion und in einer günstigen Veränderung der Darmflora zurückzuführen ist (162).

Ein Vergleich zwischen Hefe-und Sauerteigbrot aus dem gleichen Getreide ergab höhere Ausnutzung von Eiweiß und Mineralstoffen für das Sauerteigbrot (220).

Die in der modernen Bäckerei zur Anwendung gelangenden Teigsäuerungsmittel in Form von Kunst- oder Fertigsauer bringen zwar die für den technischen Backprozeß erforderlichen Stoffe, doch werden die Erwartungen an einen vollmundigen Geschmack nicht immer erfüllt. Auf nachteilige Folgen übersäuerter oder einseitig gesäuerter Brote als Folge technischer Fehler für geschwächte oder empfindliche Personen wurde hingewiesen (siehe Kap. 7.3).

Knäckebrot

Das Besondere der Knäckebrotherstellung ist ein flacher Teig, der in sehr kurzer Backzeit von nur 5 - 8 Minuten fest wird, um anschließend in heißer Luft bis auf 7% Restwasser getrocknet zu werden. Die kurze Backdauer, bei der im Flachbrot die Temperaturen 100° C kaum übersteigen, bringt die Vorteile eines zarten, fast korneigenen Geschmackes und geringer Einbußen an hitzelabilen Wirkstoffen.

Als Folge des relativ langen Trocknungsprozesses wird die Stärke enzymresistenter, so daß sie langsamer resorbiert wird. Das trägt nicht unwesentlich zur besonders guten Bekömmlichkeit von Knäckebrot bei Verdauungsstörungen bei.

Die sehr trockene Struktur erfordert mehr Speichelabsonderung, und die Feinsplitterigkeit des fertigen Brotes gewährt durch schnelle Speicheldurchdringung und -aufsaugung eine homogene, schluckreife Lösung, was sich reflektorisch auch auf die weitere Sekretion von Magensaft auswirkt (193). Das zusammen sind Voraussetzungen für die besonders gute Bekömmlichkeit von Knäckebrot, was von dem Vorzug geringer Hitzeschäden gekrönt wird.

Beim Verzehr von Knäckebrot sollten die wesentlichen Unterschiede im Gewicht und Energiegehalt einer Scheibe Knäckebrot und eines üblichen Laibbrotes nicht übersehen werden.

Tab. 49: **Energieaufnahme durch Laib- und Knäckebrot**

Broteigenschaften	Vollkornlaibbrot	Vollkornknäckebrot	
100 g enthalten:			
Feuchtigkeit (%)	45	5	
Brotsubstanz (%)	55	95	
Energie (Kcal)	220	390	
1 Brotscheibe:		dünn	extra dünn
Gewicht (g)	50	10	7
Brotsubstanz (g)	27	9,5	6,5
Energie (Kcal)	110	35	25
Scheibenfläche (cm²)	80	70	

Beim Vergleich mit 100 g Vk-Laibbrot enthalten 100 g Knäckebrot ca. 50% mehr Brotsubstanz und damit auch 50% mehr Kalorien als Laibbrot, einfach weil Knäckebrot wasserärmer ist und bei gleichem Gewicht mehr Festsubstanz enthält.

Bei einem dem praktischen Verzehr näherkommenden Vergleich von einer Scheibe enthält das dünne Knäckebrot aber nur etwa ein Drittel Brotsubstanz als die dickere Scheibe Laibbrot. Wer also seinen Verzehr auf gleiche Scheibenzahl ausrichtet, liegt richtig, wenn er mit Knäckebrot weniger Kalorien aufnimmt.

Bedenklich kann es aber mit dem Belag werden. Da der Verbraucher seine Brotscheibe meist unabhängig von ihrer verschiedenen Dicke zu bestreichen und zu belegen pflegt, kommt im Durchschnitt auf die dünne Knäckebrotscheibe die gleiche Höhe an Aufstrich und Belag wie auf die dickere Scheibe Laibbrot, d. h. auf die relativ kleinere Brotmenge bei Knäckebrot kommt — meist gedankenlos — mehr energiereicher Aufstrich und Belag, im Durchschnitt die dreifache Menge, als beim Laibbrot.

Die Bezeichnung „Knäckebrot" allein ist kein unbedingter Hinweis auf Vollkornbrot. Sie läßt auch Brot aus Nichtvollkornmehlen zu. Der überwiegende Teil des Angebotes wird zwar aus Vollkorn hergestellt; dennoch ist in jedem Fall die Angabe auf der Packung zu prüfen.

Steinmetz-Enthülsung

Durch Abschälen der äußeren, hautartigen Fruchtschale, der sogenannten Hülse, wie das im STEINMETZ-Patent-Verfahren großtechnisch durchgeführt wird, können bis zu 50% und mehr verschiedener auf der Kornoberfläche anhaftender Fremdstoffe entfernt werden. Ziel dieses Verfahrens ist, gesundheitliche Risiken durch Schadstoffe aus der Umwelt ganz allgemein einzuschränken.

Die Körner werden oberflächlich mit Wasser benetzt. Durch Aufquellen wird ihre äußere Fruchtschale gelockert, so daß sie durch Reiben der Körner aneinander abgelöst werden kann. Diese Behandlung ist unschädlich, Chemikalien werden nicht verwendet. Sie dient der Einschränkung unerwünschter, aber im Industriezeitalter nicht immer auszuschließender Ablagerung von bekannten und möglicherweise auch noch nicht erkannten Schadstoffen. Durch das Abschälen können auf der Wachsschicht der Oberfläche des Kornes fest anhaftende Fremdstoffe gründlicher entfernt werden als durch bloßes Waschen. Auf Schadstoffe, die beim Wachstum über die Wurzel aufgenommen werden, bleibt diese Maßnahme ohne Einfluß.

Die äußere Fruchtschale, hier Hülse genannt, besteht im wesentlichen aus nichts anderem als aus den elastischen Wandungen leerer Zellen. Da sie aus Ballaststoffen aufgebaut sind, erfährt der Ballaststoffgehalt des enthülsten Kornes eine Verminderung um ca. 20 - 25%. Verluste an anderen Nähr- und Wirkstoffen konnten nicht beobachtet werden bzw. lagen so niedrig — im Mittel unter 6% vom Gesamtgehalt des untersuchten Inhaltsstoffes —, daß sie vernachlässigt werden können (2; 249). Im Wachstumsversuch wurde keine Einschränkung im Vergleich zum nicht enthülsten Getreide festgestellt (143). Nach bakteriologischen Beobachtungen bietet Steinmetzbrot geringeren Anlaß für Blähungen (143).

Damit repräsentiert sich die Hülse vergleichbar mit zellulosereichen Schalen anderer Früchte wie Bananen, Apfelsinen usw., bei denen gegen das Entfernen der Schale von Verbraucherseite keine Bedenken erhoben werden. Fruchtschalen dienen der Hygiene und nicht der Ernährung, jedenfalls solange das innere Nährstoffgefüge durch das Enthülsen nicht angetastet wird.

Das enthülste Korn läßt trotz der Ballaststoffreduzierung sowohl im Nährstoffangebot als auch im Nähreffekt hinsichtlich Farbe, Geschmack, Konsistenz und Backeigenschaften klare Parallelen zum nicht enthülsten Vollkorn erkennen, aber deutliche Unterschiede zu Nichtvollkornmehl und -brot aus dem inneren Mehlkörper.

Trockenflachbrot (Extruderschnitten)

Mit Trockenflachbrot werden Flachbrotscheiben bezeichnet, die mit einer vom herkömmlichen Backen vollkommen abweichenden Technik in einem Arbeitsgang in einem Extruder hergestellt werden. Eine fast trockene, pulverförmige Mehlmischung (14 - 20% Wasser) wird dabei mit Hilfe einer Schnecke bzw. eines Schneckenpaares durch einen beheizbaren (Doppel-) Zylinder gefördert. Auf die Rohstoffe für das Trockenflachbrot wirken im Extruderteil sehr hohe Temperaturen zwischen 130 - 180 Grad, Scherkräfte und Drücke ein, schließen sie auf und verdichten (plastifizieren) sie. Am Ende des Zylinders werden sie unter hohem Druck durch eine enge Schlitzdüse zu flachen Scheiben geformt. Hierbei verdampft ein Teil des Wassers durch den plötzlichen Druckabfall und bewirkt so die starke Ausdehnung und große Porung der Produkte.

Die Lockerung des Teiges erfolgt also nicht, wie herkömmlich, durch Gärungsorganismen, sondern ausschließlich durch Wasserdampf. Man erhält feste, bis ins Innere leicht gebräunte Brotscheiben von außergewöhnlichem Lockerungsgrad. Ihr Wassergehalt liegt, gegebenenfalls unter Einbeziehung einer kurzen Nachtrocknung, die auch wegen ihres Beitrages zur Bildung von Geschmacksstoffen vorgenommen wird, unter 10%.

Das Verfahren ist raum-, geräte- und energiesparend und besitzt daher von der wirtschaftlichen Seite ausgezeichnete Voraussetzungen für eine große Zukunft.

Extruderprodukte sind hinsichtlich ihres Nährwertes zwischen Krume und Kruste einzustufen. Sie haben weder eine weiche Krume noch einen sich von dieser deutlich abhebenden Krustenanteil. Zwar ist die Hitzeeinwirkung relativ kurz, so daß die durch den Faktor „Backzeit" sich abspielenden Veränderungen begrenzter sind als in der üblichen Kruste, dagegen die durch Temperatur und Druck ausgelösten größer als in der üblichen Krume.

In der Literatur liegen bisher über den Nährwert erst wenig abschließende Ergebnisse vor. Einzelfeststellungen variieren in Abhängigkeit von Temperatur, Druck, Wassergehalt u. a. Den bisher vorliegenden Untersuchungen ist zu entnehmen, daß infolge der intensiven mechanischen und thermischen Einwirkung während des Extrusionsprozesses die Inhaltsstoffe weitergehend verändert werden als üblicherweise in der Brotkrume.

Die Verfügbarkeit des Eiweißes wird nach Untersuchungen (17; 186) nicht beeinträchtigt. Andere Autoren berichten von veränderter Verdaulichkeit, eingeschränkter Proteinlöslichkeit und Abnahme einzelner essentieller Aminosäuren (124; 202; 137).

Bei Getreidestärken führt die Extrusion vereinzelt zu strukturellen Veränderungen des Stärkekornes, einer Zunahme der Löslichkeit und einer Verbes-

208

serung der Verdaulichkeit (186; 137). Der Zuckergehalt nimmt bei extrudierten Weizenmehlen ab.

Hitzelabile Vitamine werden ebenfalls etwas stärker betroffen als beim herkömmlichen Backen (134). Ob die Eisenverfügbarkeit und die anderer Mineralstoffe eingeschränkt wird, konnte noch nicht bestätigt werden, die Phytinbindung dürfte stärker werden.

Durch die intensive Lockerung erhält das Gebäck eine sehr zarte Struktur und ist ohne besonderen Kaudruck leicht zu zerdrücken. Das spezifische Gewicht einer Scheibe ist sehr niedrig. Ihr ungewohnt großes Volumen täuscht mehr Brotsubstanz vor und ist daher Anlaß, die Scheibenfläche mit der gleichen, bei herkömmlichem Brot üblichen Menge von Aufstrich und Belag zu belegen, d. h. das Verhältnis Belag- zu Brotkalorien verschiebt sich zugunsten von Aufstrich und Belag. Der Verbraucher wird unbewußt veranlaßt, mehr Fett und Wurst, aber weniger Brotsubstanz aufzunehmen, was nicht als wünschenswert angesehen werden kann.

Vollkornbrotsorten und allgemeine Brotkennzeichnungen

Aleuronatbrot
früher übliche Bezeichnung für eiweißangereichertes Brot in der Diabetesdiät

Angereichertes Brot
Brot mit Zusätzen von Eiweiß oder einigen künstlichen Vitaminen und/oder Mineralstoffen

Angeschobenes Brot
Stück an Stück ohne Zwischenräume gebacken, daher seitlich ohne Kruste, aber besonders aromatisch und geschmackreich

Backschrot
Vollkornschrot ohne Keimlinge, zwecks längerer Haltbarkeit

Bauernbrot
in Anlehnung an früher von Bauern selbst gebackenes Brot; mit Natursauer hergestelltes Roggen- oder Roggenmischbrot mit dicker Rinde und kräftigem Geschmack

Biobrot
aus ökologischem Getreideanbau unter Berücksichtigung natürlicher Kreisläufe, ohne Mineraldünger, Herbizide, Wachstumsregler usw. und unter

weitgehendem Verzicht auf chemische Schädlingsbekämpfungsmittel, jedoch infolge allgemeiner Luftverschmutzung nur mit geringen Unterschieden in der Kontamination aus der Luft, frei von chemisch gewonnenen Backhilfs- und Konservierungsstoffen

Brot
mundfertiges Backerzeugnis aus gemahlenen Getreidekörnern, die mit Flüssigkeit zu einem Teig gebunden werden

Dampfkammerbrot
krustenloses Brot mit braun verfärbter Krume und arteigenem Geschmack, in geschlossenen Kästen oder Kammern mehrere Stunden im Dampf bei 100 Grad gebacken

Demeterbrot
aus Demeter-Getreide, das aus kontrolliertem biologisch-dynamischem Anbau nach R. STEINER stammt

Diätbrot
Brot mit verändertem, für bestimmte Krankendiät angepaßtem Nährstoffgehalt

Diabetikerbrot
für Diabetiker vorgesehenes Diätbrot

Doppelback
zweimal gebacken zur Erzielung außergewöhnlich dicker Rinde und aromatischen Geschmackes

Dosenbrot
in Dosen gebackenes, steril verschlossenes krusteloses Dauerbrot

Eiweißangereichertes Brot
durch Zugabe von Milchprodukten oder Soja erhöhter Eiweißgehalt, soll mindestens 22% Eiweiß i. Tr. bzw. 17% im verzehrbaren Brot enthalten

Extruder-Scheiben
trockenes aufgeblähtes Spezial-Flachbrot von niedrigem spezifischen Gewicht mit 5 - 10% Wasser, im Aussehen ähnlich dem Knäckebrot, beim Kauen mühelos fein zersplitternd

210

Feinbrot
volkstümliche Bezeichnung für randschichtenfreies Nichtvollkorn-Brot, d.h.
vorwiegend Weizenweiß- oder Weizenmischbrot mit poröser, lockerer Krume

Flach- oder Fladenbrot
dünnschichtiges Flachbrot von großer Oberfläche mit relativ geringem Krumenanteil

Frei geschobenes Brot
im Backofen freiliegend gebacken, daher allseitig von Kruste umgeben

Früchtebrot
Feinbackware (kein Brot), besteht mindestens zur Hälfte aus trockenen
Früchten von z. B. Birnen, Feigen, Mandeln, Sultaninen, evtl. auch Nüssen

Ganzbrot
technischer Ausdruck für nicht geschnittenes Laibbrot

Gersterbrot
Spezialbrot mit besonderem Geschmack, der vor dem Backen durch Abflammen des Teigstückes im offenen Feuer erzielt wird

Gewürzbrot
unter Zugabe von Brotgewürzen, Kümmel, Fenchel, Sesam, Koriander u.a.
hergestellt

Glutenfreies Brot
Diätbrot aus Mais, Reis oder Hirse, frei von Mehlen aus Weizen, Roggen,
Gerste und Hafer für Zöliakie- oder Sprue-Kranke

Graham-Brot
Weizenvollkornschrotbrot, das nach S. GRAHAM salz- und backhefefrei
mit dünnem Spontansauer bzw. langer Vorteigführung hergestellt wird. Der
Lockerungsgrad ist geringer. Im Handel angebotene Graham-Brote sind
meist mit Backhefe gelockert

Graubrot
volkstümliche Bezeichnung auf Grund der Krumenfarbe für Roggen- oder
Roggenmischbrot aus hohen Typenmehlen

Haferbrot
enthält mindestens 20% Hafer auf Mehl bezogen

Hefebrot
mit Backhefe gelockertes, vorwiegend Weizen- oder Weizenmischbrot mit zartem Hefearoma

Holzofenbrot
Spezialbrot mit mildaromatischem Geschmack, bei fallender Temperatur im Steinofen gebacken, der vorher durch Holz oder Reisig aufgeheizt wurde

Joghurtbrot
Spezialbrot, enthält mindestens 15 l Joghurt auf 100 kg Mehl bzw. 0,3 - 0,5 g Milchnährstoffe in einer Scheibe Brot von 25 bis 50 g

Kastenbrot
in oben offenen oder allseitig geschlossenen Metallformen gebacken

Kalorienvermindertes Brot
Spezialbrot durch Änderung der Rezeptur im Energiewert gegenüber vergleichbarem Brot um 20% erniedrigt

Keimbrot
Spezialbrot mit Zusatz von mindestens 10% isolierten Teilen von Weizenkeimen auf Mehl berechnet

Knäckebrot
leicht splitterndes Trockenflachbrot mit sehr niedrigem Wassergehalt (ca. 7%), überwiegend aus Vollkornmehl von Roggen, aber auch Weizen und anderen Getreidearten mit Zusätzen von Milch, Gewürzen, Kleie je nach Angabe; Knäckebrot unter Verwendung von „Sichtmehl" ist kein Vk-Brot

Kochsalzarmes Brot
natriumarmes Spezial- bzw. Diätbrot für die salzarme Kost. Enthält in 100 g weniger als 120 mg Natrium, streng kochsalzarmes Brot in 100 g weniger als 40 mg Natrium

Kommißbrot
früher Heeresbrot mit kräftigem Geschmack. Angeschobenes Roggen- oder Roggenmischbrot aus Mehlen hohen, ca. 85 - 90%igen Ausmahlungsgrades

Korbbrot
geprägte Oberfläche als Folge der in einem Korb stattgefundenen Teiggärung

Laibbrot
voluminöses, durch Poren gelockertes Brot, Gegensatz zu Flach- bzw. Fladenbrot

Landbrot
etwa gleichbedeutend mit Bauernbrot

Lieken-Brot
Getreide wird vor dem Vermahlen durch mehrstündiges Anquellen zwecks Enzymaktivierung, Auflockerung der Randschichtenstruktur und Verbesserung der Verdaulichkeit von Ballaststoffen vorbehandelt und nach dem Schroten mühlenwarm verbacken

Leinsamenbrot
soll mindestens 8 kg Leinsamen auf 100 kg Schrot enthalten; Leinsamen ist ballaststoffreich und enthält 40 % trocknendes Öl, 8 % Protein, 7 % Pentosane (Schleimstoffe) und 2 % Pektin

Malzbrot
mit arteigenem Malzgeschmack und dunkler Krume, enthält mindestens 8 kg gemälztes, d. h. angekeimtes Getreide, meist Gerste auf 100 kg Mehl bzw. Schrot

Matzen
Fladenbrot aus Nichtvollkornmehl ohne Sauerteig und Salz; jüdisches Kultgebäck

Mehlbrot
volkstümliche Bezeichnung für äußerlich bemehltes Brot

Mehrkornbrot
besteht außer aus Weizen und Roggen aus anderen Getreiden evtl. mit Buchweizen; die Bezeichnung bezieht sich nicht auf Ölsaaten

Milchbrot
soll mindestens 50 l Milch auf 100 kg Mehl enthalten bzw. 8 - 15 ml Milch oder 1 - 2 g Milchnährstoffe in einer Scheibe von 25 - 50 g

Milcheiweißbrot
soll mindestens 2 kg Milchtrockeneiweiß auf 100 kg Mehl enthalten bzw.
6 kg Magermilchpulver auf 100 kg Mehl bzw. 0,3 - 0,6 g Milcheiweiß in einer Scheibe

Molkenbrot
soll mindestens 15 l Molke auf 100 kg Mehl enthalten bzw. 0,1 - 0,2 g
Milchzucker und Milchnährsalze in einer Scheibe

Natriumarmes Brot
siehe kochsalzarmes Brot

Pumpernickel
würzig aromatisches, rindenloses Spezial-Delikateßbrot aus Roggenbackschrot oder Roggen-Vk-Schrot von schwarz-brauner, relativ dichter aber saftiger Krume; das 16 bis 24 Stunden lange Backen bei niedrigen Temperaturen in geschlossenen Kästen oder Kammern verursacht durch enzymatische Umsetzungen würzig-süßen Geschmack auf Kosten erhöhter Nährwertverluste. Der Name soll sich von dem frühhochdeutschen Wort „pumper" = „abgehende Blähung" ableiten und in die Richtung von Stinknickel als Abkürzung für „stinkender Nikolaus" weisen

Roggenbrot
enthält mindestens 90% Roggenmahlerzeugnisse und bis 10% Weizenmehl

Roggenmischbrot
enthält mindestens 51% Roggenmehl, der Rest ist Weizenmehl

Rosinenbrot
enthält mindestens 15 kg Rosinen, Sultaninen oder Korinthen auf 100 kg
Mehl

Rundbrot
Brot von runder Form, allseitig umkrustet

Sandwich
bestrichene, belegte Brotscheibe mit bestrichener Deckscheibe, vornehmlich
unter Verwendung von Kasten-Weizenweißbrot

Simonsbrot
Vollkornbrot aus eingeweichten, gequollenen und zerquetschten ganzen
Körnern von Weizen oder Roggen

214

Schinkenbrot
frivole, nicht einheitliche Bezeichnung für Brot mit derbem Geschmack, das zum Schinken passen soll

Schlüterbrot
nach dem Schlüterverfahren hergestelltes Laibbrot mit brauner Krume und leicht würzigem Geschmack, bei dem die Randschichten vorübergehend vom Mehl getrennt einer besonderen Behandlung durch Enzyme und Rösten zwecks besserer Verdaulichkeit auf Kosten hitzelabiler Inhaltsstoffe unterzogen werden

Schnittbrot
in Scheiben von 5—8 mm Dicke geschnittenes und zu 125, 250 und 500 g verpacktes Brot, wegen erhöhter Schimmelanfälligkeit durch besondere Verfahren wie Hitzesterilisation, Konservierungsstoffe u.a. geschützt; die Schnitten müssen lückenlos aneinanderpassen

Schrotbrot
wird aus Backschrot hergestellt, dem zum Zweck besserer Haltbarkeit die Keimlinge entzogen wurden; kein echtes Vollkornerzeugnis

Schusterjunge
Brötchen aus Roggen- bzw. Roggenmischmehl, heute meist nur mit kleinem Roggen-, aber großem Weizenmehlanteil

Schwarzbrot
volkstümliche Bezeichnung für Brote von dunkler Krume, vorwiegend aus Backschrot, aber nicht immer aus Vollkornmehl oder -schrot hergestellt; eventuell mit Sirup gefärbt

Sonnenblumenkerne
beliebte Beimischung im Vollkornbrot, enthalten ca. 50% Öl, 27% Eiweiß, reich an Lecithin

Steinmetzbrot
Spezialbrot aus enthülstem (Hülse = äußere Fruchtschale) Weizen oder Roggen zum vorbeugenden Vermindern von Schadstoffrisiken; die Bezeichnung „Steinmetz" allein ohne „Vollkornbrot" schließt auch Nichtvollkornbrot ein

Steinofenbrot
ursprünglich in gemauerten, vor dem Backen durch Holzfeuer aufgeheizten
Steinöfen bei hoher Anfangs- und allmählich fallender Temperatur gebackenes Laibbrot mit dicker Rinde und vollmundigem Geschmack; wird heute
auch im Durchlaufofen auf Stein- oder Schamottplatten hergestellt

Sojabrot
enthält mindestens 10 kg Sojamehl auf 100 kg Mehl, erhöht den Eiweißgehalt

Toastbrot
Schnittbrot vorwiegend aus Weizen-, aber auch aus Roggenmahlerzeugnis-
sen mit Zusätzen von Zucker und Fett, zum Verzehr in frisch geröstetem Zustand

Trockenflachbrot
Sammelbegriff für Fladenbrotsorten, heute bevorzugte Bezeichnung für Extruderschnitten

Vitaminiertes Brot
künstlich angereichert mit einigen synthetisch gewonnenen Vitaminen

Vollkornbrot
Brotsorte aus grobem bis feinem Vollkornschrot bzw. -mehl

Weißbrot
volkstümliche Bezeichnung für Brot mit heller bis technisch möglicher hell-
ster Krumenfarbe

Weizenbrot
muß mindestens 90% Weizenmahlprodukte enthalten

Weizenmischbrot
enthält mindestens 51% Weizenmehl, der Rest ist Roggenmehl

Waffelbrot
krumenloses, knuspriges Flachgebäck aus flüssigem Teig im Waffeleisen
bei Temperaturen von 150 - 200 Grad in wenigen Minuten gebacken

7. 9 Brot-Alterung und -Frischhaltung

Altbackenwerden

Die Vorzüge von frischem Brot sind mehr flüchtige Aromastoffe, die schon nach relativ kurzer Zeit infolge Kondensation abnehmen, sowie größere Gegensätze im Tastempfinden zwischen weicher, feuchter Krume und knusprig-röscher, harter Kruste.

Diese Annehmlichkeiten können allerdings durch weniger gute Bekömmlichkeit eingeschränkt werden. Sehr frische Krume löst zwar ein angenehmes feuchtes Gefühl beim Betasten mit der Zunge aus. Das ist die Folge der Dampfkondensation auf der inneren Oberfläche der Poren beim Abkühlen des Brotlaibes. Die Krume neigt daher beim Beißen zum Zusammenballen bzw. Zusammenkleben (siehe Kap. 7.3 und 7.5).

Brot besitzt im ofenfrischen Zustand einen Höchstwert an geschmacklichem Reiz; Bekömmlichkeit und Verdaulichkeit erreichen jedoch erst nach einigen Stunden bis Tagen optimale Werte. Das hängt damit zusammen, daß Brot Altersveränderungen ausgesetzt ist, die der Verbraucher im allgemeinen erst nach etwa einem Tag bemerkt, die aber sofort nach Verlassen des Backofens beginnen:

— Die Kruste wird weich und pappig;
— der Duft nach frischem Brot läßt nach, flüchtige Aromastoffe nehmen ab;
— die anfängliche leichte Neigung zur Klebrigkeit der Krume hört auf;
— die Krume wird fester und verliert an Elastizität, das Kauen erfordert mehr Kraft.

Als Ursachen der Geschmacksabwertung werden verantwortlich gemacht:

— Verflüchtigung von Aromastoffen,
— Wanderung von Aromastoffen von der Rinde in die Krume,
— oxidative Veränderungen von Inhaltsstoffen,
— Adsorption von Aromastoffen an Stärke und Eiweiß.

Durch Erwärmen auf Temperaturen bis zu 70 Grad lassen sich viele dieser Vorgänge vorübergehend rückgängig machen.

Die volkstümliche Bezeichnung für diese Vorgänge zusammen ist das Altbackenwerden des Brotes (in der Fachsprache: Retrogradation). Diesen Alterungsveränderungen unterliegen Brot und Brötchen aus hellen Weizenmehlen am schnellsten. Weizenweißbrot schmeckt bereits nach 24 Stunden altbacken, während Weizenvollkornbrot und erst recht Roggenbrot und Roggenvollkornbrot mehrere Tage bis Wochen ihre natürliche Frische behalten.

Vollkornbrot besitzt infolge seines höheren Ballaststoffgehaltes eine ausreichende natürliche Frischhaltung, was den Zusatz von künstlichen Frischhaltemitteln, wie sie bei vielen Mk-Broten mit hohem Weizenanteil erforderlich geworden sind, nicht benötigt. Denn manche dieser Frischhaltemittel sind mit nachteiligen Geschmackseinschränkungen verbunden.

Sollte bei Weizenvollkornbrot eine über die Mindesthaltbarkeit hinausgehende Frische erwünscht sein, besteht die Möglichkeit, die Vorgänge des Altbackenwerdens durch Lagern bei Tiefkühltemperaturen von ca. -18 Grad zurückzuhalten. Bei sachgemäßer Handhabung ist tiefgekühltes Gebäck nicht von frischem zu unterscheiden.

Die Neigung frischer Krume zum Zusammenballen verliert sich meist schon nach wenigen Stunden des Abkühlens, so daß die Voraussetzungen für die Bekömmlichkeit mit zeitlichem Abstand nach dem Backen besser werden. Gleichzeitig beim Abkühlen unterliegen die Moleküle der verkleisterten Stärke der Tendenz, in den kristalloiden Zustand, den sie im rohen Stärkekorn vor dem Backen hatten, zurückzukehren.

Das ist eine der Hauptursachen für veränderte Empfindungen beim Schmekken und Tasten. Die Stärke nähert sich in physikalischer Hinsicht ihrem nativen Zustand, und das wird von einer leichten Verzögerung ihrer Verdaulichkeit und dadurch auch von einer Senkung des Blutzuckerspiegels nach dem Verzehr begleitet (siehe Abb. 11).

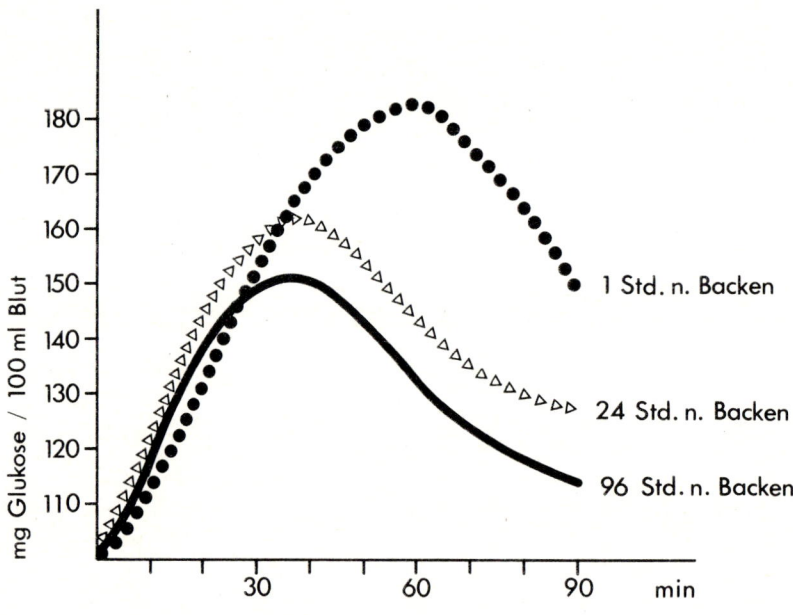

Abb. 11: **Blutzuckerbelastung in Abhängigkeit von der Brotlagerung** (168)

Frischbrotverzehr — Vorzüge und Nachteile

Zwischen frischem, ofenwarmem und abgelagertem Brot bestehen Unterschiede, die beim Verzehr in verschiedener Richtung spürbar werden.

Tab. 50: **Frisches und abgelagertes Brot**
Richtung der Unterschiede beim Verzehr

Verzehrsempfindungen	Brot frisch, ofenwarm	Brot abgelagert
Duft	aromatisch, üppig, anregend	nachlassend, abnehmend
Geschmack	breit, vielseitig, füllig	schmal, abnehmend
Krumenbeschaffenheit	weich, Neigung zu leichtem Kleben	bißfest, elastisch
Krumen-Kruste-Gegensätze	anregend, köstlich, belebend	nachlassend
Kauerfordernis	gering	zunehmend erhöht
Kaudruck	gering	zunehmend
Einspeichelung	kurz, gering	lang, ausgiebig
Zeit bis zum Schlucken	kurz	länger

Die in Tab. 50 gezeigte Richtung der Veränderungen beginnt mit Verlassen des Ofens. Sie verläuft unterschiedlich schnell in Abhängigkeit von der Getreideart und dem Ausmahlungsgrad:
Brote aus
Weizen altern viel schneller als aus Roggen,
niedrigen Ausmahlungen (helle Mehle) schneller als aus Vollkornmehlen!
Die geschmacksanregenden und das Kauen erleichternden Vorzüge liegen eindeutig beim frischen Brot, können allerdings durch geringere Bekömmlichkeit beeinträchtigt werden (siehe Kap. 7.5).

Schimmel und Schimmelschutz

Den Schimmelbefall rufen mit den Augen nicht wahrnehmbare Pilzsporen hervor, die mit dem kleinsten Luftzug in entfernteste Winkel getragen werden. Feuchte Brotkrume, besonders von Vollkornbrot, bildet auf Grund ihres Nährstoffreichtums einen hervorragenden Nährboden für Schimmelpilze. Während des Backens werden alle Schimmelpilze abgetötet. D. h. das aus dem Ofen kommende Brot ist vollkommen schimmelfrei. Auch die Kruste bleibt wegen ihrer Trockenheit zunächst schimmelfrei. Eine Infektion erfolgt erst beim Abkühlen, beim Schneiden oder Verpacken, Lagern oder Transportieren, besonders an den Stellen, wo Krustenrisse den Zugang zum feuchten Inneren erlauben. Da Schimmelpilze u.a. auch hochgiftige Substanzen, sogenannte Aflatoxine, die in 20% von verschimmelten Brotproben vorgefunden wurden, bilden können, ist verschimmeltes Brot vom Verzehr auszuschließen. Verschimmelte Stellen sollen großräumig — etwa 2 bis 3 cm breit — entfernt werden, weil die Möglichkeit besteht, daß die toxischen Stoffwechselprodukte der Schimmelpilze einige Millimeter wandern können.

Die Gefahr der Schimmelbildung ist bei Schnittbrot größer, da beim Schneiden mit dem Messer vereinzelt Sporen in die feuchte Brotmasse hineingetragen werden. Erhöhte Temperaturen bei der Lagerung beschleunigen das Wachstum von Schimmelpilzen.

Sauerteigbrot ist resistenter gegen Schimmelentwicklung. Um die Schimmelentwicklung, die besonders im Sommer bei wärmeren Temperaturen auftritt, zu vermindern, sind vorbeugende Maßnahmen möglich:

— Hitzesterilisation durch Erhitzen verschlossener Brotpäckchen,
— Zugabe erlaubter Konservierungsstoffe beim Teigmachen,
— Luftdichte Verpackung mit Füllen inerter Gase.

Die Hitzesterilisation entspricht fast einem zweiten kurzen Backprozeß, da 85 Grad im verpackten Brotinneren wieder erreicht werden müssen. Da die Krumenfarbe dabei nachdunkelt, eignet sich das Hitzesterilisieren weniger für helle Brotsorten. Das nochmalige Hochtreiben der Temperatur trägt auch zu einer leichten Beeinträchtigung der biologischen Wertigkeit hitzelabiler Inhaltsstoffe (Eiweiß und Vitamine) bei.

Der Bäcker darf dem Brotteig zwei Konservierungsstoffe bedingt zusetzen: Propionsäure und Sorbinsäure bzw. deren Salze. Beide sind kennzeichnungspflichtig und dürfen nur verpacktem Schnittbrot oder brennwertvermindertem Brot in Form ihrer Na-, K- oder Ca-Salze zugesetzt werden und im fertigen Brot 0,3 bzw. 0,2% nicht übersteigen. Ihre Gegenwart hebt das Schimmelwachstum nicht auf, sondern verlangsamt es um ein paar Tage, was für den Handel und Verkehr mit Brot im allgemeinen voll ausreicht.

Propionsäure wurde eine Zeitlang als Nebenprodukt jeder natürlichen Sauerteiggärung gesehen und gilt daher nicht als Fremdstoff. Sie kommt in der Natur im Schweizer Käse vor und hat eine Hemmwirkung gegenüber Schimmelwachstum. Sie ist eine stechend riechende flüchtige Carbonsäure. Da sie in unwesentlichen Mengen in verschiedenen gut bekömmlichen Lebensmitteln anzutreffen ist, bestehen gegen ihre Mitverwendung in begrenztem Rahmen keine Bedenken.

Sorbinsäure hat den Vorzug, geschmacksneutraler zu sein, aber einen unangenehmen Geruch abzugeben. Die Paraform der Sorbinsäure kommt in der Natur in den Früchten der Eberesche vor und hat eine Hemmwirkung auf Schimmel- und Hefewachstum, vermutlich durch Blockierung von für Mikroorganismen lebenswichtigen Fermenten. Sie ist chemisch eine ungesättigte aliphatische Carbonsäure mit 6 C-Atomen und soll im Organismus demselben Abbaumechanismus unterliegen wie er bei natürlich in der Nahrung vorkommenden niederen Fettsäuren seit langem bekannt ist (167). Sorbinsäure wird ebenso wie andere Nahrungsfettsäuren vom Organismus zu Kohlendioxid und Wasser verbrannt.

Sorbinsäure soll sich im Stoffwechsel wie Capronsäure verhalten. Fütterungsversuche mit 5 - 10% Sorbinsäure im Futter von 700 Ratten über 1 000 Tage und zwei Generationen zeigten keinerlei Einfluß auf Wachstum, allgemeinen Gesundheitszustand, Funktion der inneren Organe und Fortpflanzung. Ob Sorbinsäure aber Verbindungen mit Schwefeldioxid eingeht, deren Wirkungen noch unbekannt sind, konnte noch nicht bestätigt werden.

Auf Grund aller verfügbaren Befunde wurde von der FAO und WHO unter Einrechnung eines Sicherheitsfaktors von 100 für den Menschen eine Tageshöchstdosis von 25 mg/kg Körpergewicht als verträglich angesehen. Das bedeutet, daß ein normal gesunder Mensch theoretisch 1 750 mg/Tag ohne Gefährdung aufnehmen könnte.

Für die Verwendung der Konservierungsmittel wird ihr wesentlich geringeres gesundheitliches Risiko im Vergleich zu möglichen Schimmelpilzgiften angeführt. Gegen sie sprechen ihr appetitdämpfender, unangenehm saurer Geruch und Geschmack.

Im Vollkornbrot wurde eine stärkere Inaktivierung des Schimmelpilzgiftes Patulin nachgewiesen. Als Ursache wurden Schwefelverbindungen mit Sulfhydrilgruppen von Cystein und Glutathion erkannt, die im Vollkorn reicher vorkommen als im Mehlkörper (225).

Hinweise für die Brotaufbewahrung

Dicht schließende Brotkästen oder in Küchenschränke eingebaute Aufbewahrungsfächer sind wegen zu geringer Lüftung wenig geeignet. Stehende Luft fördert Schimmelwachstum, bewegte Luft hält den Schimmel fern. Daher ist zu empfehlen:

1. Saubere, trockene und dennoch saugfähige und durchlüftbare Behälter, z.B. Tontöpfe mit Deckel oder Leinentücher, so daß Luftzirkulation

ohne zu schnelle Trocknung möglich ist und ein Feuchtigkeitsnieder-
schlag auf der Brotoberfläche für eine Schimmelbildung vermieden wird.
Feuchtigkeit und zurückgebliebene Krümel begünstigen Schimmelbefall.
Behälter gelegentlich mit einer milden Essiglösung auswaschen und gut
trocknen.

2. Feste Brotbehälter nicht völlig schließen, damit Luft zirkulieren kann.
3. Bodenflächen zum besseren Luftaustausch mit Holzrosten auslegen.
4. Brote und Schnittbrotpäckchen bleiben in Wachspapier oder Folie ver-
   packt länger frisch und gegen neue Infektion geschützt.
5. Der Kühlschrank verzögert die Schimmelbildung, verhindert sie jedoch
   nicht. Zum Tiefgefrieren sollte Brot nur bei mindestens -28 Grad schock-
   gefroren und dann bei -18 Grad im Gefrierschrank gelagert werden.
6. Angeschnittenes Brot stets auf die Schnittfläche stellen, um Austrock-
   nungsverluste der feuchten Krume zu vermeiden.

7.10 Qualitätsanforderungen an selbstgebackenes Brot

Unter dem Eindruck industrieller Produktionstechnik hat Brot seine Rolle als
Grundnahrungsmittel verloren und ist zu einem mechanisch optimal hergestellten Artikel des allgemeinen Warenangebotes geworden. Aus dem Hand-
werksbetrieb mit Hingabe für individuelle Qualität seiner Erzeugnisse wurde
im Zuge der allgemeinen wirtschaftlichen Entwicklung zwangsläufig ein auf
hohen Umsatz ausgerichteter Betrieb.

Bei dieser Entwicklung ließ es sich nicht vermeiden, daß einer rationellen
Produktion oft ein höherer Stellenwert eingeräumt werden mußte als mancher zarten Seite der Produktqualität. Dem kommt entgegen, daß viele moderne Verbraucher in erster Linie nach dem Preis fragen und weniger nach
der Qualität. Die unausweichliche Folge ist bereits an vielen Plätzen des modernen Lebens spürbar: Brotsorten drohen den Markt zu beherrschen, die
durch äußere Eigenschaften von Volumen, Farbe, Verpackung usw. impo-
nieren, in wesentlichen Eigenschaften aber, wie Nähr-, Genußwert und Geschmack, eine Enttäuschung über das darstellen, was der Begriff Brot eigentlich bieten könnte.

Auf solchem Boden wächst die Unzufriedenheit mancher Verbraucher und
regt verständlicherweise zur Selbsthilfe an. Aus der Erfahrung, einen ge-
lungenen Kuchen gelegentlich selbst gezaubert zu haben, wächst das Vertrauen, Gleiches mit Brot zu versuchen. Die Begeisterung für ein nützliches
Hobby läßt alle Zweifel schwinden, und die Düfte des eben aus dem Ofen
gezogenen Backerzeugnisses lassen vieles übersehen, was zu den Mindest-
voraussetzungen für den Genußwert von Brot gehört.

Da ist nämlich ein großer Unterschied: Kuchen ist viel leichter zu backen als
Brot, denn

— für Kuchen liegen viel mehr erprobte, gute Rezepte vor,
— für Kuchen werden Mehle verwendet, die in ihren enzymatischen Aktivitäten keine großen Überraschungen befürchten lassen,
— die Zutaten zum Kuchen zeichnen sich durch starken Eigengeschmack aus, so daß selbst bei nicht gelungenem Backergebnis das Ganze noch schmeckt.

Beim Brotteig ist das anders: Sein Geschmack beruht auf dem relativ milden Gär- und Röstaroma, das nicht in beliebiger Dosierung zugesetzt werden kann, sondern in Abhängigkeit von der Teiggärung, der Reifung der Teige und den Backbedingungen, d.h. in Abhängigkeit von der Erfahrung und der Hingabe der betreffenden Person, entsteht.

Und dazu kommen noch einige weitere Mindestanforderungen: Das Brot soll schnittfest sein, einen guten Zusammenhalt bewahren, nicht trokken krümeln, die Krume darf beim Kauen nicht zusammenballen oder kleben, und die Poren dürfen nicht zu klein sein (235b, 300). Über die Nachteile solcher Brotfehler und ihre Folgen für die Bekömmlichkeit siehe Kap. 7.3 und 7.5.

Vollkornbrot backen ist schwerer als Mk-Brot backen, das weiß jeder Bäkker! Die Schalenstückchen des Vollkorns haben nicht die bindenden Eigenschaften wie die aus Eiweiß und Pentosanen bestehende Teigsubstanz aus dem inneren Mehlkörper. Außerdem sind sie reicher an Enzymaktivitäten, und beides trägt zur Verunsicherung über Voraussagen hinsichtlich des Teigverhaltens bei, so daß aus einer erkennbaren Neigung des Teiges zum Fließen oder zum Zu-fest-Werden sofort individuelle Rückschlüsse für die weitere Verarbeitung gezogen werden müssen.

Um dem aus dem Weg zu gehen, ist auf sorgfältige Auswahl des Rohstoffes zu achten (235c, 301). Die Lockerung kann durch Hefe (am einfachsten), Backferment (siehe Kap. 7.3) oder Sauerteig (siehe Kap. 7.8) erfolgen. Backpulver ist für Brot abzulehnen wegen alkalischer Rückstände und der damit verbundenen Schädigung von Vitaminen.

Sauerteig erfordert Anpassung und Einfühlung in die Lebensvorgänge der Gärungsorganismen, bietet aber die Krönung in Geschmack, Bekömmlichkeit, Mineralstoffausnutzung und Haltbarkeit. Auch bei Verwendung anderer Lockerungsmittel ist für eine nicht zu kurze Teigruhezeit zu sorgen. Sie ist entscheidend für die Bildung des späteren Brotaromas (siehe Kap. 7.4).

In der Hausbäckerei wird gern mit dem Spezial-Backferment nach H. ERBE gearbeitet (siehe Kap. 7.3). Es ist im Geschmack reichhaltiger als eine Hefeführung und in der Handhabung einfacher als eine Natursauerführung, vor allen Dingen weniger empfindlich selbst gegenüber auswuchsgeschädigten Mehlen.

Wegen der schwächeren Teiglockerung erfordern Brote aus Roggen gegenüber Weizen mindestens 30% und Vollkorn- gegenüber Nichtvollkornbroten noch einmal mindestens 15% längere Backzeiten.

Diese wenigen Hinweise mögen genügen, daß zum Brotbacken mehr gehört als ein kurzes Strohfeuer der Begeisterung. Brotbacken ist eine Kunst; es gehört Können dazu, was durch lange Erfahrungen heranreifen muß, gepaart mit etwas Sachverstand. Was ein lebensfüllender Meisterberuf ist, kann nicht mit der linken Hand nebenbei in sicheren Griff bekommen werden. Wer das berücksichtigt, Zeit zur Verfügung hat und von anfänglichen Mißerfolgen sich nicht erschüttern läßt, wird in einem der vielen auf dem Markt befindlichen Rezeptbücher seinen Lehrmeister finden und bei aufmerksamem Befolgen vieler kleiner Hinweise seinen Lohn ernten.

8. Vollkorn in der Prophylaxe

8.1 Vollkorn hilft vorbeugen

Leistungsabfall, Störungen von Körperfunktionen und viele heute verbreitete Zivilisationskrankheiten nehmen ihren Ausgang im Bereich der Verdauungsorgane. Für die Vorbeugung bringen diejenigen Nahrungsmittel die besten Voraussetzungen, die mit lebensnotwendigen Wirkstoffen besonders reichhaltig ausgerüstet sind und die gleichzeitig die Verdauungsorgane in angemessener Weise beanspruchen. An der Spitze solcher Nahrungsmittel stehen das rohe Getreidekorn, nach ihm das schonend erhitzte und dann erst das zu Vollkornbrot verbackene Korn. D. h. der höchste Wert im vorbeugenden Sinn kann vom Verzehr der Zubereitungen des Frischkorns erwartet werden. Jede Maßnahme des Schälens, Kochens, Backens usw. geht mit Einschränkungen dieses möglichen Höchstwertes einher.

Dem Frischkorn ist daher ein größerer Stellenwert einzuräumen als dem Vollkornbrot. Bei letzterem werden durch die Backhitze zwar Stärke und Eiweiß leichter verdaulich, aber gleichzeitig auch einige Wirk- und Schutzstoffe geschädigt. Ob in der leichteren Verdaulichkeit für einen an kalorienreiche Kost gewöhnten Organismus ein Vorteil erblickt werden kann, ist zu bezweifeln. Leichte Verdaulichkeit fördert die Kalorienzufuhr und damit Übergewicht.

Kommt zu der Hitzebehandlung auch noch die Beseitigung von Randschichten und Keimling, dann bedeutet das die Entfernung von Wirk- und Schutzstoffen bis auf einen Rest, der für den vorbeugenden Gesundheitsschutz wenig Bedeutung hat. Überall da, wo Brot nur aus dem weißen Mehlkörper hergestellt und verzehrt wird — und daraus besteht die zivilisierte Brotversorgung zu 90% —, ist die korneigene prophylaktische Wirkung praktisch ohne Bedeutung. Sie bedarf dann der Ergänzung durch andere, teilweise teurere Lebensmittel oder durch Nährstofftabletten.

Weltweite Erfahrungen lehren, daß unverfeinerte pflanzliche Frischkost — von sehr wenigen Ausnahmen abgesehen — ganz allgemein die besten Voraussetzungen liefert, um die natürlichen Selbsthilfekräfte des menschlichen Körpers für Heilzwecke vorbeugend zu unterstützen und den natürlichen Schutz besonders vor Wohlstandskrankheiten zu erhöhen.

Es gibt wohl kein Lebensmittel, das in bezug auf die Vielzahl seiner lebensnotwendigen Wirkstoffe bei gleich hohem Angebot an sättigenden Inhaltsstoffen mit dem Vollkorn auf eine Stufe gestellt werden kann. In diesem Sinne hochwertige Lebensmittel haben den für die Ernährungspraxis großen Vorzug, ohne ausgeklügelte theoretische Berechnungen über die erforderliche Ergänzung fehlender Wirkstoffe eine solide Basis für eine vollwertige Versorgung sicherzustellen.

Vollkornnahrungsmittel zählen daher zu besonders geeigneten Kostformen, die zum vorbeugenden Begegnen überwiegend ernährungs-mitbedingter Krankheiten beitragen, wie:

Karies, Parodontose, Darmträgheit, Verstopfung, Übergewicht, Fettleibigkeit, Hypovitaminosen, Schleimhautentzündungen, Darmpolypen und -krebs, Divertikulose, Gallensteine, ischiämische Herzkrankheiten, Blinddarmreizungen, Hämorrhoiden u. a. (siehe Tab. 19 in Kap. 2.5).

Nachdem sich die negativen Folgen der Fleisch-Fett-betonten zivilisierten Kost klarer abzeichnen, wird ihr Zusammenhang mit ernährungsbedingten Ursachen deutlicher. Ihre wesentlichen Wurzeln werden heute nicht nur in der Aufnahme von zuviel tierischem Fett und Eiweiß, sondern auch in zuviel Salz und Weißzucker und zuwenig Ballaststoffen gesehen. Als Abhilfe wird von offizieller Seite nicht nur eine Steigerung des Brot-, sondern speziell des Vk-Verzehrs empfohlen. Das volle Korn als Frischkorn bietet sich als ein besonders geeigneter Weg zur wirksamen Senkung der angewöhnten hohen Fett- und Kochsalzaufnahme und anderer Verhaltensfehler allein durch Einsparen von Aufstrich und Belag an.

Die bedeutendsten Einflüsse des Vollkornes in der Prävention gehen von seinem relativ hohen und günstig zusammengesetzten Ballaststoffgehalt aus. Durch seine stimulierende Wirkung kommt ihm eine zentrale Hebelwirkung zur Normalisierung träger Verdauungsarbeit zu. Dieser prophylaktisch erwünschte Einfluß kommt aber nur teilweise zum Tragen, wenn nur die Ballaststoffaufnahme allein etwas angehoben wird, die übrige Kost aber unverändert „zivilisiert" bleibt.

Beobachtungen, daß viele der verbreiteten ernährungs-mitbedingten Krankheiten besonders bei Vegetariern seltener auftreten (Divertikulose, Hämorrhoiden, Dickdarmkrebs, Arteriosklerose, Gallensteine u. a.), sind ein Hinweis, daß die günstigen Wirkungen der Ballaststoffe in der zivilisierten Kost solange nur abgeschwächt zum Zuge kommen, als nicht weitere Anpassungen bzw. Änderungen in der Kostzusammenstellung folgen. Damit sind Anpassungen gemeint, an die sich der einzelne erst gewöhnen muß, die also erst nach einer Zeit der Umgewöhnung spürbar werden.

8.2 Vollkorn-Kohlenhydrate —
frei von gesundheitlichen Risiken

Die Bedeutung der Kohlenhydrate für die Ernährung des Menschen ist oft unterschätzt worden, teils weil sie nicht als essentielle Stoffe angesehen wurden, teils weil gesundheitliche Schäden als Folge zu hohen Weißzuckerverzehrs auf alle Kohlenhydrate schlechthin übertragen wurden.

Stärke, der Hauptnährstoff des Getreidekornes, fällt für den Chemiker unter denselben Sammelbegriff „Kohlenhydrate" wie Weißzucker. In der Ernährungspraxis ist bekannt, daß es sich dabei um zwei sehr verschiedene Nährstoffe handelt. Zwar wird Stärke während der Verdauung auch zu Zucker abgebaut, aber unter anderen Bedingungen der Resorption zugeführt als der weiße Zucker.

Da diese Unterschiede für das gesunde Funktionieren etlicher Verdauungsorgane von großer Bedeutung sind, wird im folgenden auf das unterschiedliche Verhalten von Stärke und Zucker im Verdauungsstoffwechsel näher eingegangen. Denn für den Vollkornverzehr ist es wichtig, daß gesundheitliche Nachteile, die aus der Verstoffwechselung des Kohlenhydrates „weißer Zucker" bekannt geworden sind, sich nicht auf das Kohlenhydrat „Stärke" in Vollkornnahrungsmitteln übertragen lassen.

In der Ernährung spielen drei große Gruppen von Kohlenhydraten eine Rolle:

1. **Zucker** ist für den Laien der Sammelbegriff für chemisch reine Kohlenhydrate mit süßem Geschmack. Mit Zucker ist nicht nur der weiße Fabrik- oder Haushaltszucker, die Saccharose, gemeint, sondern auch der beim enzymatischen Abbau von Stärke entstehende Malz- und Traubenzucker von geringerer Süßkraft, ferner Fruchtzucker, der in Früchten enthalten ist, Milchzucker u. a.

Zucker sind wasserlöslich, bedürfen in isolierter Form keiner Kauarbeit und stellen im Stoffwechsel leicht resorbierbare Endprodukte der Verdauung dar. Zucker ist „aggressiv", zieht Wasser aus der Umgebung an, erzeugt Gewebespannungen und reizt Schleimhäute von Mund und Verdauungskanal. Da Zucker seiner Umgebung Wasser entzieht, dient er als Konservierungsmittel. Er verändert den osmotischen Druck der Gewebe und den pH-Wert.

Wohl auch wegen dieser aggressiven Eigenschaften kommt Zucker in lebenden Geweben nur in geringen und nur in Ausnahmefällen in höheren Konzentrationen vor. Zu den Ausnahmen zählen die Zuckerrübe und das Zuckerrohr mit einem Höchstgehalt von 17—20%, die allerdings erst das Ergebnis intensiver Züchtung sind. Aus ihnen wird mit dem höchsten Energieaufwand aller Nahrungsmittel-Industrien in der zivilisierten Welt der weiße Haushaltszucker hergestellt. Er besteht zu 99,9% aus reiner Saccharose und stellt in dieser Konzentration einen chemisch reinen Nährstoff dar. Er ist frei von begleitenden Mineralstoffen, Vitaminen und Ballaststoffen, die zu seiner störungsfreien Verstoffwechselung erforderlich sind. Weißer Industriezucker ist daher ein unnatürlich isoliertes Konzentrat.

In Naturprodukten gibt es keine chemisch reinen Nährstoffe, sondern nur Nährstoffmischungen. Selbst reines Trinkwaser ist reich an gelösten Mineralstoffen.

2. **Stärke** baut sich chemisch aus einer Vielzahl von Traubenzuckermolekülen auf und ist in den Zellgeweben des Kornes von Eiweiß, Ballast- und Wirkstoffen umgeben. Sie ist nicht wasserlöslich, schmeckt nicht süß, sondern neutral. Sie bedarf zur Umwandlung in resorbierbare lösliche Zucker der Mitarbeit von Zähnen und der Einwirkung mehrerer Verdauungsenzyme. Da sie kein Wasser anzieht, verhält sie sich gegenüber ihrer Umgebung indifferent.

Im Getreidekorn ist die Stärke von Eiweiß, dem sogenannten Haftprotein, und teils von verschlossenen, nach dem Mahlen teils geöffneten Zellen des Getreidekornes umgeben, deren Wände von Zellulose, Hemizellulose und Pektin gebildet werden. Um Stärke aus Getreide und seinen Mahlprodukten in resorbierbare Zucker umzuwandeln, bedarf es der Mitarbeit verschiedener Enzyme, die nach und nach Zellwände, Eiweiß und als letztes die Stärke selbst abbauen. Aus Stärke freigelegter Traubenzucker wird daher kaum im Magen, sondern primär im Darm und jeweils nur in geringen Mengen der Resorption zur Verfügung gestellt.

3. **Ballaststoffe** sind pflanzliche Gerüstsubstanzen, die aus Zellulose, Hemizellulose und Pektinen bestehen und außerdem auch Stickstoffverbindungen, Fett und Mineralstoffe enthalten. Sie werden als unverdaulich bezeichnet, weil sie durch die Verdauungssäfte des menschlichen Darmes nicht abgebaut werden. Sie verlangsamen durch ihre Anwesenheit die Verdauung von Stärke. Von Bakterien des Dickdarms können sie allerdings z. T. abgebaut werden (siehe Kap. 2.4).

Den unterschiedlichen Eigenschaften der drei Nahrungskohlenhydrate ist zu entnehmen, daß dem Zucker die Aufgabe aktiven Eingreifens in den Stoffwechsel von Pflanze und Mensch, der Stärke aber die einer passiv neutralen Reservefunktion zukommt. Die Stärke stellt einen neutralen Speicherzustand des Traubenzuckers dar.

Für die Verdauung leiten sich daraus folgende Unterschiede ab: Im Mund verhält sich Stärke wegen ihres kurzen Aufenthaltes vollkommen indifferent, während Zucker ein leicht saures Milieu hinterläßt. Das hat eine Veränderung der Bakterienflora in Mund und Rachen zur Folge, die das Aufkommen von Fremdinfektionen begünstigt und der Enwicklung von Bakterien Vorschub leistet, die unter Säurebildung den Zahnschmelz angreifen (Karies).

Zucker übt außerdem durch seine verführerische Süße großen Anreiz auf den Appetit aus, selbst bei Sättigung. Die Folge ist, daß von zuckerhaltigen Speisen auch dann noch gegessen wird, wenn der physiologische Sättigungspunkt längst erreicht ist (siehe Kap. 2.5). Die übliche Begleitkost zum Nachmittagskaffee sind Kuchen und Konditoreiwaren. Warum eigentlich? Wer vom Mittagessen noch satt ist, kann nur mit Hilfe der verführerischen Süße, des farblichen Anreizes und des angenehmen Duftes das Gefühl des Sattseins überwinden.

Weißzucker fördert durch seine mühelose Aufnahme eine schnelle Versorgung mit Energie bei einem gleichzeitigen Defizit an Wirk- und Schutzstoffen (Vitamine, Mineralstoffe, Ballaststoffe), die für seine Verstoffwechselung gebraucht werden. Was aber bedenklicher ist: Zuckerreiche Speisen nehmen den Appetit für den Verzehr lebenswichtiger Grundnahrungsmittel, aus denen die Hauptmahlzeiten bestehen. Wirk- und Schutzstoffe der Grundnahrungsmittel sind lebensnotwendig, weißer Industriezucker aber nicht!

Demgegenüber ist der Abbau von Stärke durch Speichel während des kurzen Aufenthaltes im Munde relativ gering. Er wird aber im Magen solange fortgesetzt, bis der Speisebrei von Magensäure genügend durchsäuert ist. Da die Durchdringung mit Magensaft vom Rande her erfolgt, bleiben in der Magenmitte die Voraussetzungen für die Speichelwirksamkeit längere Zeit erhalten. Die Stärkeverdauung erhält im Duodenum und im oberen Dünndarm durch neue Verdauungssekrete unter alkalischen Bedingungen ihre Fortsetzung. Die Verdauungsenzyme können die Stärke aber nicht unmittelbar erreichen, weil Haftprotein, Zellwände und z. T. auch dickere Gewebestücke von Randschichten Barrieren zur Verzögerung bilden, deren Durchlässigkeit von der Aktivität verschiedener Enzyme abhängig ist. Die Folge ist ein langsamer, über längere Zeit verteilter Abbau der Stärke.

Nicht übersehen werden darf, daß ballaststoffreiche Nahrungsmittel wie das volle Korn längere Zeit für Kauen und intensives Einspeicheln verlangen. Darin kommt eine weitere physiologisch bedeutsame Wirkung zum Ausdruck. Verstärkte Kaubewegungen führen schneller zu Kauermüdungserscheinungen und wirken sich dämpfend auf Appetit und Hunger aus. Im Gegensatz zum Zucker sind Ballaststoffe geeignet, die Eßlust auf natürliche Weise zu bremsen.

Die Gegenwart von Ballaststoffen erschwert die Durchdringung mit Verdauungssekreten, da Ballaststoffe u. a. Cutin und Lignin enthalten, die von den menschlichen Verdauungssekreten nicht abgebaut werden können. Außerdem sind sie u. U. mit Enzymhemmern, sogenannten Inhibitoren, vergesellschaftet, welche die Tätigkeit einiger Verdauungsenzyme einschränken.

Im Magen erhöht Zucker den osmotischen Druck des Mageninhaltes, was sich verzögernd auf die Magenentleerung auswirkt. Längeres Verweilen eines zuckerhaltigen Speisebreies führt im Verein mit überschüssiger Magensäure zu Reizungen der Schleimhaut, was bei anhaltender Wiederholung günstige Voraussetzungen für entzündliche Vorgänge abgeben kann. Ballast-stoffe des vollen Korns können durch ihr Adsorptionsvermögen umgekehrt dazu beitragen, überschüssige Magensäure zu binden und abzupuffern. Ballast-stoffe sind daher ein natürliches Mittel zum Vorbeugen gegen Schleim-hautentzündungen als Folge überschüssiger Magensäure. Sie regen zwar durch ihr großes Quell- und Darmfüllungsvermögen die Sekretion von Ver-dauungsenzymen stärker an, von denen sie aber auch größere Teile adsorbie-ren.

Die Resorption von W e i ß z u c k e r , die teilweise schon im Magen beginnt, erfolgt im Dünndarm relativ schnell, was einen verhältnismäßig steilen An-stieg des Blutzuckers zur Folge hat. Die dadurch ausgelöste Gegenreaktion mit Insulin bedingt nach kurzer Zeit einen relativ steilen Abfall der Blutzuk-kerkurve, eine Situation, die bekanntlich von starkem Hungergefühl beglei-tet wird und erneut zu erhöhtem Verzehr von Süßem anregt.

Nach äquivalenten Gaben von ballaststoffarmem Mk-Brot verläuft der An-stieg weniger steil als bei Zucker, weil die Enzyme, wie oben dargelegt, erst die verschiedenen Barrieren von Zellwänden und Eiweiß überwinden müs-sen. Das erfordert etwas längere Zeit und läßt den abgebauten Traubenzuk-ker verzögert in die Blutbahn eintreten (Abb. 12).

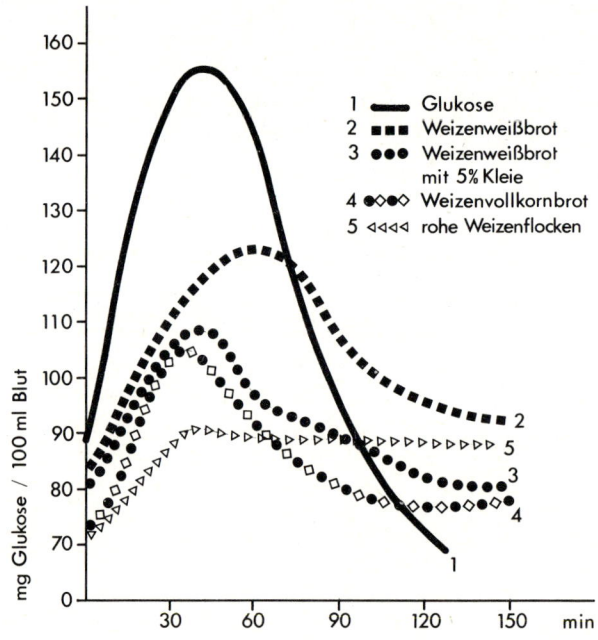

Abb. 12: **Blutzuckerbelastung in Abhängigkeit von der Verarbeitung des Kornes** (266)

230

Bei Vk-Brot verlaufen Anstieg und Abfall der Blutzuckerkurven unter dem Einfluß der Ballaststoffe noch flacher. Und beim Rohverzehr als eingeweichte Flocken ist nur ein schwacher Anstieg zu beobachten. Der schnelle und steile Abfall wird vermieden, der Insulinbedarf wird geschont. Der Brot- bzw. Flockenanteil betrug bei diesen Humanversuchen 50% der täglichen Nahrungsaufnahme. Die Kurven machen deutlich, daß zwischen Vollkorn und Weißzucker große Unterschiede im Verdauungsstoffwechsel bestehen.

Das Verhalten der drei Gruppen von Nahrungs-Kohlenhydraten läßt also eine Reihe von bedeutsamen Unterschieden in Verdauungsstoffwechsel erkennen, die nicht berechtigen, die drei Kohlenhydrate physiologisch als gleichrangig einzustufen.

Bilanzversuche bestätigen diese Tatsache:

Wird im Humanversuch eine stärkereiche Kost durch eine zuckerreiche ersetzt, steigen Cholesterin-, Fett- und Phospholipidwerte im Blut an. Erhöhte Werte dieser Art sind Vorboten für das Auftreten ischiämischer Herzkrankheiten, Arteriosklerose und Herzinfarkt, die zu den häufigsten Todesursachen in der zivilisierten Welt zählen. Zugabe von Ballaststoffen kann vorbeugend zur Milderung des Anstieges der genannten Werte beitragen.

In Tierversuchen, die über längere Zeit durchgeführt wurden, ergab sich nach Austausch von Stärke durch Zucker (297) folgendes:

— geringeres Wachstum, Lebensdauer um 10—15% verkürzt,
— vermehrte Körper- und Leberfettbildung,
— Zunahme von Cholesterin, Triglyceriden und Phospholipiden im Blut,
— Abnahme der Glukosetoleranz und Insulinreserve,
— Anstieg der Aktivität verschiedener an der Fettbildung beteiligter Enzyme,
— vermehrte Karies, Gallensteine, chronische Nierenerkrankungen, Atherome u. a.

Der Anstieg der Fettwerte in Blut und Leber war nach Verfütterung von isolierter Stärke geringer als nach Verfütterung von Saccharose, Glukose und Fructose (156).

Saccharose bewirkte einen signifikant erhöhten Blutcholesterinspiegel gegenüber Kohlenhydraten aus Stärke von Kartoffeln, Weizen und Mais. Mit zunehmender Abbaurate von Stärke in Richtung Disaccharide stiegen die Cholesterinwerte an (243). Fettleibigkeit wird also, werden die Ergebnisse von Tierversuchen auf den Menschen übertragen, durch Zucker mehr gefördert als durch Stärke.

Zur Erklärung dieser unterschiedlichen Wirkungen von Stärke und Weißzucker wird darauf hingewiesen, daß Weißzucker aus Glukose und Fructose, Stärke dagegen nur aus Glukose besteht. Fructose wird zwar langsamer resorbiert als Glukose, aber schneller in Triglyceride umgewandelt. Fructose regt die Sekretionsrate von Triglyceriden an, Glukose hemmt sie.

Beim Wechsel einer fettarmen Diät von Zucker auf Brot als Hauptkohlenhydratquelle fiel bei 15 Versuchspersonen der Cholesterinspiegel und stieg im Wechsel von Brot auf Zucker wieder an (92).

Es liegen also viele Beobachtungen vor, die zeigen, daß die Verdauung von Stärke sich harmonisch in nacheinander ablaufende Verdauungsabschnitte des menschlichen Verdauungstraktes einfügt und im Gegensatz zu Weißzucker keine Nachteile erkennen läßt. Die Getreidestärke im Vollkorn bietet in Gegenwart von Ballaststoffen, Vitaminen und Mineralstoffen nicht den geringsten Anlaß, um im menschlichen Verdauungsablauf Störungen bzw. gesundheitliche Risiken zu befürchten.

8.3 Darmträgheit, Verstopfung

Zu den Hauptursachen der unter der zivilisierten Bevölkerung in hohem Prozentsatz — man schätzt 30 - 50% — verbreiteten Darmträgheit und Stuhlverstopfung zählen

— mangelnde körperliche Bewegung,
— umgebungs- oder streßbedingte Unterdrückung des Stuhldranges,
— konzentrierte Kost mit zu geringem Anteil an Unverdaulichem.

Als wirksame Gegenmaßnahme hat sich in den meisten Fällen eine Rückkehr zu erhöhter Aufnahme von Ballaststoffen bewährt. Unter den Ballaststoffträgern haben sich für diese Zwecke die Ballaststoffe des Getreidekornes als besonders wirksam erwiesen, weil sie im Gegensatz zu Obst und Gemüse besonders reich an Hemizellulose sind. Gegenüber den zur Begegnung von Obstipation verwendeten Abführmitteln, die bei Dauergebrauch schwere gesundheitliche Schädigungen hervorrufen können, stellen die Ballaststoffe ein natürliches und mildes Korrigens dar.

Die Zunahme der Verstopfung in dem großen Umfang, wie sie unter der zivilisierten Bevölkerung verbreitet ist, läßt eine deutliche Parallele mit der technischen Verfeinerung der Kost, insbesondere mit der Zunahme ballaststoffarmer oder -freier Nahrungsmittel, erkennen. Die Kost unserer Vorfahren war noch vor hundert Jahren um mehr als das Doppelte ballaststoffreicher als die heutige Durchschnittskost (267). Bevölkerungen mit primitiver Lebens- und Ernährungsweise haben eine drei- bis vierfach so hohe Ballaststoffaufnahme wie der zivilisierte Mensch. Beim Studium der Ernährung dieser Menschen fällt auf, daß bei ihnen die in den zivilisierten Ländern verbreiteten Krankheiten fast unbekannt sind und daß diese Krankheiten mit dem Übergang auf zivilisierte Kost auch bei ihnen um sich greifen (40). Natürlich bestehen noch weitere Unterschiede in der Lebens- und Ernährungsweise dieser Menschen: Sie nehmen mehr pflanzliche Nahrungsmittel zu sich, sehr viel weniger Fett, Salz, Genußmittel, und sie sind körperlich aktiver.

Die wasserunlöslichen Ballaststoffe des Vollkorns sind energiearm, erhöhen durch ihr Quellvermögen den Darminhalt, regen zu verstärkter Sekretion von Verdauungssekreten und verstärktem Wachstum der Darmflora an, was in wenigen Tagen zu einer schnelleren Passage durch den Darm führt. Schnellere Passage bedeutet aber geringeren Wasserentzug im Dickdarm und damit Erleichterungen beim Absetzen eines weichen Stuhles.

Der noch bei unseren Vorfahren übliche größere Getreideverzehr in Form von Suppen und Brot wurde unter dem Einfluß der technischen Verfeinerung nicht nur durch Herabsetzen des Ausmahlungsgrades, sondern auch durch die Zunahme ballaststoffarmer und -freier Nahrungsmittel wie Weißzucker, Fett, Fleisch, Alkohol, Speiseeis u. a. abgelöst.

Hinzu kommt, daß Brot nicht allein gegessen wird, sondern immer mit Belag, und daß der ballaststofffreie Belag mit der Zeit immer dicker aufgetragen wird. Unter dem Belag dominieren die fettreichen Sorten. Fett ist aber geeignet, die funktionellen Wirkungen der verbliebenen wenigen Ballaststoffe eher einzuschränken als zu fördern.

Im Tierversuch wurde im Eiweiß des weißen Mehlkörpers ein peristaltikhemmender Faktor beobachtet (siehe Kap. 2.4). Es ist nicht auszuschließen, daß bei Fehlen von Ballaststoffen seine Hemmwirkung auch beim Menschen stärker zum Tragen kommt.

Weitere Folgen von Darmträgheit sind Konzentrationsmangel, Reizbarkeit, Müdigkeit, lästiger Magendruck bis hin zu vielfältigen Erkrankungen des Magen-Darm-Traktes, des Stoffwechsels und sogar Darmkrebs. Es wird von einer Selbstvergiftung des Organismus gesprochen, weil der funktionsgestörte Darm die überschüssigen Fäulnis- und Gärungstoxine nicht regelmäßig abtransportiert (Intestinale Toxämie). Daher nannte METSCHNIKOFF den Dickdarm den Mörder des Menschen. Aber er sagte auch: „Niemals wird der Mensch von selbst erkennen, daß seine gewohnten und geliebten täglichen Speisen und Getränke Ursachen seiner Erkrankungen seien."

Der Griff zur Abführtablette beseitigt zwar kurzfristig das Übel, ist jedoch keine dauerhafte Lösung. Langzeiterfolge können nur erzielt werden, wenn die tägliche Nahrungszufuhr einen hohen Anteil an unverdaulichen Ballaststoffen enthält; unter ihnen gewähren die im gewachsenen Verband des Vollkorns oder Leinsamens diese Vorzüge am besten.

8.4 Übergewicht und Fettsucht

Die in der Zivilisation unnatürlich verbreitete Neigung zum Übergewicht ist, von wenigen Ausnahmen abgesehen, auf das Mißverhältnis zwischen Energie- (Kalorien-) Aufnahme und Energieabgabe zurückzuführen. Genauer:

zwischen zuviel Begierde am Essen und Mangel an körperlicher Tätigkeit! Hierfür ist die große Verwöhnung in allen Bereichen körperlicher Bewegung durch Maschinen und Fremdenergien verantwortlich.

Was Fremdenergien an Arbeit und Tätigkeit abnehmen, trägt auf der anderen Seite zur Monotonie am Arbeitsplatz bei, und diese Monotonie sucht der zivilisierte Mensch durch bequeme Ersatzfreuden zu unterbrechen, insbesondere durch häufigere Pausen mit Zwischenmahlzeiten. Übergewicht wurde daher auch als Krankheit der Frustrierten und nicht als Krankheit der Fresser definiert. Das zeigt, daß psychologische Momente im Spiel sind, um dem Problem der Leibesfülle mit Verständnis näherzukommen.

Diese Überlegungen deuten bereits an, daß die Ursache des Überverzehrs weniger in einer zu hohen Aufnahme von Grundnahrungsmitteln liegt als vielmehr in dem immer mannigfaltigeren Angebot an mundfertigen Zwischenmahlzeiten in fester und flüssiger Form wie Drinks mit Alkohol und Weißzucker oder Snackartikeln aus randschichtenfreien Mk-Mehlen mit Fett und Weißzucker. Es sind vorwiegend leichtverdauliche, energiereiche Nahrungsmittel.

Der Trend zur Bevorzugung energiereicher Nahrungsmittel wurde von vielen Einflüssen begleitet:
— die späte Feststellung der Wissenschaft von der Bedeutung der Ballaststoffe,
— Nährstoffkonzentrierung in künstlich erzeugten Nahrungsmitteln,
— Bevorzugung weitgehend aufgeschlossener Nahrungsmittel, die nicht viel Kauaufwand erfordern,
— Überbewertung fettreicher tierischer Nahrungsmittel,
— Einbeziehung von Früchten und Gewürzen aus aller Welt.

Damit soll nichts gegen Gewürze gesagt sein. Sie können in vielen Fällen zur Unterstützung von Verdauungsvorgängen positiv beitragen. Nur ein Zuviel speziell an solchen Gewürzen, die zum Mehressen anregen, wird bedenklich. Das ist der Fall, wenn durch sie der Appetitreiz so gefördert wird, daß das körpereigene Signal der Sättigung überhört und daß dem Mehrverzehr über den physiologischen Bedarf hinaus Tür und Tor geöffnet werden.

Für eine natürliche Beschränkung der Nahrungsaufnahme ist ein rechtzeitiges Signal aus dem Sättigungszentrum im Gehirn erforderlich. Die Empfindung der Sättigung wird nach Vollkorn frühzeitiger wahrgenommen als nach Mk-Verzehr, hauptsächlich auf Grund schnellerer Kauermüdung und größeren Darmfüllungsvolumens.

Der Ablauf von großen Festessen mit mehreren Gängen ist bekannt. Am Ende einer solchen Mahlzeit stehen diejenigen Speisen, wo unter Aufbietung von Farbe, weicher Konsistenz und auserwählten Aroma- und Dufteffekten ein Angriff auf alle noch ansprechbaren Sinnesorgane erfolgt. Würde anstelle dieser farbenprächtigen und duftenden Leckereien eine trockene Scheibe Vollkornbrot gereicht, würde jeder sich sofort bewußt werden, daß er längst satt ist.

In einer US-Klinik wurde vor vielen Jahren ein Versuch mit übergewichtigen Personen gemacht. Alle Versuchsteilnehmer erhielten die gleiche Kost mit gleichem Energiegehalt, aber eine Hälfte ohne jegliche Zugaben von Gewürzen und Aromen. Ihr Gewichtsverlust war in kurzer Zeit so überzeugend wie wohl bei keiner anderen Reduktionsdiät.

Nahrungsmittel aus dem vollen Korn sind grundsätzlich kalorienärmer als solche aus Mk-Produkten. Das ist aber nur ein Teil der energetischen Vorzüge. Der Beitrag des Vollkorns liegt in drei Bereichen:

1. Senkung der Energiezufuhr durch mehr
   — unverdauliche Ballaststoffe,
   — kalorienfreie Mineralstoffe,
   — wasserbindende Quellstoffe, d.h. mehr schnittfest gebundenes Wasser auf Kosten von weniger kalorienhaltigen Nährstoffen.
2. Erhöhter Energieverbrauch durch
   — intensivere Arbeit der Verdauungsorgane,
   — längeres Kauen,
   — vermehrte Bildung von Verdauungssäften und -schleimen,
   — Intensivierung der Darmbewegungen (Peristaltik).
3. Schnellere Appetitdämpfung durch
   — Kauermüdung,
   — voluminöse Darmfüllung,
   — längeres Verweilen im Magen.

Vollkorn-Speisen haben eine geringere Dichte an energiereichen Nährstoffen. Unverdauliche, stark gequollene und schleimende Ballaststoffe, gebundenes Wasser und Mineralstoffe lockern die Kaloriendichte auf und verursachen das größere Volumen des Speisebreies. Es bewirkt im Magen einen höheren Füllungsgrad, so daß die Empfindung von Sättigung schneller erreicht wird, obwohl die Aufnahme von energiereichen Nährstoffen geringer ist. Da Ballaststoffe mehr Magensäure binden, dauert es länger, bis die Magensekrete den Mageninhalt durchdrungen haben. Längeres Verweilen des Vollkorns im Magen, also längere Magenfüllung, trägt zum Hintanhalten des Hungergefühles bei, bietet also eine natürliche Bremse zum Dämpfen der Nahrungsaufnahme. Die intensivere Sekretion und Motilität verursacht gleichzeitig einen erhöhten Stoffumsatz und Energieverbrauch. Darin liegt das Geheimnis der Ballaststoffe: trotz weniger Energieaufnahme nicht Hunger zu leiden und trotz größeren Energieverbrauchs eher und länger satt zu sein, denn die intensivere Sekretion und Peristaltik gehen auf Kosten verstärkten Nährstoff- und Energieverbrauches.

8.5 Risiken durch erhöhte Blutfett- und Cholesterinwerte

Viele Studien zur Beeinflussung des Cholesterinspiegels durch Koständerungen zeigen, daß im allgemeinen eine stärke- und ballaststoffreiche Kost geringere Cholesterinwerte zur Folge hat als eine Kost reich an tierischem Eiweiß, Fett und Zucker. Das bestätigen u. a. auch Studien mit Vegetariern, die einen geringeren Serumcholesterinspiegel haben (231; 159). Ihre Ernährung ist relativ fettarm und enthält wenig Cholesterin, dafür aber viel Getreide, Hülsenfrüchte, Gemüse und Obst.

Einige Beispiele unterstreichen diese Zusammenhänge: Bei Diabetikern, die sich mit stärkehaltigen Kohlehydraten (70% der Energieaufnahme) und Ballaststoffen ernährten, verbesserte sich nicht nur der Glukosestoffwechsel, sondern trat auch eine signifikante Senkung des Serumcholesterins ein (6).

Über die Möglichkeiten einer Beeinflussung der Cholesterinkonzentration durch eine Kost, die viel Brot enthält, liegen keine einheitlichen Ansichten vor. Bevölkerungsgruppen, die normalerweise viel Brot essen, haben niedrige Serumcholesterinwerte. Arabische Beduinen, Trappisten und jemenitische Juden sind durch niedrige Cholesterinwerte gekennzeichnet (92). Ihre Kost besteht zu über 50% aus Brot (ca. 500 g täglich), aber wenig Weißzucker.

Eine vergleichende Untersuchung zwischen amerikanischen und marokkanischen Kindern ergab niedrigere Cholesterinwerte für die Marokkaner. Ihre Ernährung unterschied sich von der der Amerikaner durch häufigeren Brotverzehr, mehr Fisch und Gemüse, aber weniger Fett und Zucker. Über die Folgen von Weißzucker siehe Kapitel 8.2.

Auch dem pflanzlichen E i w e i ß wird ein Einfluß auf das Cholesterin zugemessen. Durch hohe Gaben von Weizenkleber konnte der Serumcholesteringehalt von Ratten erheblich und stärker gesenkt werden als durch Kasein. Daraus wurde geschlossen, daß Getreide Schutzeigenschaften gegen hohen Blutcholesteringehalt, Arteriosklerose und Herzkranzschäden besitzt (30).

Auch im Humanversuch war der Übergang von tierischem auf pflanzliches Eiweiß von einer Senkung des Cholesterinspiegels begleitet, blieb aber unabhängig von der Art der Kohlenhydrate niedrig. Dagegen erwies sich der Serumtriglyceridspiegel abhängig von der Kohlenhydratart: Saccharose führte zum Anstieg, Stärke zu einem Abfall.

Versuche mit einer üblichen Grundkost mit hohem Fett- und relativ geringem Brotanteil (meist unter 200 g täglich) blieben sowohl durch vorübergehende Umstellung auf Vollkornbrot oder durch Zugabe von Kleie meist ohne Einfluß, während andere Autoren von cholesterinsenkenden Wirkungen durch Weizenkleiezulagen sprechen (223; 160).

K l e i e hat im allgemeinen keinen Einfluß auf die Blutlipide. Wenn jedoch das Fett in der Nahrung weitgehend durch ballaststoffreiche Kost ersetzt wird, kann damit häufig auch eine Cholesterinspiegelsenkung verbunden sein. Ballaststoffe können, wenn sie im Austausch gegen andere Nährstoffe wie Fett und Zucker verabfolgt werden, einige Risikofaktoren der Arteriosklerose mildern. Jedoch als Zusatz zu einer sonst unveränderten Zivilisationskost mit kleinem Brotanteil kann kaum eine spürbare Wirkung erwartet werden (252). Sie können zwar während ihrer Passage durch den Zwölffingerdarm Cholesterin binden und dadurch einer möglichen Resorption im Dünndarm entziehen (enterohepatischer Kreislauf). Durch vermehrte Ausscheidung mit dem Stuhl kann es dann zu einer Senkung des Serumcholesterinspiegels kommen.

Hafer und Haferkleie haben einen stärkeren cholesterinsenkenden Einfluß als Weizenkleie, vermutlich auf Grund von mehr wasserlöslichen Ballaststoffen im Hafer, was die hypocholesterinämischen Eigenschaften von Haferkleie stärker ausprägt. Durch 140 g Haferflocken pro Tag, im Brot eingebacken, konnte der Serumcholesterinspiegel von 21 gesunden Probanden signifikant gesenkt werden (94; 135).

Der mögliche hypocholesterinämische Effekt von Weizenkleie kann u. U. auch von der Weizensorte abhängen. 25 g Kleie von „Hard red spring" = US-Hartweizen senkte den Serumcholesterinspiegel von 9 Versuchspersonen in 30 Tagen um 12 % und den LDL-Cholesterinwert um 21 %, während die gleiche Menge Weichweizen ohne Wirkung blieb (198).

Aus der umfangreichen Literatur läßt sich schließen, daß grundsätzlich eine langfristig gewohnte Kost mit wenig tierischem Eiweiß, wenig Fett und wenig Zucker, aber reich an stärkehaltigen Produkten und Ballaststoffen, d. h. also eine überwiegend vegetarische bzw. getreidereiche Kost die besten Chancen sowohl zum Vorbeugen als auch zur diätetischen Behandlung von zu hohen Cholesterinwerten und den dadurch verursachten Krankheiten gewährt. Obwohl dieses Ziel teilweise auch durch Mk-Mehle erreicht werden kann, lassen sich mit Vk-Erzeugnissen infolge ihres größeren Ballaststoffgehaltes und möglicherweise auch durch ihren höheren Gehalt an ungesättigten Fettsäuren bessere Wirkungen erzielen.

8.6 Zahnkrankheiten

Ursachen verbreiteter Zahnkrankheiten (Karies, Parodontose, Gebißanomalien), die von der Nahrung ausgehen, sind hauptsächlich
— zu schwache Beanspruchung der Zähne,
— mögliche stoffliche Lücken beim Aufbau von Zähnen und Kiefer,
— Haftbeläge durch zu hohe Konzentration unnatürlich isolierter Nährstoffe (Weißzucker u. a.).

Der allgemeine Trend zur Verfeinerung unserer Nahrung hat sich in schwächeren Anforderungen an die Biß-, Reiß- und Mahlfestigkeit der Kauorgane

infolge des Überganges von festen, weitgehend naturbelassenen zu weichen, weitgehend aufgeschlossenen Speisen ausgewirkt. Die Wandlungen im Brotverzehr unterstützen diese ungünstige Entwicklung. Das moderne Mk-Brot gibt keine Gewähr für ausreichende
— Versorgung mit Mineralstoffen zum Aufbau der Zähne,
— Beanspruchung der vorhandenen Kauanlagen,
— Selbstreinigung der Zähne.

Ursache sind zwei veränderte Eigenschaften des modernen Brotes:
— eine sehr weiche, leicht zusammendrückbare Krume (Mk-Brot-Krume enthält bis zur 3 - 6fachen, Vk-Krume bei gleichem Volumen nur die 1 - 2fache Menge Luft. Viel Luft, wie bei Mk-Brot, senkt den Bißwiderstand),
— eine dünne Kruste als Folge verkürzter Backzeit (je dünner die Kruste, umso schneller erfolgt ihr Weichwerden während der Ablagerung durch Feuchtigkeitsaufnahme von innen aus der Krume, von außen aus der Raumluft).

Geringer Kaudruck und weniger Kaubewegungen werden beim Essen als bequem und sehr angenehm empfunden. Sie tragen wesentlich zur Bevorzugung und Beliebtheit weicher Nahrungsmittel bei. Sie bedeuten aber Entlastung der Kauwerkzeuge und der mit der Kaubewegung einhergehenden Speichelsekretion. Entlastung bzw. Verwöhnung durch ein Grundnahrungsmittel, das mehrmals am Tag gegessen wird, zieht die Ausweitung dieser Gewohnheit allmählich auf andere Nahrungsmittel nach sich. So wurde modernes Mk-Brot bereits in einer Zeit, als Brot eigentlich noch ein Grundnahrungsmittel war und einen breiten Raum in der Bedarfsdeckung einnahm, zum Schrittmacher für eine allgemeine Gewöhnung an weiche Kost.

Weiche Speisen entlasten Zähne, Kiefer und Kaumuskeln von Tätigkeiten, für die sie von der Natur aus vorgesehen und eingerichtet sind. Ihre Vernachlässigung hat verminderte Durchblutung dieser und benachbarter Organe zur Folge, was nicht zur Steigerung ihrer Resistenz beiträgt. Da mit vermindertem Kauaufwand auch eine verminderte Speichellockung parallel geht, wird das Selbstreinigungsvermögen der Zähne durch Speichel eingeschränkt.

Viele wissenschaftliche Untersuchungen konnten bestätigen, daß die Kariesentstehung besonders von dem gestiegenen Verzehr von Weißzucker begünstigt worden ist. Doch wurde auch festgestellt, daß der kariogene Einfluß der in der Ernährung verwendeten Zucker unterschiedlich ist: Maltose und Glukose, die Abbauprodukte von Stärke, sind weniger kariogen als Saccharose (Weißzucker).

Hinzu kommt, daß das volle Korn — anders als weißer Zucker — nicht nur aus einem Kohlenhydrat, sondern aus einem Gemisch von vielen verschiedenen Kohlenhydraten mit Eiweiß, Ballaststoffen, Mineralstoffen und Vitaminen besteht. Vollkornspeisen sind daher nicht wie Zucker leicht wasserlöslich, sondern bißfest. Ihre Verdauung erfordert außer mehr Kaubewegungen die Mitbeschäftigung einer Vielzahl verschiedener Enzyme.

Experimentell gut belegt ist die karieshemmende Wirkung von Haferkleie bei Nagetieren und auch die der Schalen anderer Getreidefrüchte (199).

Vollkornspeisen hinterlassen nur bedingt und kurzfristig Rückstände an den Zähnen. Wenn das einmal bei Brot der Fall ist, können technische Brotfehler vorliegen: Klebrigkeit oder ungenügende Elastizität der Krume (siehe Kap. 7.3). Schrotbrote sind grundsätzlich durch größere Bißfestigkeit ausgezeichnet und tragen daher über verstärkte und verlängerte Speichellockung auch zur erhöhten Selbstreinigung und Strapazierung der Zähne bei. Und alle Vk-Erzeugnisse sind in der Lage, durch ihren hohen Gehalt an Mineralstoffen und Vitaminen prophylaktisch zum vollwertigen Aufbau der Zähne beizutragen.

Rückstandsbildung an den Zähnen wird bei Roggenbrot und Vk-Brot selten beobachtet, weil sie weniger zum Altbackenwerden neigen, in der Krume fester sind und durch würzigeren Geschmack mehr Speichel locken. Bei vergleichenden Untersuchungen mit verschiedenen Brotsorten wurde dem Knäckebrot eine besonders günstige Hemmwirkung von verschiedenen Autoren bescheinigt. Bei regelmäßigem Knäckebrotverzehr stieg die Selbstreinigung der Zähne um 30 %.

Extrakte aus gekochten Vollkornmehlen setzten die Löslichkeit des Zahnschmelzes gegenüber Mundspeichel herab (207). Eine Untersuchung des Aufbaues der unteren Nagezähne bei Ratten als Folge unterschiedlicher Broternährung ergab die besten Ergebnisse mit Vollkornbrot aus enthülstem Getreide (221). In zahlreichen Versuchen konnte gezeigt werden, daß die Entkalkung von Zahnschmelz oder im Modellversuch mit Kaliumphosphat durch Säuren in Gegenwart von Mk-Brot größer ist als bei Vollkornbrot (90). Mk-Brot war trotz Zugabe von Phytat im Rattenversuch in der Karieshemmung dem Vollkornbrot unterlegen (178).

Wenn auch einzelne Forscher im Mk-Brot einen der Hauptverursacher von Karies sehen, sollten nicht einzelne Nährstoffe oder Nahrungsmittel allein für die Zunahme der Karies verantwortlich gemacht werden. Dem widersprechen Bevölkerungsgruppen, die trotz fast ausschließlichen Mk-Brot-Verzehrs geringere Kariesschäden aufweisen (Süditalien, Spanien u. a.).

Um dem Problem der Gebiß-Anomalien gerecht zu werden, wird man nicht umhin können, sie als Antwort eines komplexen Geschehens auf vielfältige Einflüsse des zivilisierten Lebens aufzufassen. Unter ihnen kommt den Veränderungen in der modernen Ernährung eine tragende Rolle zu. Wenn diese Veränderungen insgesamt sich auch für den einzelnen Menschen unbemerkt vollzogen haben, am Maßstab der Entwicklungsgeschichte der Menschheit haben sie sich in sehr kurzer Zeit abgespielt.

Faßt man die wichtigsten Ursachen für die Kariesentstehung zusammen, so sind es

direkte Ursachen:

chemische und mechanische Reize moderner Nahrungsmittel, die zu einer Schwächung der gesunden Bakterienflora und zur Verminderung der Schutzeigenschaften des Speichels führen;

indirekte Ursachen:

konstitutionelle Schwächung, verursacht durch nicht ausreichende Wirkstoffversorgung, mangelhafte Inanspruchnahme der Kauorgane und dadurch bedingte mangelhafte Ernährung der Organe.

8.7 Diabetes

Der Diabetes mellitus (Zuckerkrankheit) ist hauptsächlich eine ernährungsbedingte Krankheit, deren Ursache in einer zu hohen Aufnahme unphysiologisch zusammengesetzter Nahrungsmittel zu sehen ist, ähnlich wie bei Fettsucht und Verstopfung. Die Bevorzugung ballaststoffarmer oder -freier Nahrungsmittel, an deren Spitze Weißzucker zu nennen ist, hat zur Folge, daß die natürliche Sättigungsbremse oft bzw. fast dauernd überspielt wird. Das schnelle Einströmen des leicht löslichen und schnell resorbierbaren Weißzuckers im Verein mit den im Magen-Darm-Kanal schnell abbaubaren Mk-Kohlehydraten bedeutet eine Spitzenbelastung der Hormone zur Steuerung des Blutzuckerspiegels und ist geeignet, bei Gewöhnung an diese Kost den Insulinbedarf an die Grenzen seiner Belastbarkeit zu strapazieren.

Die Stärke des Vollkornes ist zwar chemisch auch ein Kohlenhydrat, aber ein wasserunlösliches, das erst aus seiner Umgebung von Zellwänden und Eiweiß herausgelöst werden muß und das dann ohne Überforderung einzelner Verdauungsorgane der Aufnahme in die Blutbahn zugeführt werden kann (siehe Kap. 8.2). Auch Brote mit dicker Rinde und Brötchen bewirken einen geringeren Anstieg der Blutzuckerkurve, was auf das verzögerte Aufschließen der Kohlenhydrate aus der Kruste zu erklären ist. Verkürzte Backzeit führte ebenfalls zu einem geringeren Glukoseanstieg im Blut, Verzehr ofenwarmen Brotes dagegen zu einem 25% höheren Anstieg gegenüber abgelagertem Brot (168; 12).

Die Ablagerung von Glykogen in der Leber ist nach Vollkorn geringer als nach Misch- oder Weißbrot (1). Wechselnder Pentosangehalt blieb ohne Einfluß auf den Pentosegehalt im Blut (176). Die Aufnahme raffinierter Kohlenhydrate führte zu einer Hyperacidität im Blut und zu erhöhtem Lipidspiegel, d. h. eine ballaststoffarme Kost begünstigt die Hyperlipämie, Fettleibigkeit und diabetische Stoffwechsellage (252).

Die an der Auslösung des Diabetes beteiligten nackten Kohlenhydrate aus Weißzucker und ballaststoffverarmtem Nicht-Vollkornmehl machen verständlich, daß viele Diabetiker gleichzeitig auch unter anderen typischen Symptomen einseitiger Kohlenhydrataufnahme leiden. Übergewicht und Verstopfung sind daher häufige Begleiterscheinungen. Aus dem Mangel an verdauungsanregenden Ballaststoffen resultieren träge arbeitende Verdauungsorgane; Unterversorgung mit Mineralstoffen des Vollkornes führt zu Mangel an einzelnen, zur Unterstützung der Kohlenhydratverstoffwechselung notwendigen Wirkstoffen.

Neben Mangel an einigen B-Vitaminen in ihrer Funktion als Co-Enzym zum Abbau von Zucker in der Zelle kann auch das Fehlen von Chrom eine Belastung bedeuten, denn Chrom unterstützt die Wirkung des Insulins. Es ist in der Zuckerrübe und im vollen Korn reichlich vorhanden, aber im Weißzucker kaum und im Weißmehl nur in geringen Spuren. Durch chromfreie Ernährung läßt sich bei Ratten ein diabetesähnlicher Zustand erzeugen. Im Humanversuch konnte die Glukosetoleranz durch Chromzugaben verbessert werden. Es fiel auf, daß in den Geweben von Menschen aus Industrieländern geringere Chromwerte festgestellt wurden als bei Personen aus Entwicklungsländern. Als Grund für eine Mangelversorgung wurde die Raffinierung von Getreide und Zucker angegeben (258), wenn man folgende Werte für Chrom dabei in Betracht zieht (μg/100 Kcal):

Weizenvollkorn	53,0
Weißmehl	6,6
Melasse	10-40
Rohzucker	6-9
Weißzucker	0,5-3

Maiskleie hat einen stärkeren Effekt auf die Glukosetoleranz als Weizen- und Sojakleie (197). Mahlzeiten mit Mais und Reis führten zu einem geringeren Insulinanstieg als solche mit Kartoffeln (54).

Zum Vorbeugen und zur diätetischen Behandlung eines beginnenden Diabetes sind Vollkornbrot und Frischkornmüsli sowie andere ballaststoffreiche Nahrungsmittel geeignet. Durch Ballaststoffe werden die Magenentleerung verzögert, Verdauung und Adsorption verzögert, Serumlipoproteide gesenkt und die Freisetzung von Glucagon verringert. Durch diese Mechanismen wurde eine Verbesserung der Insulinwirkung sowie eine verminderte Glukoseneuproduktion erreicht. Für den Tagesbedarf werden 30 g Ballaststoffe empfohlen.

Um dem Diabetiker die Übersicht über die Menge an verdaulichen Kohlenhydraten in verschiedenen Nahrungsmitteln zu erleichtern, wurde von der Deutschen Diabetes-Gesellschaft die BE (B r o t e i n h e i t) eingeführt. Eine BE entspricht 12 g Weißzucker oder 20 g Mk-Brot oder 25 g Vk-Brot.

8.8 Vorbeugen — aber ganzheitlich!

Die Kunst zu heilen kann viele Leiden lindern,
doch schöner ist die Kunst, die es versteht,
die Leiden am Entstehen schon zu hindern. (v. Pettenkofer)

Daß diese Kunst nicht nur menschlicher, erzieherischer und sozialer, sondern auch viel billiger ist, kann in der heutigen Zeit angesichts der steigenden Kostenlawine im medizinischen Bereich nicht genügend betont werden. Hat diese Kunst dabei nur ein Leiden im Auge, oder wendet sie Mittel an, die später oder früher neue Leiden schaffen, dann wird sie ihrer Aufgabe nicht gerecht. In der Prophylaxe können nur solche Mittel und Wege zu echtem Erfolg führen, die gleichzeitig auch zum Vermeiden anderer Leiden beitragen.

Bei Ernährungsempfehlungen heißt das vor allem, stets auch die Ursachen für naheliegende andere ernährungsmitbedingte Krankheiten im Auge zu behalten und in der Vorbeugung mit einzuschließen.

Mit der täglichen Nahrungswahl hat jedermann Gelegenheit, in eigener Verantwortung die Zügel zur gesundheitlichen Regenerationsfähigkeit seines Körpers selbst in die Hand zu nehmen. Daher gilt für das Vorbeugen durch die tägliche Ernährung als oberstes Gebot, sich auf solche Lebensmittel zu konzentrieren, die nicht nur zum Vorbeugen gegen gerade akute, sondern gegen alle durch Eigeneinflußnahme vermeidbaren gesundheitlichen Risiken geeignet sind.

Diesem Ziel können Kostformen gerecht werden, die auf lange Sicht durchführbar sind und die sich in ihrem tragenden Teil auf Lebensmittel stützen, die ohne theoretische Berechnungen eine optimale Versorgung mit vielen Wirkstoffen und eine optimale Beanspruchung aller Verdauungsorgane gewähren. Dem vollen Korn, möglichst naturbelassen, wird dabei in bezug auf ökonomische und ökologische Gesichtspunkte eine überragende Stellung einzuräumen sein (138).

9. Ökonomische und ökologische Betrachtungen zum modernen Getreideverzehr

9.1 Im Schatten hoher Ernteerträge

Mit der gewaltigen Steigerung der Getreideerträge um das Vierfache innerhalb von 100 Jahren müssen neben ökologischen auch ökonomische Nachteile in Kauf genommen werden, die sich als kostenaufwendiger zu erweisen beginnen als die angestrebten Vorteile. Dabei handelt es sich nicht nur um steigende Kosten für die Entwicklung neuer Schädlingsbekämpfungsmittel und vermehrte Kontrollen auf Rückstände von Schadstoffen, sondern, gesamtwirtschaftlich gesehen, auch um zusätzlich anfallende Kosten zur Eindämmung gravierender, die Allgemeinheit belastender Umweltschäden, die durch Vernichtung von Nützlingen, Ausrottung ganzer Arten, Beseitigung toter Gewässer, Nitrat im Trinkwasser, Smoggefahren u. v. a. entstehen. Diese Kosten fallen in ganz anderen, den Preis landwirtschaftlicher Erzeugnisse nicht berührenden Verwaltungsressorts an, und zwar in den Budgets für Umweltschutz, Boden-, Wasser-, Luft- und Lebensmittelhygiene. Unter konsequenter Berücksichtigung des Verursacherprinzips wäre die landwirtschaftliche Produktion anteilmäßig an diesen Kosten zu beteiligen. Dann würde eine nicht unerhebliche Erhöhung der Preise landwirtschaftlicher Produkte daraus resultieren. Dabei bleibt es allerdings noch eine ungelöste Frage, ob diese Schäden überhaupt jemals durch Geld wieder rückgängig gemacht werden können.

9.2 Im Schatten hohen Fleischkonsums

80% des in den Industrieländern erzeugten Getreides werden dem Futtertrog zugeführt. Um eßbares Fleisch zu gewinnen, müssen dabei große Veredlungsverluste durch den Eigenstoffwechsel der Tiere in Kauf genommen werden. Bilanzmäßig sind im Durchschnitt 7 kg pflanzliches Eiweiß im Futter erforderlich, um 1 kg Schlachtfleisch-Eiweiß zu erhalten.

Dieser große Aufwand hat zur Folge, daß der Futterbedarf durch den einheimischen Futtergetreideanbau nicht mehr gedeckt werden kann. Futtermittel müssen daher zusätzlich eingeführt werden, und das erfolgt aus Entwicklungsländern.

Eine Reduzierung des Schlachtfleischverzehrs um 10 - 15% könnte diese Einfuhren schon fast entbehrlich machen und würde den Entwicklungsländern den Boden freigeben zur Verbesserung ihrer eigenen Hungersorgen. Und da viele ernährungsmitbedingte Krankheiten des zivilisierten Menschen in ursächlichem Zusammenhang mit zu hohem Fleischverzehr gesehen werden (siehe Kap. 1), könnte manche bange Sorge um die gesundheitliche Zukunft behoben werden (270).

9.3 Brot im Schatten negativer Energiebilanz

Die Erzeugung von Brot und Nahrungsmitteln aus Getreide ist nicht mehr nur Sache von Bauer und Bäcker, die eine mehr oder weniger direkte Verbindung zum Endprodukt und seiner Bedeutung hatten. Heute sind viele Industriezweige indirekt bzw. ohne unmittelbaren Kontakt, weder mit dem Korn noch mit dem Enderzeugnis Brot, an der Brotherstellung beteiligt.

Der Aufwand an Primärenergie zur Herstellung von Brot ist mit fortschreitender Technisierung laufend gestiegen und größer geworden. Heute werden für die Erzeugung des Kornes und die Herstellung von Brot mehr Energien verbraucht als das verzehrsfertige Brot an Nahrungsenergie liefert. Der Energieaufwand zum Erzeugen von 1 kg eßfertigem Weizenbrot durch Landwirtschaft, Mühle, Bäckerei, einschließlich Transport und aller technischen und chemischen Hilfsmittel beträgt 20,7 MJ (158) und ist damit doppelt so hoch wie der Verbraucher beim Essen an Nahrungsenergie aufnimmt, nämlich nur 10,6 MJ. Das heißt, daß doppelt soviel Primärenergie aufgebracht werden muß, wie Brot an Nahrungsenergie liefert. Daraus folgt, daß die Erzeugung des „Grundnahrungsmittels" Brot heute keineswegs mit Energiegewinn, sondern mit hohem Energieverlust verbunden ist. Für das haushaltsmäßige Toasten werden beiläufig noch weitere Energien verbraucht, die nicht einmal zu einer Verbesserung des Nährwertes, sondern nur zu seiner mutwilligen Einschränkung beitragen.

Eine Ausnahme kann lediglich vom Frischkornverzehr erwartet werden. Denn beim Anbau von Getreide ist trotz hohen Energieaufwandes für mineralische Düngung und Pflanzenschutzmittel noch mit einem Energiegewinn von ca. 50% der eingesetzten Primärenergie zu rechnen. Durch Verzicht auf mineralische Düngung, Pestizide und andere Hilfsmittel, wie das im alternativen Anbau versucht wird, kann der tatsächliche Energiegewinn, wie das eigentlich von jeder landwirtschaftlichen Produktion als selbstverständlich erwartet werden sollte, sogar noch gesteigert werden.

9.4 Brot und Welthunger

„Die Politiker meinen immer, die Waffen haben das letzte Wort; aber es ist immer das Brot, das das letzte Wort hat, wenn es an das Überleben geht." Da bekanntgeworden ist, daß die Weltbevölkerung schneller wächst als die Nahrungserzeugung, darf nicht unerwähnt bleiben, daß Vollkorn anhaltender und besser sättigt (siehe Kap. 7.6). Verschiedene Gründe lassen sich hierfür zur Erklärung geltend machen, z. B. schnellere Kauermüdung und

244

größeres Darmfüllungsvermögen. Schon aus der älteren Literatur waren viele Beobachtungen bekannt geworden (190; 212), nach denen Vollkornbrot bessere Sättigung auslöst als Weißbrot und daß von Weißbrot mehr verlangt wird, um annähernd gleiche Sättigung zu erreichen.

Natürlich ist es schwer, Unterschiede im Sättigungsgrad verschiedener Brotsorten an Personen objektiv vergleichend festzustellen. Die in der Literatur niedergelegten Angaben beruhen überwiegend auf nicht leicht nachprüfbaren Angaben. Jedoch darüber, daß von Weißbrot mehr gegessen werden muß, um gleiche Sättigung zu erzielen, als von Vollkornbrot, waren sich eigentlich alle Berichterstatter einig. Die Schätzungen über den Mehrbedarf bei Weißbrot liegen zwischen 25 und 30%.

Daß Vollkorn bessere Sättigung gewährt als Weißmehlerzeugnisse, darf also als bekannt vorausgesetzt werden. Daß aber mit Vollkornbrot fast die doppelte Menge Menschen sattgemacht werden kann, war eine überraschende Feststellung (264). Sie begründet sich auf drei Unterschiede zwischen Vollkorn- und Mk- (=Weiß-) Brot:

1. Beim Vermahlen zu weißen Mehlen werden Randschichten und Keimling abgetrennt; 100 kg Korn ergeben ca. 75 kg Weißmehl; beim Vermahlen zu Vollkornmehlen wird nichts abgetrennt, 100 kg Korn ergeben somit 100 kg Mehl.

2. Vollkornmehl kann durch seine Quell- und Ballaststoffe mehr Wasser fest, d.h. in der Krume „bißfest" binden. Die Ausbeute an Brot, auf 100 kg Mehl bezogen, beträgt daher bei weißem Mehl etwa 135%, bei Vollkornmehl aber etwa 140 bis 145%.

3. Die Feststellungen verschiedener Autoren, die sich mit der unterschiedlichen Sättigung durch Weiß- und Vollkornmehl beschäftigt haben (91; 102), laufen darauf hinaus, daß von Weißbrot etwa 25 - 30% mehr gegessen werden muß, um die gleiche Sättigung zu erreichen wie durch die gleiche Menge Vollkornbrot.

Die Auswertung dieser drei Unterschiede erläutert das folgende Rechenbeispiel (Tab. 51):

1.) Geht man von 100 kg Getreide aus, so lassen sich daraus 100 kg Vollkornmehl oder 75 kg Weißmehl gewinnen.

2.) Unter Berücksichtigung der höheren Brotausbeute aus Vollkornmehl lassen sich daraus 145 kg Vollkornbrot oder ca. 100 kg Weißbrot gewinnen.

3.) Unter Berücksichtigung der Unterschiede im Sättigungswert ergibt sich, bezogen auf die erzielte Brotmenge, für Vollkornbrot ein Sättigungsvermögen von fast doppelter Höhe als für Weißbrot.

Tab. 51: **Getreidebedarf zur Erzielung gleicher Sättigung**

Bedarf an	Vollkornbrot	Weißbrot
Ausgangsgetreide in kg	100	100
allgemeine Mehlausbeute in %	100	75
Mehlausbeute in kg	100	75
allgemeine Brotausbeute in %	145	135
Brotausbeute in kg*)	145	100
allgemeiner Sättigungswert in %	100	75—80
Sättigungswert bezogen auf		
kg-Brotausbeute in %	145	75—80

*) bezogen auf 75 kg Mehl

Daraus leitet sich die Schlußfolgerung ab, daß aus gleich großer Getreide-
menge mit Vollkornbrot nicht nur ein paar Menschen, sondern fast doppelt
soviele Menschen satt gemacht werden können als mit Weißbrot. Um die
gleiche Sättigung mit Weißbrot zu erzielen, müßte annähernd die doppelte
Menge Getreide zur Verfügung gestellt werden, ganz zu schweigen von der
viel dürftigeren Versorgung mit lebensnotwendigen Wirkstoffen und den
Folgen zu schwacher Anregung der Verdauungsorgane.
Vollkornverzehr bietet also nicht nur in qualitativer Hinsicht viele Vorzüge,
sondern auch in quantitativer. Das unterstreicht die Überlegenheit des Vollkornverzehrs besonders von der wirtschaftlichen Seite und gibt Hinweise für
Situationen möglicher Nahrungsverknappung. Mit Vollkorn können nicht
nur mehr Menschen satt gemacht, sondern auch besser vor gesundheitlichen
Schäden bewahrt werden.

9.5 Das Ganze ist mehr als die Summe seiner Teile

Mit dem Getreidekorn verfügt der Mensch über ein seit uralten Zeiten be-
währtes Lebensmittel, das nicht nur die Vorzüge der Sättigung, des Schmek-
kens und der Bekömmlichkeit in sich vereint, sondern auch des vorbeugenden Schutzes gegen Leistungsabfall und viele gesundheitliche Risiken. Obwohl jährlich Millionen Forschungsgelder zur „Verbesserung" von Brot und
Nahrungsmitteln aus Getreide ausgegeben werden und obwohl mit dem Fortschreiten der wissenschaftlichen Getreideforschung die qualitativen Vorzüge
des ganzen Getreidekornes immer mehr unter Beweis gestellt werden konnten, verschmäht der moderne Mensch dieses Angebot und beseitigt mit ge-
nial arbeitender Maschinentechnik gerade die Teile, die in der energiereichen Überflußernährung am wenigsten entbehrlich wären. Selbst die Zunahme von ernährungs-mitbedingten Zivilisationskrankheiten mit oft noch unbe-

kannten Ursachen im Verein mit vermehrt auftretendem Leistungsrückgang veranlassen ihn nicht, das Verstümmeln der natürlichen Ganzheit des Getreidekornes zu unterlassen. Sie sind eher Anlaß, nach neuen aufwendigen Verfahren zu suchen, um die verlorengegangenen Inhaltsstoffe der abgetrennten Kornteile durch künstlich hergestellte Nährsalze, Vitamine, isolierte Speisekleie und unnatürlich konzentrierte Stärkungsmittel in seine Nahrung wieder einzuschleusen.

Ob eine künstliche Anreicherung von Kornteilen mit isolierten Nährstoffen in der Wirkung je gleichgesetzt werden kann mit dem Naturprodukt „ganzes Korn", muß bezweifelt werden. Selbst mit dem Aufgebot modernster analytischer Verfahren verbleibt auch heute noch ein Rest von fast 3% unbekannter Inhaltsstoffe im Getreidekorn (187).

Weißbrot und alle Nährmittel aus dem weißen Mehlkörper sind trotz aller technisch und wirtschaftlich durchführbaren Zusätze von künstlichen Vitaminen, Mineralstoffen und Ballaststoffen weder in der Lage, den Nährwert noch den Nähreffekt des ganzen Kornes zu erreichen. Hinzu kommt, daß jeder Weg der künstlichen Ergänzung unökonomisch, unrationell und unökologisch ist.

Literaturverzeichnis

1 Abelin, J., Biderbost, A.
Zur Brotfrage. Über die Ausnutzung der Kohlehydrate der verschiedenen
Brotsorten im Tierkörper
Biochem. Ztschr. 247, S. 429—444, 1932

2 Abdo, H.
Vergleichende Untersuchungen unterschiedlicher Schälverfahren zur
Oberflächenbehandlung von Brotgetreide zwecks Beurteilung möglicher
Verluste wertgebender Inhaltsstoffe
Diss. TU Berlin, 1981

3 Addis, T.
Hypertrophy of the gastro-intestinal tract and high residue diets
Am. J. Physiol. XCIX, S. 417—423, 1931—32

4 Aebi, H.
Unsere Ernährungsgewohnheiten im Laufe der Zeit
Mittlgn. Gebiet Lebensmittelunters. Hyg. 54, 3, S. 230—258, 1963

4a Amino Acid Content of Foods, FAO Rome, 1980

5 Anderson, R. A.
Wild rice: nutritional review
Cer. Chem. 53, 6, S. 949—955, 1976

6 Anderson, J. W., Chen, W.-J. L., Sieling, B.
Hypolipidemic effects of high-carbohydrate, high-fiber diets
Metabolism. 29, S. 551—558, 1980

7 Anderson, H., Nävert, B., Bingham, S. A., Englyst, H. N.,
Cummings, J. H.
The effects of bread containing similar amounts of phytate but different
amounts of wheat bran on Ca-, Zn- and Fe-balance in man
Brit. J. Nutr. 50, S. 503—510, 1983

8 Anderson, C. M., Frazer, A. C. et al.
The influence of gluten and antibacterial agents on fat absorption in the sprue
syndrom
Gastroenterologica 81, S. 98, 1954

9 Andrews, J. C., Felt, C.
The iron content of cereal
Cer. Chem. 18, S. 819—826, 1941

10 Attia, F., Creek, R. D.
Studies on raw and heated wheat germ for young chicks
Cer. Chem. 42, S. 494—496, 1965

11 Aust, L., Vetter, K., Lüder, W.
Zum Verhalten der Amylase-Konzentration im Speichel nach Verzehr
verschiedener Brotsorten
Die Nahrung 11, 6, S. 529—530, 1967

12 Aust, L., Lüder, W., Rehfeld, G.
Möglichkeiten ernährungsphysiologischer Bewertung von
Getreideerzeugnissen
Ernähr. forschg. 16, 2, S. 309—317, 1971

13 Bässler, K., Lang, K.
Hitzebehandlungen von Lebensmitteln
Vortrag Symposion DGE München
Ref. Ernährungsumschau 17, 6, S. 246, 1970

14 Bahnemann, F.
Kieferorthopädie als Funktionstherapie bei jugendlichen Haltungsschäden
Schlesw. Holstein. Ärzteblatt 22, 3, 1969

15 Bartnik, J., Trzebska, J.
Der Einfluß des Zerkleinerungsgrades des Kornes auf Verdaulichkeit
cit. bei Thomas, 1964 (262 a)

15a Batscheider, A., Bernašek, J.
Wege zur ernährungsphysiologischen Konditionierung von Getreide
Getreide, Mehl und Brot 34, S. 152—154, 1980

16 Batscheider, A., Bernašek, J., Vorwerck, K.
Natürliche Vitaminierung von Mehl
Getreide, Mehl und Brot 36, S. 119—121, 1982

17 Bazua, C. D., Guerra, R., Sterner, H.
Extruded corn flour as an alternative to lime-heated corn flour for tortilla
preparation
J. Food Sci. 44, S. 940—941, 1979

18 Beaudoin, R., Mayer, J., Stare, F. J.
Improvement of protein quality of whole wheat
Proc. Soc. Exper. Biol. Med. 78, S. 450—451, 1951

19 Belowa, L. A., Nečaev, A. P., Severinenko, S. M.
Lipide im Hirseöl
Maslo-Žirov. Prom. 35, 4, S. 7—9, 1969

20 Bendig, J.
Die Zusammensetzung der Darmflora bei Ernährung mit verschiedenen
Brotsorten
Ernährungsforsch. 13, 2, S. 209—213, 1968

21 Bernašek, J.
Vitamine mit Funktionen in Wachstums- und Entwicklungsprozessen
Ztschr. f. Ernähr.wiss. 5, 1, S. 63—66, 1964

22 Bernašek, J., Janu, E., Kühnau, J.
Wirkung noch nicht identifizierter Vitamine auf Wachstum und Fortpflanzung
Ztschr. f. Ernähr.wiss. 10, 4, S. 280—283, 1971

23 Bickel, A.
Untersuchungen über die ernährungsphysiologische Wirkung des frisch
ausgemahlenen und des gelagerten Roggenvollkornmehles in Bezug auf den
Glykogengehalt der Leber
Biochem. Z. 302, S. 198—210, 1939

24 Bircher, R.
Die Verdauungs-Leukozytose
Ref. Rundsch. 2, S. 19, 1984

25 Bircher, R.
Geheimarchiv der Ernährungslehre
Bircher-Benner-Verlag, Bad Homburg, 1980

26 Bishop, H., Frazer, A. C., Robinson, G. B., Schneider, R.
The nature of the antiperistaltic factor from wheat gluten
Brit. J. Pharmacol. 21, S. 238—243, 1963

27 Blumberger, W., Glatzel, H.
Die Haftrückstände von Schwarz- und Weißbrot im Mund
Nutr. Dieta 4, S. 185—200, 1962

28 Bolourchi, S., Feurig, J. S., Mickelsen, O.
I. Wheat flour as a source of protein for adult human
II. Wheat flour bloodurea concentrations and urea metabolism in adult human
subjects
Am. J. Clin. Nutr. I 21, 8. S. 827—836, 1968
                     II 21, 8, S. 836—843, 1968

29 Borgström, St.
Studien über den nahrungsphysiologischen Wert der Weizenkleie unter
besonderer Berücksichtigung der Bedeutung der Erhitzung
Lund, 1941

29a Bommer, S., Lotzin-Bommer, L.
Getreidegerichte aus vollem Korn
Müller, Krailling, 1957

30 Bradley, W. B.
Neue Untersuchungen über den Nährwert von Weizenerzeugnissen
Konferenz über Weizen in der Welternährung, Albany, Kalifornien, USA,
Mai 1962

31 Bruker, M. O.
Stuhlverstopfung
Schnitzer, St. Georgen, 1972

32 Bruker, M. O.
Unsere Nahrung — unser Schicksal
Bioverlag Gesundleben, Hopferau, 11. Aufl., 1982

33 Bruker, M. O.
Das Vitamin B_{12}
Natürlich und Gesund 8, 1, 1985

34 Brümmer, J. M., Seibel, W.
Mindesthaltbarkeit und Frischebezeichnungen bei Brot und Kleingebäck
Getreide, Mehl und Brot 39, 5, S. 135—137, 1979

35 Buddecke, E.
Grundriß der Biochemie
de Gruyter, Berlin, 4. Aufl., 1974

36 Burggrabe, H.
Je frischer, desto besser
neuform Kurier 11, S. 14—15, 1984

37 Burkitt, D. P.
Related disease — related cause?
Lancet 2, S. 1229—1231, 1969

38 Burkitt, D. P.
Epidemiology of cancer of the colon and rectum
Cancer 28, S. 3—11, 1971

39 Burkitt, D. P., Walker, A. R. P., Painter, N. S.
Effect of dietary fiber on transit times and its role on the causation of disease
Lancet, S. 1408—1412, 30. Dec. 1972

40 Burkitt, D. P.
Geographical pathology related to diet
The Medical Annual, J. Wright and Sons Ltd., Bristol,
England, 1972

41 Butterfield, S., Calloway, D. H.
Folacin in wheat and selected foods
J. Am. Diet. Assoc. 60, S. 310—314, 1972

42 Calhoun, J. D.
Sozialverhalten bei Überfütterung
Scientific American 206, 2, 1962

43 Canzler, H., Glatzel, H.
Ernährungsphysiologische Brot-Vergleiche
Nutr. Dieta 3, S. 135—152, 1961

44 Charlton, R. W.
Eisenmangel durch schwarzen Tee?
Ref. in Naturwiss. Rdsch. 29, 1, S. 18, 1976

252

45 Chick, H.
Nutritive value of white flour with vitamin B$_1$ added and wholemeal flour
Lancet II, S. 511—512, 1940

46 Chick, H.
Biological value of proteins contained in wheat flours
Lancet I, 4, S. 405, 1942

47 Chick, H.
Wheat and Bread — A historical introduction
Proc. Nutr. Soc. 17, S. 1—7, 1958

48 Chick, H., Copping, Slack, E.
Nutritive value of wheat-flour proteins
Lancet 250, S. 196, 1946

49 Chick, H., Slack, E.
Further observations on the nutritive value of the proteins contained in wheat
flours of different extraction rates
Brit. J. Nutr. 2, S. 205—213, 1948

50 Christensen, F., Dam, H., Prange, J.
Alimentär bedingte Gallensteinbildung bei Hamstern II
Acta Physiol. Scand. 27, S. 315—320, 1953

51 Cleave, T. L., Campbell, G. D.
Die Saccharidose
Bircher-Benner-Verlag, Bad Homburg — Zürich, 1970

52 Clegg, K. M., Hinton, J. J. C.
The microbiological determination of vitamin B$_6$ in wheaten flour and in
fractions of the wheat grain
J. Sci. Food Agric. 9, 11, S. 717—721, 1958

53 Cölle, E.
Handbuch der Haushalts-Getreidemühlen
Verlag Natürlich und Gesund, Stuttgart, 1982

54 Coulston, A., Greenfield, M., Kraemer, F., Tobey, T., Reaven, G.
Effect of source of dietary carbohydrate on plasma and insulin responses to
test meals in normal subjects
Am. J. Clin. Nutr. 33, 6, S. 1279—1282, 1980

55 Cuendet, L. S., Larson, E., Norris, C. G., Geddes, W. F.
The influence of moisture content and other factors on the stability of wheat
flour
Cer. Chem. 31, S. 362—369, 1954

56 Cullumbine, H.
Nitrogen-balance on rice diets
Brit. J. Nutr. 4, S. 129—134, 1950

57 Czaja, A. Th.
Mikroskopische Untersuchung der Stärkemehle
Handbuch der Lebensmittelchemie, Bd. 5, Teil 1, Springer Verlag,
Berlin - New York, 1967

58 Dechezleprêtre, S., Guilbot, A.
Speichelsekretion und Stärkeabbau beim Menschen während des Kauens von
Backprodukten
Arch. Sci. Physiol. 34, S. 285—297, 1967

59 Denko, 1946
cit. bei Haenel-Bendig, 1975

60 DFG, Acker, L. (Bearb.)
Bewertung von Rückständen in Getreide
Harald Boldt Verlag, Boppard, 1980

61 DGE (Hrsg.)
Ernährungsbericht 1984
Frankfurt/M.

62 Diekmann, H.
Getreide und Getreidenahrung bei den Cheruskern
Brot und Gebäck 16, S. 134—138, 1962

63 Diemair, W., Becker, H.
Zur Physiologie und Chemie des Phytins
Dtsch. Lebensmittel-Rdsch. 51, S. 18, 1955

64 van Dokkum, W., Wesstra, A., Schippers, F. A.
Physiological effects of fibre-rich types of bread
Brit. J. Nutr. 47, S. 451—459, 1982

65 Drasar, B. S., Hill, M. J.
Human intestinal flora
Academic Press, London-New York 1974

66 Dumont, E.
Annales Nestlé, S. 282, 1961

67 Eiselen, W.
Das Brot im Wandel der Zeiten
Dtsch. Lebensmittel-Rdsch. 58, S. 61—64, 1962

68 Elchazly, M.
Biochemische Untersuchungen über die Komponenten der Ballaststoffe des
Weizenkorns und deren Veränderungen im Verdauungstrakt
Diss. TU Berlin, 1976

69 Elchazly, M., Bernašek, J., Thomas, B.
Einflußnahme von Ballaststoffen auf Stoffwechselvorgänge
Akt. Ernähr. med. 2, S. 35—42, 1977

254

70 Eliasson, A. C., Hegg, P. O.
Thermal stability of wheat gluten
Cer. Chem. 57, S. 436—439, 1980

71 Ellis, R., Morris, E. R., Hill, A. D., Kelsay, J. L.
Phytate, zinc phytate: zinc molar ratio intakes and phytate balance of adult
subjects consuming self-chosen diets
Fed. Proc. 43, 4, S. 851, Abstr. 3306, 1984

72 El Tinay, A. H., Abdel Gadir, A. M., El Hidai, M.
Kisra, ein fermentiertes Hirsebrot
J. Sci. Food Agr. 30, S. 859—863, 1979

73 Ershoff, B. H., Thurston, E. W.
Effects of diet on Amaranth Toxicity in the rat
J. Nutr. 104, S. 937—942, 1974

74 Ewart, J. A. D.
Partial characterisation of a wheat germ agglutinin and an albumin
J. Sci. Food Agr. 26, 1, S. 5—22, 1975

75 Fahey, G. C., Williams, J. E., McLaren, G. A.
Influence of molasses lignin-hemicellulose fractions in rat nutrition
J. Nutr. 106, 10, S. 1447—1451, 1976

76 FAO-Tabellen
Amino acid content of foods and biological data on proteins
FAO Nutritional Studies 24, 1970

77 FAO
Food Balance Sheets, Rom, 1980

78 FAO
FAO Productions Yearbook 1981, Rom, 1982

79 Findlay, J. M., Smith, A. N., Mitchell, W. D., Anderson, A. J. B.,
Eastwood, M. A.
Effects of unprocessed bran on colon function in normal subjects and in
diverticular disease
Lancet I, S. 146—149, 1974

80 Fleming, S. E.
Influence of cooking method on digestibility of legume and cereal starches
J. Food Sci. 47, S. 1—3, 1982

81 Frape, D. L., Wayman, B. J., Tuck, M G.
The effect of dietary fibre sources on aflatoxicosis in the weanling male rat
Brit. J. Nutr. 46, S. 315—326, 1981

82 Frazer, A. C., Schneider, R., Morgan, B., Robinson, G. B.
Malabsorption from the alimentary tract
Proc. Roy. Soc. Med. 56, S. 469—473, 1963

82a Früchtel, J.
Das große Vollkorn-Backbuch
Das große Vollkorn-Kochbuch
Gräfe und Unzer, München, o. Jahreszahl

83 Gamerith, A.
Lebendiges Ganzkorn
Verlag Neues Leben, Bad Goisern, 1956

83a Ganssmann, W.
Über die Silizium-Bestimmung in Pflanzen und die Aufnahme von
Phosphorsäure und anderen Nährstoffen bei Si-Düngung
Diss. Gießen, 1961

84 Ganssmann, W.
Betrachtungen über den ernährungsphysiologischen Wert von Haferprodukten
für die Ernährungsbedürfnisse in der BRD
Die Mühle 117, S. 411—414, 1980

85 Ganssmann, W.
Siliciumgehalte verschiedener Getreide und Getreideprodukte
Pers. Mitteilung, 26. 6. 1985

86 Gehle, H.
Die Trieure
Die Mühle 104, 51/52, S. 773, 1967

87 Glatzel, H.
Ernährungsphysiologische Vergleiche verschiedener Brotarten
Ernähr. Umsch. 13, S. 169—171, 1966

88 Goepel, R.
Waerlandkost, wissenschaftlich durchleuchtet
Waerland Monatshefte, Hefte 9—11, 1957

89 Gotthold, M., Kennedy, B. M.
Biologische Bewertung des Eiweißes von durch Dämpfen und Backen
hergestelltem Brot im Vergleich zu dem ungebackenen Ausgangsmaterial
J. Food Sci. 29, 2, S. 227—232, 1964

90 Grenby, T. H.
Flour, bread and wheat grain fractions in decalcification tests
Arch. oral biol. 12, S. 513—521, 1967

91 Grimes, D. S., Goddard, J.
Gastric emptying of whole meal and white bread
Gut 18, S. 725—729, 1977

92 Groen, J. J., Balogh, M., Yaron, E. et al.
Effect of interchanging bread and sucrose as main source of carbohydrate in a
low fat diet on the serum cholesterol
Am. J. Clin. Nutr. 19, 1, S. 46—58, 1966

93 Groen, J. J.
Effect of bread in the diet on serum cholesterol
Am. J. Clin. Nutr. 20, S. 191—197, 1967

94 de Groot, A. P., Luyken, R., Pikaar, N. A.
Cholesterol-lowering effects of rolled oats
Lancet II, S. 303—304, 10. Aug. 1963

95 Haenel, H., Bendig, J.
Intestinal flora in health and disease
Progress in Food and Nutrition Science 1, S. 21—64, 1975

96 Halden, W.
Ernährungsphysiologische Ökonomie und Dynamik der Getreideerzeugnisse
Vitalstoffe 11, 6, S. 240—243, 1966
          12, 1, S. 21—25, 1967

97 Harmuth-Hoene, A. E., Schelenz, R., Fretzdorff, B., Rabe, E., Seibel, W.
Wirkung von Roggen- und Weizenbrot mit unterschiedlichem
Ballaststoffgehalt auf die Resorption und Retention von Mineralstoffen und
Spurenelementen in wachsenden Ratten
Vortrag auf der 31. Tagung für Getreidechemie, Detmold,
28.—30. 5. 1980

98 Hartley, R. D., Harris, P. J.
Phenol components in plant cell in relation to animal food
J. Sci. Food Agr. 20, S. 1434—1435, 1975

99 Hartlmaier, K. M.
Gesundes Brot — gesunde Zähne
Brot und Gebäck 23, 5, S. 95—96, 1969

100 Harvey, R. F., Pomare, E. W., Heaton, K. W.
Effects of increased dietary fibre on intestinal transit
Lancet 1, S. 1278—1280, 1973

101 Heaton, K. W.
The importance of keeping bile salts in their place
Gut 10, S. 857—863, 1969

102 Heaton, K. W.
Fibre satiety and insulin
J. Pl. Foods 3, 1/2, S.141—149, 1978

103 Heaton, K. W., Pomare E. W.,
Effect of bran on blood lipids and calcium
Lancet 1, S. 49—50, 1974

257

104 Hegstedt, M.
Medizin + Ernährung 11, 10, S. 225—229, 1970

105 Hellendoorn, E. W.
Intestinal effects following ingestion of beans
Food Technol. 23, S. 87—92, 1969

106 Hellendoorn, E. W.
Beneficial physiological action of beans
J. Am. Diet. Assoc. 69, S. 248, 1976

107 Hellström, N.
Verluste von Vitamin B_1, B_2 und Nicotinsäure bei Hefe- und Pulvergebäck
Var. Föda (schwed.) 21, S. 120, 1969

108 Herrmann, A.
Vergleichende Untersuchungen über den Einfluß frisch gebackenen und
gelagerten Vollkornbrotes auf den Glykogen-Gehalt der Leber
Med. Diss., Berlin, 1941

109 Heupke, W., Thill, O.
Untersuchungen über die Ausnutzung von Rohkost
Archiv Verdau.-krankh. 52, S. 1—17, 1932

110 Heupke, W.
Das Brot
Dtsch. Med. Wschr. 60, S. 1823—1827, 1934

111 Heupke, W., Bohnert, Gerstung, Hepp, Osthaus
Über die Unterschiede der Verdauung der Brote aus Mehl und Schrot
Dtsch. Med. Wschr. 70, S. 157—158, 1944

112 Hickey, C. A., Murphy, E. L., Calloway, D. H.
Intestinal-gas production following ingestion of commercial wheat cereal and
milling fractions
Cer. Chem. 49, 3, S. 276—283, 1972

113 Hill, F. W., Dansky, L. M.
Studies of the energy requirements of chicken
Poultry Sci. 33, S. 112—119, 1957

114 Hill, M. J., Drasar, B. S.
Degradation of the bile salts by human intestinal bacteria
Gut 9, S. 22—27, 1968

115 Hinton, J. J. C.
The distribution of ash in the wheat kernel
Cer. Chem. 36, 1, S. 19—31, 1959

116 Hodges, R. E., Krehl, W. A., Stone D. B. et al.
Dietary carbohydrates and low cholesterol diets: Effects on serum lipids of man
Am. J. Clin. Nutr. 20, 2, S. 198—208, 1967

117 Hoffmann, K.
Untersuchungen über die Zusammensetzung der Stuhlflora während eines langdauernden Ernährungsversuches mit kohlenhydratreicher, fettreicher und eiweißreicher Kost
Zentralblatt Bakt. I Abt. Orig. 192, S. 500—507, 1964

118 Hoppert, C. A., Clark, A. J.
Digestibility and effect on laxation of crude fiber and cellulose in certain common foods
J. Am. Diet. Ass. 21, S. 157—160, 1945

119 Hulse, J. H., Laing, E. M., Pearson, O. E.
Sorghum and the millets. Their composition and nutritive value
Academic Press, New York, 1980

120 Hutchinson, S. B., Martin, H. F.
Nutritive value of wheat bran
J. Sci. Food Agr. 21, 3, S. 148—151, 1970

120a IFOAM — Zeitschr. ökol. Landwirtsch. Heft 50, 1984

121 Inglett, G. E.
Corn — Culture, Processing, Products
The AVJ Publishing Company, Westport, USA, 1970

122 Jacobs, L. R., Schneeman, B. O.
Effects of dietary wheat bran on rat colonic structure and mucosal cell growth
J. Nutr. 111, S. 798—803, 1981

123 Jahn-Deesbach, W., Schipper, A.
Protein-Fraktionen und Aminosäuren in ungekeimten und gekeimten Körnern von Weizen, Gerste, Roggen, Hafer
Getreide, Mehl und Brot 34, 11, S. 281—287, 1980

124 Jansen, G. R., Harper, J. M., O'Deen, L.
Nutritional evaluation of blended foods made with a low-cost extruder cooker
J. Food Sci. 43, 3, S. 912—915, 925, 1978

125 Jekat, F.
Stoffwechselversuche und quantitative Diät, dargestellt am Beispiel der Stickstoffbilanzierung
10. Wissenschaftl. Kongr. DGE, München 1968,
ref. in Ernähr. Umsch. 15, 6, S. 193, 1968

126 Job, J.
Das Brot der Sarden
Brot und Gebäck 16, 4, S. 78—79, 1962

127 John, J.
Über den Sättigungswert des Brotes
Med. Diss, Hamburg, 1921

128 Jones, D. B., Caldwell, A., Widness, K. D.
Comparative groth-promoting values of the proteins of cereal grains
J. Nutr. 35, S. 639, 1948

129 de Jong, H.
Buckwheat
Field Crop Abstr. 25, S. 389—396, 1972

130 Kaemmerer, K.
Nahrungsbestandteile mit besonderer oder ungeklärter Wirkung
in: Cremer, H. D., Hötzel, D., Kühnau, J.
Biochemie und Physiologie der Ernährung, Band 1
Thieme Verlag, Stuttgart-New York, S. 460—481, 1980

131 Kasper, H.
Ballaststoff-Effekte im Bereich von Stoffwechselfunktionen
Vortrag auf Medica, Düsseldorf, 17.—20. 11. 1982

132 Kestner, O.
Backart und Verdaulichkeit des Brotes
Münch. Med. Wschr. 69, S. 1429—1430, 1922

133 Kent, N. L.
Subaleurone cells of high protein content
Cer. Chem. 43, 5, S. 585—601, 1966

134 Killeit, U., Wiedmann, W. M.
Einfluß der Kochextrusion auf die Stabilität von B-Vitaminen
Getreide, Mehl und Brot 38, 10, S. 299—302, 1984

135 Kirby, R. W., Anderson, J. W., Sieling, B., Rees, E. D.,
Chen, W.-J. L., Miller, R. E., Kay, R. M.
Oat-bran intake selectively lowers serum low-density lipo-protein cholesterol
concentration of hypocholesterolemic men
Am. J. Clin. Nutr. 31, S. 824—829, 1981

136 Kirwan, W. O., Smith, A. N., McConnell, A. A. et al.
Action of different bran preparation on colonic function
Brit. Med. J. 4, S. 187—189, 1974

137 Köhler, F.
Veränderungen der ernährungsphysiologischen und physikalischen
Eigenschaften von Getreide-Mahlerzeugnissen durch Extrusion unter
besonderer Berücksichtigung protein-angereicherter Produkte
Diss. 119/Fb 13 TU Berlin, 1981

137a König, O.
Nation-Europa 1/70;
cit. in Unabhäng. Biol. Nachrichtendienst 5, S. 301, 1970

138 Koerber, K. W. von, Männle, T., Leitzmann, C.
Vollwert-Ernährung
4. Auflage, Haug Verlag, Heidelberg, 1985

139 Kofranyi, E., Jekat, F.
Zur Bestimmung der biologischen Wertigkeit von Nahrungsproteinen.
VII. Bilanzversuche am Menschen
Hoppe Seyler's Zeitschr. Physiol. Chem. 335, S. 166—173, 1964

140 Kollath, W.
Vom Leben ohne Sauerstoff und von der Bedeutung des Sauerstoff-
ungesättigten Zustandes des Protoplasmas
Klin. Wschr. 14, 51, S. 1809—1814, 1935

141 Kollath, W.
Die Ordnung unserer Nahrung
Hippokrates Verlag, Stuttgart, 1952

142 Kollath. W.
Getreide und Mensch — eine Lebensgemeinschaft
Verlag Schwabe, Bad Homburg, 1964

143 Kollath, W.
Der Vollwert der Nahrung
1. Auflage, Stuttgart 1950
2. Auflage, Haug Verlag, Heidelberg, 1983

144 Kouchakoff, P.
Nouvelles lois de l'alimentation humaine basées sur la leucocytose digestive
Mémoires Soc. Vaudoise Sci. Nat., Lausanne, 1937

145 Kühnau, J.
Grundlagen der Ernährung
in: Cremer, H. D., Hötzel, D., Kühnau J.
Biochemie und Physiologie der Ernährung, Band 1
Thieme Verlag, Stuttgart - New York, S. 1—9, 1980

146 Kühnau, J., Ganssmann, W.
Hafer
Umschau Verlag, Frankfurt, 1976

147 Kühnau, J., Bernašek, J.
Neue Inhaltsstoffe des Getreides von Wirkstoffcharakter
5. Welt-Brot- und Getreide-Kongreß Bericht Bd. 2, S. 41—42, Dresden, 1970

148 Kuhl, J.
Krebs-Krankheit-Ernährung
4. Auflage, Viadrina Verlag, Braunlage, 1965

149 Kunkel O.
Die Welt des Brotes
Die Mühle 107, S. 6—8 u. 20—22, 1970

150 Kuvaeva, J. B., Verobiera, T. V., 1965
cit. bei Haenel-Bendig, 1975

151 Lamb, M. W., Michie, J. M., Rivers, J. M.
A comparison of the nutritive value of three sorghum grains with that of wheat
Cer. Chem. 43, S. 447—456, 1966

152 Lang, K.
Biochemie der Ernährung
Steinkopff Verlag, Darmstadt, 1979

153 Lang, K., Ranke, O. F.
Stoffwechsel und Ernährung
Springer Verlag, Berlin-Heidelberg, 1950

154 Lang, K., Eberwein A.
Das Verhalten des Phytins bei der Sauerteigführung von Roggenbrot
Z. Lebensmittel-Untersuch. u. -Forsch. 88, S. 153—154, 1948

155 Langosch, A.
Einfluß der Ernährung insbesondere der Rohkost auf Darmflora und
Infektabwehr
Diss. med., München, 1984

156 Laube, H., Raptis, S., Pfeiffer, E. F.
Der Einfluß der Ernährungsfaktoren auf die Entstehung von Fettsucht und
Hyperinsulinismus
Dtsch. Med. Wschr. 98, S. 1256—1259, 1973

157 Lea, C. H.
Die Zerstörungsreaktionen von Phospholipiden und Lipoproteiden
J. Sci. Food. Agr. 8, S. 1—13, 1957

158 Leach, G.
Energy and food production
Guilford, IPC Science and Technology Press, 1976

159 Liebmann, M., Bazarre, T. L.
Plasma lipids of vegetarian and nonvegetarian males:
effect of egg consumption
Am. J. Clin. Nutr. 38, S. 612—619, 1983

160 Lindgärde, F., Larsson. L.
Effect of a concentrated bran fibre preparation on HDL-cholesterol in
hypercholesterolaemic men
Hum. Nutr.: Clin. Nutr. 38C, S. 39—45, 1984

161 Lindner, E.
Toxikologie der Nahrungsmittel
Thieme Verlag, Stuttgart, 1979

162 Lintzel, W., Rechenberger, J.
Über den Nährwert des Roggenbrotes aus Mehlen verschiedener Ausmahlung
Beih. Die Ernährung 10, S. 9—20, 1942

163 Lintzel, W.
Ernährungsphysiologische Untersuchungen über das Broteiweiß II
Z. ges. Getreidewesen 31, 4/6, S. 42—45, 1944

164 Lintzel, W., Rechenberger, J.
Über Erhaltungseiweiß und Regenerationseiweiß
Dtsch. Ztschr. f. Verdauungs- u. Stoffwechselkrankh. 12, S. 31, 1952

165 Lötsch, B.
Die Gefahren chemischer Schädlingsbekämpfungsmittel
in: Ökologische Landwirtschaft, Hrsg. J. Willi, H. van Staa,
Kongreßbericht Grünes Forum Alpach, 1979, Institut f. Landesentwicklung,
Innsbruck, 1980

166 Lottner, B.
Über einen Behandlungsversuch mit Haferflocken bei minderbegabten
Kindern
Dtsch. Med. Wschr. 79, 49, S. 1837—1840, 1954

167 Lück, E.
Sorbinsäure als Konservierungsstoff für Lebensmittel —
Schimmelschutz für Schnittbrot
Brotindustrie 22, 5, S. 32, 1979

168 Lüder, W., Aust, L., Vetter, K.
Zum Verlauf der alimentären Hyperglykämie nach Brotverzehr
Nahrung 13, 3, S. 191—198, 1969

169 Lutz, W.
Leben ohne Brot
Selecta Verlag, 9. Aufl., München, 1975

170 Macrae, T. F., Hutchinson, J. O., Bacon, J. S., McDougall, E. J.
Comparative digestibility of wholemeal and white breads and the effect of the
degree of fineness of grinding on the former
J. Hyg. Camb. 42, S. 423—435, 1942

171 Maga, J. A., Lorenz, K.
Phenolic acid composition and distribution in wheat flours and various
triticale milling fractions
Lebensm.-Wiss. Technol. 7, S. 273—278, 1974

172 Malhotra, S. L., Saigal, O. N., Mody, G. D.
Role of saliva in the aetiology of peptic ulcer
Brit. Med. J. 1, S. 1220—1222, 1965

173 McBurney, J.
Cation exchange capacity and buffering
Capacity of neutral-detergent fibres
J. Sci. Food Agr. 34, S. 910—916, 1983

174 McCance, R., Widdowson, E.
The digestibility of English and Canadian wheats with special reference to the
digestibility of wheat protein by man
Journal of Hygiene 45, S. 59—64, 1947

175 McCance, R., Walsham, C. M.
The digestibility and absorption of the calories, proteins, purines, fat and
calcium in wholemeal wheaten bread
Brit. J. Nutr. 2, 1, S. 26—41, 1948

176 McCance, R. A., Prior, K. M., Widdowson, E. M.
A radiological study of the rate of passage of brown and white bread through
the digestive tract of man
Brit. J. Nutr. 7, S. 98—104, 1953

177 McDonald, J.
Physiological role of dietary carbohydrates
World Rev. Nutr. Diet. 8, S. 143—183, 1967

178 McDonald, J. L., Stookey, G. K.
Influence of whole grain products, phosphates and tin upon dental caries
J. Nutr. 103, S. 1528—1532, 1973

179 McLaren, G. A., Cupett. S. L., Williams, J. E., Fahey, G. C., Smith, T. R.
Acid-resistant hemicellulose fractions in rat nutrition
Nutrit. Rep. Int. 10, 3, S. 163—172, 1974

180 Menden, E.
Deckung des Proteinbedarfs und Verfügbarkeit aus pflanzlichen Proteinen in
der menschlichen Ernährung
Göttinger Pflanzenzüchter-Seminar 1, S. 55—63, 1974

181 Menden, E.
Bewertung von Backwaren aus ernährungsphysiologischer Sicht
Getreide, Mehl und Brot, 37, 10, S. 315—317, 1983

182 Menden, E.
Pers. Mitteilung 24. 4. 1985

183 Menden, E., Elmadfa, J., Aign, W., Lämmle, S.
Durchführung einer Reduktionsdiät mit hohem Brotanteil
Fortschritte der Med. 94, S. 972, 1976

184 Menden, E., Horchler, V.
Über den Einfluß der Krustenbildung beim Brot auf Proteinqualität und
kalorische Ausnutzung
Getreide, Mehl und Brot 32, 7, S. 184—188, 1978

185 Menger, A.
Richtwerte über den Vitamin B_1-Gehalt deutscher Handelsmehle und
Brotsorten
Brotindustrie 2, 1, S. 5—6, 1959

186 Mercier, C.
Veränderungen der Struktur und Verdaulichkeit von Getreidestärken beim
Extrudieren
Getreide, Mehl und Brot 34, S. 52—56, 1980

187 Meuser, F.
Resorbierbarkeit und Verdaulichkeit von Vollkornbroten unter besonderer
Berücksichtigung der Ballaststoffe
Getreide, Mehl und Brot 34, 8, S. 217—222, 1980

187a Meuser, F., Suckow, P.
Standortbestimmung im Bereich Rohfaser/Ballaststoffe/Dietary Fiber
Schriftenreihe aus dem Fachgebiet Getreidetechnologie Heft 4, 1981

187b Meuser, F., Suckow, P., Kulikowski, W., Meißner, U.
Beitrag des Brotes und anderer Lebensmittel auf Getreidebasis an der
Ballaststoffversorgung der Bevölkerung der Bundesrepublik Deutschland
Getreide, Mehl und Brot 38, 7, S. 211—214, 1984

187c Meuser, F., Juretko, A., Fischer G.
Untersuchung über die Qualität von Knäckebrot
die brotindustrie 18, 11, S. 351—363, 1975

188 Meyer, D., Zwingelberg H.
Der Hafer und seine Verarbeitung in Lebensmitteln
AID-Verbraucherdienst 27, S. 80—84, 1982

189 Meyer-Habrich, C.
Gliederbrand und Kribbelkrankheit
Damals, Ztschr. f. geschichtliches Wissen 11, S. 1038, 1973

190 Meyer, G.
Ernährungsversuche mit Brot am Hund und Menschen
Z. Biol. 7, S. 1—48, 1871

191 Mikulĉiĉ, Filadjiĉ
Verlust des B$_1$ während der Keksfabrikation
Kem. u. Ind., Zagreb 9, S. 301—306, Dez. 1960
ref. Chem Centralbl. 134, 6, S. 2260, 1963

192 Morgenroth, K.
Der Einfluß von Vollkornbrot und Feinbrot auf die Entwicklung der Zähne
Dtsch. Zahnärztl. Wschr. 10, S. 142—145, 1941

193 Mommsen, H.
Über die ernährungsphysiologische Bedeutung des Knäckebrotes
Filipstad, 1965

194 Moran, T., Pace, J.
Bread as a source of protein
J. Food Technol. 2, 1, S. 17—24, 1967

195 Morgan, A. F.
The effect of heat upon the biological value of cereal protein and casein
J. Biol. Chem. 90, S. 771—792, 1931

196 Morris, E. R., Ellis, R., Steele, P., Moser, P.
Inorganic nutrient balance of humans consuming whole wheat bran vs.
dephytinized wheat bran
Fed. Proc. 39, S. 787, Abstr. 2749, 1980

197 Munoz, J. M., Sandstead, H. H., Jacobs, R. A., Reck, S. J.,
Logan, G. M.
Effects of dietary fiber on oral glucose tolerance, serum cholesterol and
triglycerides
Am. J. Clin. Nutr. 30, 4, S. 635, 1977

198 Munoz, J. M., Sandstead, H. H., Jacobs, R. A., Logan, G. M., Reck, S. J.,
Klevay, L. M., Sherey, W. C.
Effect of some cereal bran and textured vegetable protein on plasma lipids
Am. J. Clin. Nutr. 32, S. 580—592, 1979

199 Naylor, M. N.
Nutrition and dental decay
Proceedings of Nutr. 43, 3, S. 257—263, 1984

200 Nelson, L. R., Cummins, D. G.
Effects of tannin content and temperature on storage of propionic acid treated
grain sorghum
Agronomy Journal 67, 1, S. 71—73, 1975

201 Neymark, M., Hellström, V.
Losses of thiamine in foods during home preparation
Proceed. 7. Intern. Congr. Nutr. Bd. 4, 1967

202 Nierle, W., El Baya, A. W., Seiler, K., Fretzdorff, B., Wolff, J.
Veränderungen der Getreideinhaltsstoffe während der Extrusion mit einem
Doppelschneckenextruder
Getreide, Mehl und Brot 34, S. 73—76, 1980

203 Nöding, M., Nöding, S.
Das Brot
Aulis Verlag, Deubner & Co., Köln, 1969

204 Nyman, M., Siljeström, M., Pedersen, B., Bachknudsen, K. E., Asp, N. G.
Dietary fiber content and composition in six cereals at different extraction
rates
Cer. Chem. 61, 1, S. 14—19, 1984

205 Oku, T. et al.
Biochemical and morphological changes of gastro-intestinal tract by dietary
fiber in rat
Nutr. Rev. Intern. 26, 2, S. 247—253, 1982

206 Opitz, K.
Der Ergotismus und seine heutige Bedeutung
Getreide, Mehl und Brot 38, 9, S. 281—283, 1984

207 Osborn, T. M. R.
Further studies on the vitro decalcification of teeth
J. Dent. Res. 20, S. 59—69, 1941

208 Pahlke, G., Friedrich, R.
Persorption von mikrokristalliner Zellulose
Naturwiss. 1, S. 35, 1974

209 Payler, D. K.
Food fibre and bowel behavior
Lancet 1, S. 1394, 16. Jun. 1973

210 Peers, F. G.
The phytase of wheat
Biochem. J. 53, S. 102—110, 1953

211 Pelshenke, P.
Über Vollkornschrot, seine Eigenschaften und Beurteilung
Allgem. Dtsch. Mühlen-Zeitung 3, S. 48, 1939

212 Penew, L.
Untersuchungen über die Bekömmlichkeit von frischem und altem Brot unter
Berücksichtigung seiner Geschichte und Biologie
Habil.-Schrift, Würzburg, 1943

213 Pfannenstiel, W., Jusatz, J. H.
Die Prüfung von Vollkornbrot (Knäckebrot) im Wachstumsversuch
Forrog-Blätter 3, 5, S. 25—31, 1936

214 Piekarska, J.
Die Wirkung chemischer Zusammensetzung der Rohfaser auf einige
Funktionen und das Gewicht der Verdauungsorgane
(Original in polnisch)
Rocz. Pán. Z. Hig. 15, 5, S. 471—480, 1964

215 Plathner, C. H., Schneider, H. G. et al.
Der Massageeffekt verschiedener Nahrungsmittel auf die Gingiva während
der Kautätigkeit. 2. Mitteilung
Dtsch. Stomat. 18, 6, S. 403—407, 1968

216 Pokrovskij, A. A.
Zur Wirkung biologisch aktiver Stoffe der Nahrung
Die Nahrung 21, 10, S. 845—863, 1977

217 Pomare, E. W., Heaton, K.W.
Bile salt metabolism in patients with gallstones in functioning gallbladders
Gut 14, S. 885—890, 1973

218 Popp, F. A., Strauss, V. E.
So könnte Krebs entstehen
Fischer-Taschenbuch, 1976

219 Popp, F. A.
Über Biophotonen-Forschung
Die Welt Nr. 12, 1983

220 Praussnitz, W., Menicanti, G.
Verhalten verschiedener Brotsorten im menschlichen Organismus
Z. Biol. 30, S. 328 ff, 1894

221 Proell, F.
Zahnaufbau und -verfall in Abhängigkeit von der Ernährung
Leipzig, 1956

222 Puls, W., Schmidt
Patent BRD 2003, 934/5, 1971
Diabetologia 9, S. 97—101, 1973

223 Ranhotra, G. S., Loewe, R. J., Puyat, L. V.
Effect of wheat bran and its subfractions on lipid metabolism in cholesterolfed
rats
J. Food Sci. 43, S. 1829—1831, 1978

224 Ranhotra, G. S., Lee, C., Gelroth, J. A.
Bioavailability of iron in highcellulose bread
Cer. Chem. 56, 3, S. 156—158, 1979

225 Reiss, J.
Mykotoxine in Lebensmitteln
VII. Inaktivierung von Patulin in Vollkornbrot
Cer. Chem. 53, S. 150—152, 1976

226 Robinson, G. B., Schneider, R., Frazer, A. C.
A substance from wheat gluten, which inhibits the intestinal peristaltic reflex
Biochem. Biophys. Acta 93, 1, S. 143-149, 1964

227 Rohrlich, M., Gallert, H.
Über ein die Darmmotilität hemmendes Peptid aus Weizenprotein
Naturwiss. 51, 12, S. 293, 1964

228 Rohrlich, M.
Brot und Kultur
Brotindustrie 9, 9, S. 250 ff, 1966

229 Rothe, M., Tunger, L., Zobel, M.
Ernährungsphysiologische Mindestanforderungen an Lebensmittel im
Rahmen der Qualitätsbewertung
Ernährungsforschung 15, 2, S. 59—79, 1970

230 Rothe, M.
Aroma von Brot
Akademie Verlag, Berlin, DDR, 1974

231 Sacks, F. M., Castelli, W. P., Donner, A.
Plasma lipids and lipoproteins in vegetarians and controls
N. Engl. J. Med. 292, S. 1148—1151, 1975

231a Salomatina, L.G., Olifson, L. E.
Lipide des Buchweizens
Maslo-Žirov. Prom. 35, 4, S. 9—11, 1969

232 Sandberg, A. S., Hasselblad, C., Hasselblad, K., Hulten, L.
The effect of wheat bran on the absorption of minerals in the small intestine
Br. J. Nutr. 48, S. 185—191, 1982

233 Sander, G.
Bessere Gehirndurchblutung durch „Frühbrot"
cit. Prof. Dr. Lamsdale, Oxford
Bäcker-Ztg. 24, S. 12, 1968

234 Seibel, W.
Der „Brot"-Weizen und seine Verarbeitung
AID Verbraucherdienst 26, S. 209—213, 1981

235 Seibel, W.
Der Roggen und seine Verarbeitung
AID Verbraucherdienst 26, S. 230—233, 1981

235a Seibel, W., Zwingelberg, H.
Vollkornschrotbrotherstellung im Haushalt
AID Verbraucherdienst 29, 3, S. 56—61, 1984

235b Seibel, W., Stephan, H., Zwingelberg, H.
Herstellung alternativer Vollkornschrotbrote
Getreide, Mehl und Brot 38, 11, S. 339—345, 1984

236 Shoup, F. K., Deyoe, C. W., Campbell, J.
Amino acid composition and nutritional value of milled sorghum grain products
Cer. Chem. 46, 2, S. 164—171, 1969

237 Shurpalekar, S. S., Rao, P. H.
Wheat germ
Advan. Food Res. 23, S. 187—304, 1977

238 Simpson, K. M., Morris, E. R., Cook, J. D.
The inhibitory effect of bran on iron absorption in man
Am. J. Clin. Nutr. 34, S. 1469—1478, 1981

239 Slump, P., Groot, A. P. de
De voedingswaarde van het eiwit van hafer en havermout, vergeleken met die van andere graan produkten
Voeding 26, 1, S. 8—16, 1965

240 Souci, S. W., Fachmann, W., Kraut, H.
Die Zusammensetzung der Lebensmittel
Nährwert-Tabellen 1981/82
Wiss. Verlagsges., Stuttgart, 1981

241 Spicher, G.
Zur Frage der mikrobiologischen Qualität von Getreidevollkornerzeugnissen.
1. Mitteilung: Der mikrobielle Keimgehalt der als Ganzkorn, Schrot und Flocken gehandelten Erzeugnisse
Dtsch. Lebensm. Rdsch 75, 9, S. 265-273, 1979

242 Spicher, G.
Zur Frage der mikrobiologischen Qualität von Getreidevollkornerzeugnissen.
2. Mitteilung: Über das Verhalten der Mikroflora von Speisegetreide bei deren Zubereitung
Dtsch. Lebensm. Rdsch. 78, 9, S. 309—314, 1982

243 Staub, H. W., Thiessen, R.
Dietary carbohydrate and serum cholesterol in rats
J. Nutrit., Philadelphia 95, 4, S. 633—638, 1968

244 Stählin, A.
Die Beurteilung der Futtermittel
Neumann, Neudamm, 1957

245 Statistisches Jahrbuch über Ernährung, Landwirtschaft und Forsten der Bundesrepublik Deutschland 1982
Hrsg. Bundesministerium für Ernährung, Landwirtschaft und Forsten
Landwirtschaftsverlag GmbH, Münster, 1982

246 Stoll, A.
Die spezifischen Wirkstoffe des Mutterkorns
Editio Cantor, Aulendorf i. Württ., 1951

247 Squires, B. T.
Human salivary amylase secretion in relation to diet
J. Physiol. 119, S. 153, 1953, cit. bei: siehe McDonald Nr. 177

248 Schall, H.
Nahrungsmittel-Tabelle
J. A. Barth, Leipzig, 1967

249 Schilling, M.
Verteilung essentieller Mikronährstoffe im Korngewebe und ihr Verbleib bei
der Verarbeitung
Diss. TU Berlin, 1983

250 Schischkoff, G. A.
Erhöhung des biologischen Wertes des Brotes
Brot und Gebäck 21, 3, S. 57—60, 1967

251 Schlettwein-Gsell, D., Mommsen-Straub, S.
Spurenelemente in Lebensmitteln. III. Chrom
Internat. Z. Vit.-Ern. Forschg. 41, S. 116—125, 1971

252 Schlierf. G.
Zusammenhänge zwischen Ernährung und Herz- und Gefäßkrankheiten
Ernähr.-Umschau 14, 12, S. 405—408, 1967

253 Schmitt, J. H.
Hoher Schutzstoff-Gehalt im Weizenkeim
Physik. Med. u. Rehabilitation 16, 4, S. 81—82, 1975

254 Schneeman, B. O., Richter, B. D., Jacobs, L. R.
Response to dietary wheat bran in the exocrine pancreas and intestine of rats
J. Nutr. 112, 2, S. 283—286, 1982

255 Schneider, R., Bishop, H., Shaw, B.
The inhibition of the peristaltic reflex by substances from protein sources
Brit. J. Pharmacol. 15, S. 219—223 u. 574, 1960

256 Schneider, H. G.
Der Massageeffekt verschiedener Nahrungsmittel auf die Gingiva während
der Kautätigkeit. 1. Mitteilung
Dtsch. Stomat. 14, 7, S. 489—499, 1964

257 Schnitzer, J. G.
Der Schnitzer-Report. 4702 Personen berichten über ihre Erfolge
Schnitzer-Verlag, St. Georgen, 1982

271

258 Schroeder, H. A.
The role of chromium in mammalian nutrition
Am. J. Clin. Nutr. 21, 3, S. 230—244, 1968

259 Schulerud, A.
Kleie, Phytinsäure und Eisenversorgung
Getreide, Mehl und Brot 34, 6, S. 150—152, 1980

260 Schwerdtfeger, E., Hentschel, H.
Ballaststoff-Veränderungen bei küchentechnischer Verarbeitung von Obst
und Gemüse
Ernähr. Umschau 32, 5, S. 145—148, 1985

261 Tasman-Jones, C. et al.
Semi-purified dietary fiber and small bowel morphology in rats
Digestive Diseases and Sciences 27, 6, S. 519—524, 1982

262 Thomas, B., Ketz, H. A., Tunger, L., Erhard, V.
Untersuchungen über den Einfluß unterschiedlicher Brotnahrung auf die
Körperentwicklung wachsender Albinoratten
Die Nahrung 4, 5, S. 347—366, 1963

262a Thomas, B.
Die Nähr- und Ballaststoffe der Getreidemehle in ihrer Bedeutung für den
Nähreffekt
Wissenschaftliche Verlagsgesellschaft, Stuttgart, 1964

263 Thomas, B.
Eigenschaften des Roggens, die in der modernen Ernährung von besonderer
Bedeutung sein können
Dtsch. Lebensm. Rdsch. 61, 12, S. 363—370, 1965

264 Thomas, B.
Über Getreideeiweiß
Erfahrungsheilkunde 20, 2, S. 46—50, 1971

265 Thomas B.
Über physiologische Wirkungen der Ballaststoffe des Getreides
Getreide, Mehl und Brot 29, 10, S. 262—265, 1975

265a Thomas, B.
Unverdauliche Stoffe im Brot
brotindustrie 19, 11, S. 340—346, 1976

266 Thomas, B., Elchazly, M.
Funktionelle Wirkungen und Veränderungen der Ballaststoffe des Weizens
während des Verdauungsablaufs
Qual. Plant. 26, 1—3, S. 211—226, 1976

267 Thomas, B., Rienermann, U.
Die Rohfaseraufnahme in den letzten 100 Jahren
Ernähr. Umschau 23, 10, S. 301—303, 1976

268 Thomas, B., Grahn, H.
Futter- und Nahrungskleie — Inhaltsstoffe, Eigenschaften und Anforderungen
Getreide, Mehl und Brot 32, 8, S. 204—210, 1978

269 Thomas, B., Wolf, E.
Energiewert von Brot und Brotbelag
Ernähr. Umschau 28, 2, S. 43—49, 1981

270 Thomas, B., Koerber, K. von
Ernährung ohne Brot?
Haug Verlag, Heidelberg, 1983

271 Thomas, B.
Einschränkungen der Bekömmlichkeit durch Ballaststoffe des Getreides
Getreide, Mehl und Brot 39, 9, S. 282—285, 1985

272 Treudtel, F.
Neue Untersuchungen über die Bedeutung der Haferernährung, insbesondere
des Haferschleims in der Säuglings- und Kleinkinderernährung
Ärztl. Wschr. 5, S. 917—921, 1950

273 Tropp, C.
Das Vollkornbrot und sein Vitamin B_1-Gehalt
Dtsch. Med. Wschr. 10, S. 245, 1942

274 Trowell, H.
Definitions of fibre
Am. J. Clin. Nutr. 29, S. 417, 1976

275 Tsen, C. C., Reddy, P. R. K., Gehrke, C. W.
Effects of conventional baking, microwave baking and steaming on the
nutritive value of breads
J. Food Sci. 42, S. 402—406 u. 1370—1372, 1977

276 Tunger, L.
Beiträge zur Aufstellung von Richtwerten für den Vitamin- und Mineralgehalt
von Brotgetreide unter besonderer Berücksichtigung des Thiamin
Diss. Humboldt Univ., Berlin, DDR, 1965

277 Tunger, L., Rothe, M.
Silicium, das vernachlässigte Element, und sein Vorkommen in
Getreideprodukten
Ernährungsforschung 12, 3, S. 471—483, 1967

278 Untermann, F.
Bakterielle Lebensmittelintoxikationen durch eingeweichte
Getreidevollkornprodukte
Getreide, Mehl und Brot 33, 11, S. 294—295, 1979

279 Verdeal, K., Lorenz, K.
Alkylresorcinols in wheat, rye and triticale
Cer. Chem. <u>54</u>, 3, S. 475—483, 1977

280 Volkheimer, D.
Persorption
Georg Thieme Verlag, Stuttgart, 1972

281 Währen, M.
Die Gebäcke Kretas und ihre Beziehungen zur Vergangenheit
Brot und Gebäck <u>10</u>, S. 107—109, 1956

282 Währen, M.
Brot und Gebäcke im Leben und Glauben der alten Ägypter
Brot und Gebäck <u>16</u>, 2, S. 30—38, 1962

283 Währen, M.
Brot und Gebäck im Glauben des Alten Orient
Schweiz. Archiv Brot- u. Gebäckkunde, 1967

284 Währen, M.
Der Backofen und Backraum am Osthügel von Jerusalem und seine Identifizierung als Bäckerei aus dem 7. Jahrhundert vor Christi
Brot und Gebäck <u>24</u>, 7, S. 128—138, 1970

285 Wagner, G., Wüthrich, K.
Dynamik von Protein-Strukturen
Naturwissenschaften <u>70</u>, 3, S. 105—114, 1983

286 Walker, A. R. P., Fox, F. W., Irving, J. T.
The effect of bread rich in phytate phosphorus on the metabolism of certain mineral salts with special reference to calcium
Biochem. J. <u>42</u>, S. 452—462, 1948

287 Walker, A. R. P.
Effect of high crude fiber intake on transit time and the absorption of nutrients in South African children
Am. J. Clin. Nutr. <u>28</u>, S. 1161—1169, 1975

288 Wall, J. S.
A review of the composition, properties and distribution of some important wheat flour constituents
Cer. Science Today <u>16</u>, 12, S. 412—417, 1971

289 Wetzl, B., Leitzmann, C.
Vitamingehalt in Getreidekeimlingen und Frischkornbrei
Getreide, Mehl und Brot <u>38</u>, 7, S. 220—221, 1984

289a Weber, M.
Vollkorn-Backbuch
W. Hädecke Verlag, Weil der Stadt, o. Jahreszahl

290 Weiser, J., Zaitschek, A.
Über die biologische Wirkung von Weizen und Roggen
Kisérlet. Közlem 36, S. 113—125
mit dtsch. Zusam.-fassung S. 125—126, 1933

291 Wicke, G.
Zellulosehüllen und Pektinwände als resorptionsmindernde Faktoren bei der
Verdauung pflanzlicher Gewebe (mit elektronenoptischer Darstellung von
verdauten und unverdauten Sojazellenmembranen)
Z. Ges. Inn. Med. Grenzgebiete 6, S. 458—466, 1951

292 Wieringa, G. W.
On the occurrence of growth inhibiting substances in rye
Diss. Wageningen, 1967

293 Willson, R.
Zinc: a radical approach to disease
New Scient. 76, S. 558—560, 1977

294 Windisch, P., Leitzmann, C.
Beeinflussung der Eisenbioverfügbarkeit durch Inhaltsstoffe in
Nahrungsmitteln
AID Verbraucherdienst 29, 10, S. 201—206, 1984

295 Wisker, E. et al.
Ballaststoffe in unserer Kost — Ergebnisse einer Gemeinschaftsuntersuchung
AID Verbraucherdienst 29, 1, S. 9—18, 1984

296 Wynder, E. L., Shigematsu, T.
Environmental factors of cancer of the colon and rectum
Cancer 20, S. 1520—1561, 1967

297 Yudkin, J.
Süß, aber gefährlich
Der Zucker-Report
Hoffmann & Campe, Hamburg, 1974

298 Zeddies, J., Zoschke, M., Bolling, H.
Zur Ertragsbildung und Qualität bei Triticale
Getreide, Mehl und Brot 38, 4, S. 99—103, 1984

299 Zöllner, N., Ruckdeschel, O., Wolfram, G.
Verhalten der Darmflora des Menschen bei Formeldiäten mit wechselndem
Kohlenhydratgehalt
Nutr. Metabol. 18, S. 127—136, 1975

300 Zwingelberg, H., Seibel, W., Stephan, H.
Einfluß der Zerkleinerungstechnik auf das Backergebnis von
Vollkornmahlerzeugnissen
Getreide, Mehl und Brot 38, 3, S. 69—76, 1984

301 Zwingelberg, H., Seibel, W., Stephan, H.
Vollkornmehle aus Weizen und Roggen — Zusammenhänge zwischen
Vermahlung und Backergebnis
Getreide, Mehl und Brot 39, 1, S. 3—12, 1985

Fachwort-Erklärungen

Asche	=	Summe der unverbrennbaren Mineralstoffe
Albumin	=	wasserlösliches Eiweiß
Aleuronschicht	=	relativ große, dickwandige Zellschicht zwischen Samenschale und Mehlkörper mit wertvollen Wirkstoffen ähnlich dem Keimling, botanisch zum Mehlkörper, müllerisch zur Schale gehörend
Aminosäuren	=	Eiweißbausteine
Amylase	=	stärkeabbauendes Enzym
Amylopektin	=	wasserunlöslicher Bestandteil von Getreidestärke, in Wärme verkleisternd
Amylose	=	wasserlöslicher Bestandteil von Getreidestärke
Ausmahlungsgrad	=	Ausbeute an Mk-Mehl in % vom Ausgangsgetreide
Cerealien	=	Getreide
Disaccharide	=	chem. Bezeichnung für sog. Doppelzucker wie Weißzucker, Milchzucker, Malzzucker
Diverticulose	=	krankhafte Dickdarmausstülpungen
dt	=	Dezitonne = 100 kg
Endosperm	=	botan. Bezeichnung für Mehlkörper plus Aleuronschicht
Enzym	=	in lebenden Zellen vorhandener Wirkstoff zum katalytischen Steuern von Lebensvorgängen
essentiell	=	lebens- und zuführungsnotwendig
Flatulenz	=	Darmblähungen
Globulin	=	wasserunlösliche Eiweißgruppe
Glykoproteide	=	chem. Bezeichnung für Zucker-Eiweiß-Verbindungen
Grieß (Speisegrieß)	=	griffig-pulverförmig zerkleinerter Mehlkörper
Ingesta	=	Darminhalt
Inhibitor	=	Enzymhemmer
Inosit	=	weit verbreiteter, für die lebende Zelle notwendiger Wirkstoff, wird als B-Vitamin angesehen

Instantprodukte	= durch Hitze vorbehandelte Produkte, gewähren schnelles Auflösen oder Ausquellen in Flüssigkeiten ohne zu klumpen
Insulin	= blutzuckersenkendes Hormon
Kcal.	= Kilocalorie = Maßeinheit für die Nahrungsenergie; 1 Kcal = 4,2 kJ; 1 kJ = 0,24 Kcal.
kJ	= Kilo-Joule
Kleie	= Mühlennachprodukt = Handelsbezeichnung für mühlentechnisch gewonnene Schalen mit anhaftenden Mehlresten mit oder ohne Keimling = wertvolles Viehfutter
Kohlenhydrate	= zusammenfassende chemische Bezeichnung für bestimmte Nährstoffe wie Stärke, Zucker, Zellulose u. a.
Kontamination	= Verunreinigung durch Schadstoffe, speziell aus der Luft
Lipoproteide	= chem. Bezeichnung für Fett-Eiweiß-Verbindungen
Mehl	= pulverförmig zerkleinerter Mehlkörper
Mehltype	= Handelskennzeichnung von Mehl entsprechend seinem Ausmahlungsgrad
Mineralstoffe	= in Nahrungsmitteln und organischen Geweben enthaltene Erdelemente
Mineraldünger	= Konzentrat anorganischer Mineralstoffe
MJ	= Mega-Joule = 1000 Kilo-Joule
Monosaccharide	= chem. Bezeichnung für Einfachzucker (z.B. Traubenzucker, Fruchtzucker)
Nähreffekt	= Gesamtwirkung einer Nahrungsaufnahme auf Sinneseindrücke, Verdauung und Stoffwechsel
Nährstoffe	= umfassen Kohlenhydrate (Stärke und Zucker), Protein (Eiweiß), Fett, soweit sie hauptsächlich der Energieversorgung sowie dem Ersatz von Bausteinen für Zell- und Gewebserneuerung dienen
Nährwert	= zusammenfassende Wertung von Nähr- und Wirkstoffgehalt, Struktur bzw. Konsistenz und Nähreffekt

organischer Dünger	=	bakterielle Zersetzungs- und Ausscheidungsprodukte von Pflanzen- und Tierresten
Oxydase sowie Peroxydase	=	sauerstoffübertragende Enzyme
Pentosane	=	quellfähige, in Wasser nur teilweise lösliche Schleim-, Quell- oder Gummistoffe
Peristaltik	=	wellenförmig fortschreitende Zusammenziehung der Eingeweide
Phytin	=	pflanzlicher Phosphor-Speicherstoff
Polysaccharide	=	chem. Sammelbezeichnung für aus Zuckermolekülen gebildete Kohlenhydrate wie Zellulose, Stärke, Pektin und Schleime, Energiegrundstoffe, Gerüstbaustoffe der Pflanzen
postcenal	=	nach einer Mahlzeit
Prävention, Prophylaxe	=	Vorbeugemaßnahmen zur Gesunderhaltung, Gesundheitsvorsorge
Raffinose	=	unverdaulicher, aber vergärbarer Zucker
Randschichten	=	Schale, bestehend aus Frucht- und Samenschale einschl. Aleuronschicht und Keimling
resorbieren	=	aufnehmen von Nähr- und Wirkstoffen aus dem Darm in das Körperinnere
Resorption	=	Aufnahme von Nahrungsbestandteilen aus dem Darm in das Körperinnere
Rohfasergehalt	=	Analysenwert einer aus der Mitte des vorigen Jahrhunderts stammenden Methode zur Kennzeichnung des Unverdaulichen, die nur Teile der chemischen Ballaststoffkomponenten (fast nur Zellulose) unzulänglich erfaßt und daher zu erheblich niedrigeren Werten als die Ballaststoffbestimmung führt
Schale	=	Randschichten des Getreidekornes, die den Mehlkörper nach außen umschließen und sich von ihm durch dunklere Farbe und zähe Struktur unterscheiden

Schrot	=	durch Schroten, Quetschen oder Mahlen nicht mehlfein zerkleinerte Getreidekörner, je nach Feinheitsgrad als Grobschrot (größer als 2 mm), mit evtl. noch halben oder ganzen Körnern, oder Feinschrot (1—2 mm), fast pulverförmiger Feinschrot bzw. Feinstschrot
Speisekleie	=	Kleie frei von gesundheitsschädlichen Beimengungen gem. den Hygiene-anforderungen des Lebensmittelgesetzes
Spelzen	=	eingetrocknete Hüllblätter, kieselsäurereich, unverdaulich, die das Korn während seiner Ausreifung auf der Ähre umschließen
Spurenelemente	=	Mineralstoffe, die in der Ernährung des Menschen nur in sehr kleinen Mengen benötigt werden
Stachyose	=	unverdaulicher, aber vergärbarer Zucker
Sterine	=	fettbegleitende Wirkstoffe
stimulieren	=	anreizen, anregen
synergistisch	=	zusammenwirkend
Tannin	=	Gerbstoff
Thiamin	=	Vitamin B_1
Transitzeit	=	Zeit zwischen Aufnahme und Ausscheidung einer Nahrung
Viskosität	=	Zähigkeit
Weißzucker	=	weißer Haushaltszucker, Kristallzucker bzw. chemisch: Saccharose
Wirkstoffe	=	umfassen Ballaststoffe, Mineralstoffe, Spurenelemente, Vitamine, essentielle Eiweiß- und Fettbausteine, sekundäre Pflanzenstoffe; sie dienen der Anregung und Unterstützung von Verdauungs- und Stoffwechselvorgängen (Betriebs-stoffwechsel)

Stichwortverzeichnis